Günther W. Amann-Jennson

MusikMedizin im Schlaf

Wie die Herz-Hirn-Kohärenz Ihre Selbstheilung aktiviert

www.samina.com | www.schlafcoaching.com

Gestaltung unter Verwendung von Fotos von
© SAMINA, © SANOSON, © Fotolia, © Depositphotos, © Shutterstock
Druck: Egon Theiner Verlag

ISBN 978-3-200-05472-1

INHALT

VORWORT

PROF. DR. MED. H.C. GÜNTHER W. AMANN-JENNSON

Seit knapp 30 Jahren beschäftige ich mich schwerpunktmäßig und intensiv mit der holistischen Erforschung des Schlafes und den heilenden Kräften eines gesunden Schlafes. Zu Beginn meiner Arbeit als Psychologe und Psychotherapeut war der Schlaf in Europa kein großes Thema, weder in der Psychologie noch in der Medizin. Im Gegenteil, der wirtschaftliche Aufschwung motivierte die Menschen eher dazu, durch Schlafverkürzung mehr Zeit für ihre Arbeit zu gewinnen. Doch ich erkannte schon damals die Zusammenhänge zwischen Schlaf, Wohlbefinden und Gesundheit und möglichen Störungen meiner Klienten, vor allem im psychischosomatischen Bereich. Heute wissen wir im Gegensatz zu damals, dass auch viele Störungen des Schlafes, der Befindlichkeit und der Gesundheit psychischosomatisch bedingt sind und dass unser Körper viel mehr Signale zum Gehirn sendet als umgekehrt. So ist Schritt für Schritt die „Psychologie des Schlafes“ mit den Wechselwirkungen von Tag und Nacht, von Körper und Geist und umgekehrt entstanden. Im Laufe der Jahre konnte ich rund um

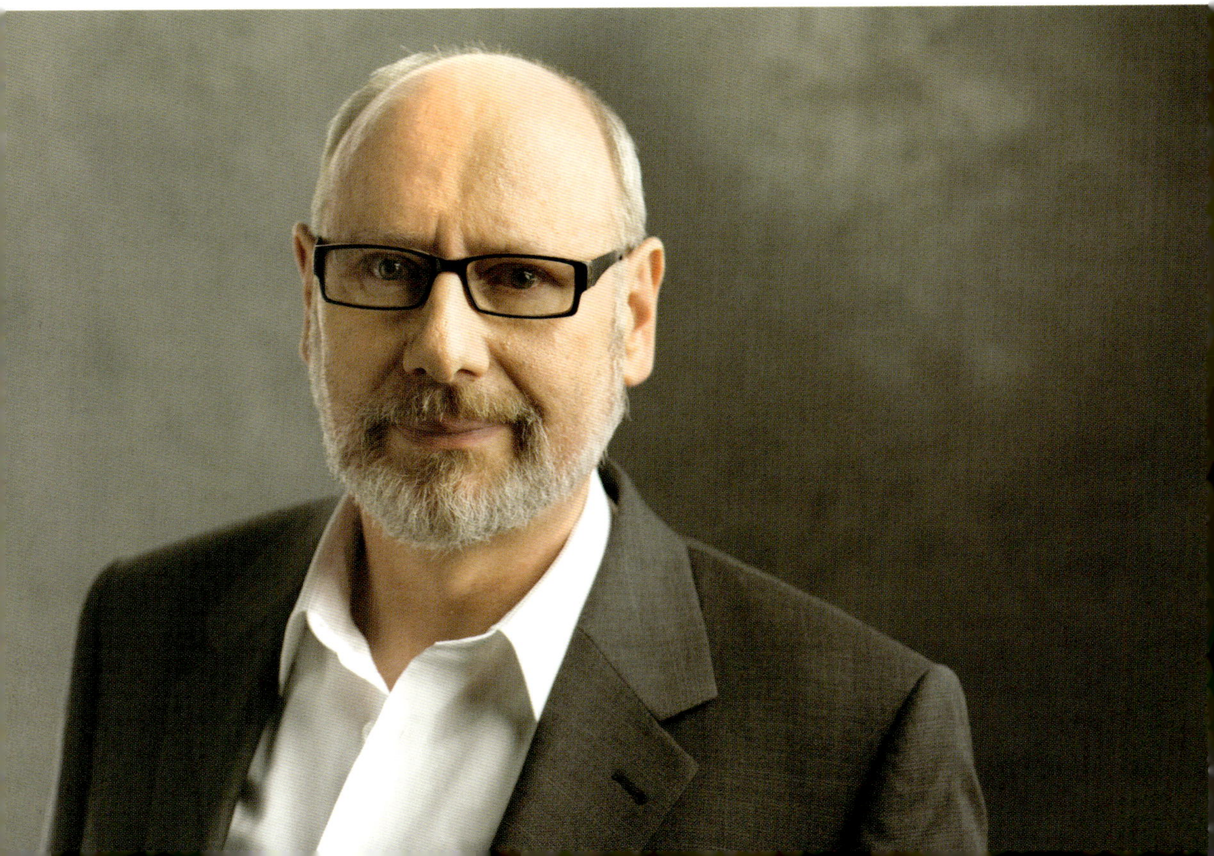

„Der Schlaf
sei das tägliche Brot
deiner Seele.“

Carl Ludwig Schleich
(1859–1922), deutscher Arzt,
Begründer der Anästhesie

den gesunden, naturgesteuerten Schlaf ein Expertenteam aufbauen. Wir haben uns mit schlafrelevanten Schlüsselfaktoren auseinandergesetzt – mit solchen, die den Schlaf stören und solchen, die den Schlaf fördern können. Darunter finden sich konstante und variable Schlüsselfaktoren, wie das Bettsystem, der Schlafplatz und der Schlafraum oder der Tagesablauf samt dem persönlichen Lebensstil. Diese Kombination mit den Schwerpunkten Bettsystem, Schlafplatz und Schlafraum hat die größte Wechselwirkung mit der Schlafqualität, der Schlafeffizienz und der körperlich-seelisch-geistigen Regeneration. Daraus ist Ende der 80er Jahre unter meiner Leitung das heute bekannte, holistisch und naturkonform geprägte Schlaf-Gesund-System von SAMINA entstanden. Der große weltweite Erfolg beruht vor allem auf dem holistischen und systemischen Gedankengut.

Grobstofflich gesehen bildet ein doppelseitiger, freischwingender und hochflexibler Lamellenrost, der ein einzigartiges, aktives, dynamisches Liegen und Schlafen gewährleistet, das orthopädische Herzstück. Die konsequente Verwendung bio-aktiver, schadstofffreier Naturmaterialien (Schafschurwolle, Baumwolle, Eschenholz, Naturkautschuk speziellen Biokeramik- und Baumwoll-Silber-Geweben) sowie deren handwerkliche und schonende Verarbeitung ermöglichen, dass auch die feinstofflichen Energien im Schlaf genutzt werden können. Auf diese Weise werden alle bekannten materialbedingten, schlafbiologischen, schlafmedizinischen, orthopädischen, bettklimatischen und elektrobiologischen Anforderungen an den gesunden Schlaf erfüllt. Der entstehende Schichtenaufbau fördert und verbessert den Schlafprozess auf allen Ebenen, wie Schlaf- und HRV-Messungen immer wieder eindrücklich zeigen. Zudem kommt es zu einer Harmonisierung und Stärkung der Körper-Psyche-Geist-Prozesse, was sich sehr positiv auf Gesundheit, Wohlbefinden, Vitalität, Leistungskraft, Kreativität und Lebensfreude auswirken kann.

Einer meiner wichtigsten Begleiter im Bereich der Schlafmedizin war in den letzten 15 Jahren Prof. Dr. med. Karl Hecht (Berlin), der 30 Jahre lang die Schlafmedizin an der Berliner Charité-Klinik leitete. Er ist Professor für Neurophysiologie und emeritierter Professor für experimentelle und klinische pathologische Physiologie der Humboldt-Universität (Charité) zu Berlin, exzellenter Kenner der Stress-, Schlaf-, Chrono-, Umwelt- und Weltraummedizin. Prof. Hecht hat bisher über 60 Fachbücher sowie 700 wissenschaftliche Arbeiten verfasst. Er konstatiert heute, dass das Schlaf-Gesund-Konzept von SAMINA „das Beste ist, dass ich kenne. Die Schlafqualität verbessert sich in allen Bereichen signifikant und dadurch wird auch die Schlafeffizienz messbar erhöht". Diese positive Wirkweise auf den Schlaf, die Gesundheit sowie die Unterstützung von Heilungsprozessen werden in der Zwischenzeit von zahlreichen Ärzten, darunter vom weltbekannten deutschstämmigen Mediziner Dr. Dietrich Klinghardt (Sophia Health Institute für Biologische Medizin, Seattle, Kalifornien) oder von Dr. Steven Harris (Pacific Frontier Medical, Reedwood City, Kalifornien), einer weiteren US-amerikanischen medizinischen Koryphäe, bestätigt.

Dass der Schlaf der wichtigste Einzelfaktor in der Gesundheitssteuerung und Wiedergewinnung der körperlichen und psychischen Gesundheit (Heilung) ist, hat bereits vor zwei Jahrzehnten ein weiterer führender Schlafwissenschaftler, nämlich Dr. med. William C. Dement, Professor an der Stanford Universität (Kalifornien), erkannt und veröffentlicht. Bei seiner Emeritierung brachte er es zusammenfassend auf den Punkt: „Nach 40 Jahren Schlafforschung habe ich keinen Faktor gefunden, der einen größeren Einfluss auf unsere Gesundheit und unser Wohlbefinden hat als der Schlaf. 90 Prozent unserer Gesundheit sind vom Schlaf abhängig." Somit war auch von wissenschaftlicher Seite endgültig nachgewiesen, was ich immer propagiert hatte: Der wichtigste Einzelfaktor zur Aufrechterhaltung und Wiedergewinnung der Gesundheit (Heilung) ist der gesunde, Bioenergetische Schlaf®!

Dies hat zwischenzeitlich auch zur wissenschaftlichen Erkenntnis geführt, dass Schlafstörungen und Schlafmangel nicht nur Auslöser zahlreicher Beschwerden und Krankheiten sind, die IARC (Internationale Gesellschaft für Krebsforschung der WHO) stuft Schlafstörungen und Schlafmangel aktuell sogar als krebserregend ein. Dieser Zusammenhang wird neuerdings auch durch die Forschungsergebnisse aus der Epigenetik bestätigt: denn Schlafstörungen und Schlafmangel wirken sich nachweislich negativ auf unsere Genaktivitäten aus. Wer also gesund leben will, der muss vor allem gesund schlafen! Wenn dann noch die zwei anderen wichtigen Einzelfaktoren wie gesunde, vitale Ernährung und schwerkraftorientierte Bewegung dazukommen, hat man ein starkes Fundament für Wohlbefinden und Gesundheit, präventiv sowie medizinisch-therapeutisch.

Tatsächlich ist die Entwicklung der Allgemein- und Schlaf-Gesundheit aktuell in alle Richtungen mehr als alarmierend geworden. Dies zeigt die bisher weltweit größte Studie (Global Burden of Disease Study, GBD), die bereits 2015 in der Medizinzeitschrift „Lancet" veröffentlicht wurde. Nur noch einer von 20 Menschen, also nur 5 Prozent, sind weltweit dauerhaft gesund! Und im Durchschnitt verbringt der Zivilisationsmensch bis zu 30 Prozent seiner Lebenszeit mit Gesundheitsstörungen, Krankheiten oder Verletzungen. Das verursacht neben dem Leid der Betroffenen auch im Gesundheits- und Wirtschaftssystem enorme Schäden und „verschluckt" bereits etwa 13 Prozent des gesamten Bruttoinlandproduktes. Dies wäre einmal mehr Anlass genug, die Zusammenhänge zwischen Schlafstörungen, Schlafmangel und nicht mehr erholsamem Schlaf sowie Gesundheitsstörungen und Krankheiten genauer zu beleuchten.

Die Schlafmedizin hat über 100 verschiedene Formen von gestörtem Schlaf definiert. Abgesehen davon, dass heute bereits über 50 Prozent der Menschen an Schlafstörungen leiden (hauptsächlich Ein- und Durchschlafstörungen und zu frühes Erwachen), hat sich ein weiteres Phänomen entwickelt: Der nicht mehr erholsame Schlaf, wovon etwa 30-40 Prozent der Menschen betroffen sind. Dieser ist vor allem in einem oberflächlichen Schlaf, meistens gepaart mit einem chronischen Schlafdefizit, begründet. Außerdem ließ sich beobachten, dass bei diesen Menschen im Schlaf die Herzfrequenz höher ist und auch das Stresshormon Cortisol aktiviert ist. Obwohl sie oberflächlich betrachtet, also was die Makrostruktur der Hirnströme betrifft, schlafen, zeigen sie viele Zeichen einer vegetativen und zentralnervösen Aktivität. Sie befinden sich in keinem so ruhigen Schlaf wie gesunde Schläfer, chronobiologische Wach-Schlaf-Rhythmusstörungen sind die Folge und im Laufe der Zeit ein „chronischer sozialer Jetlag". Diese Problematik ist mehr als brisant, denn diese zunehmende und willkürliche Verkürzung der individuell notwendigen Schlafdauer wirkt sich nicht nur körperlich aus, sondern führt vor allem auch im geistig-seelischen Bereich zu Defiziten und Fehlregulationen. Daraus entstehen eine Reihe von emotional-psychischen und psychiatrischen Störungen und Krankheiten. So dürfte es kein Zufall sein, dass in den Industrieländern in den letzten zwei Jahrzehnten eine dramatische Zunahme der behandelten Fälle im Bereich der emotionalen Störungen beobachtet wird. Depressionen, Angststörungen, Suchtverhalten und Burnout sind dabei am auffälligsten. Die tausendfachen persönlichen Erfahrungen mit Anwendern des Schlaf-Gesund-Konzeptes machen diesbezüglich große Hoffnung. Denn sowohl gestörte als auch verkürzte Schlafprozesse lassen sich durch die zahlreichen passiven Therapien (großflächige Körpererdung, Stabilisierung des Erdmagnetfeldes, Ferninfrarotstrahlung, Gravity Schrägschlafen etc.) ausgleichen und optimieren, was vor allem die wichtige Schlafeffizienz messbar verbessert.

Aufgrund dieser jahrzehntelangen Erfahrungen kam natürlich die Frage auf, ob es möglich ist, den rapid zunehmenden und im Kern vorwiegend stressbedingten Schlafstörungen und der damit immer öfter verbundenen Blockade der nächtlichen Selbstregulations-, Selbstreparatur- und Selbstheilungskräfte durch eine weitere passive Therapie entgegenzuwirken. Genau genommen beschäftigte mich die Frage, ob es noch einen weiteren natürlichen Wirkfaktor gibt, der einerseits den Schlaf fördert und andererseits die Selbstregulation, Selbstreparatur und vor allem die Selbstheilung im Schlaf aktivieren und fördern könnte. Entsprechende Recherchen führten mich so bereits vor einigen Jahren in den Bereich der Musik, speziell zur Musik-Therapie und Musik-Medizin. Wie könnte man die bereits bekannten positiven Wirkungen von Musik - also von Tönen und Frequenzrhythmen auf das Herz,

Gehirn und Nervensystem - schlaftherapeutisch nutzen? Daraus entstand 2014 das hochspannende Projekt der schlafbezogenen MusikMedizin. Einerseits ging es darum, das Ein- und Durchschlafen sowie den gesamten Schlafprozess samt der Schlafeffizienz mit Hilfe von ganz spezieller MusikMedizin weiter zu verbessern. Andererseits sollten auch vorhandene Schlafdefizite besser ausgeglichen werden und letztendlich die MusikMedizin während des Schlafprozesses als Förderer und Heiler der Gesundheit eingesetzt werden. Schon zu Beginn des Projektes war mir klar, dass der Nutzwert sehr hoch wäre, da Schlafwissenschaftler rund um den Forscher Derk-Jan Dijk von der britischen Universität von Surrey bereits 2013 herausgefunden hatten, dass Schlafstörungen und Schlafmangel die Aktivitäten unserer DNA negativ beeinflussen. Also sollte es auch umgekehrt möglich sein, über die Verbesserung des Schlafes und den Einsatz der MusikMedizin positiv auf die Gene und deren Selbstsregulations-, Selbstreparatur- und Selbstheilungskräfte einzuwirken.

Es war von Anfang an eine faszinierende und spannende Reise, die mich schlussendlich zur richtigen Zeit mit den richtigen Menschen und Experten rund um die MusikMedizin zusammengebracht hat. Denn es war mir natürlich wichtig, ein wissenschaftlich begründbares Modell für die nächtliche Anwendung von rezeptiver MusikMedizin zu finden und dieses dann auch schlafbiologisch umzusetzen. Dieses Projekt wurde Ende 2015 erfolgreich mit der Entwicklung des SAMINA SoundLife Sleep System® umgesetzt. Auf diesem letztendlich auch wissenschaftlich hohen Niveau konnte dies deshalb nur innerhalb von 18 Monaten realisiert werden, weil sich für mich die Möglichkeit einer intensiven Zusammenarbeit mit der Musikwirkungsforscherin Vera Brandes von der Paracelsus Medizinischen Privatuniversität Salzburg (A) ergab, die schon seit mehr als zehn Jahren in diesem Wissenschaftsfeld unterwegs ist.

Die Begegnung mit Vera war für mich und mein Team ein echter Glücksfall, denn sie beschäftigt sich seit 1995 mit der medizinischen Wirkung von Musik und leitet seit 2004 ein universitäres Forschungsprojekt. Hier wurde in randomisierten und placebokontrollierten Studien die positive Wirkung der von ihr speziell entwickelten SANOSON Musikkompositionen auf Depressionen, Burnout-Syndrom und Schlafstörungen nachgewiesen. Genau darauf basiert das Wirkprinzip der schlafbezogenen MusikMedizin. Im Nachhinein betrachtet hat dies die raschen und teilweise unglaublichen Resultate möglich gemacht.

Vor allem die Zusammenführung der bisherigen Forschungs- und Studienergebnisse zur MusikMedizin mit meinen jahrzehntelangen Forschungen rund um den Schlaf haben die Idee gestärkt, die rezeptive MusikMedizin auch während des gesamten Schlafes – sozusagen als weitere passive Therapie – einzusetzen. Die heutigen Erfahrungen zeigen, dass diese Idee nicht nur die Schlafqualität und die Regulationsprozesse in unglaublicher Art und Weise verbessert, sondern dass dadurch sogar eine Art harmonische Lebensmelodie entsteht. Diese wirkt sich in generalisierender Art und Weise positiv auf das Wohlbefinden, die Gesundheit und den gesamten Lebensrhythmus aus. Das ist ein Phänomen, das auch durch den US-amerikanischen Präventivmediziner und Psychiater Dr. John Diamond in seinem Buch „Lebensenergie in der Musik" bestätigt wird: „Die Funktion der Musik bestand von allem Anfang an in der geistigen Erbauung des Hörers, in der Stärkung seiner Lebensenergie."

Die im SAMINA SoundLife Sleep System® verwendeten und unter Leitung von Vera Brandes entwickelten chronobiologisch getakteten Musikkompositionen haben möglicherweise sogar die Kraft, uns in andere Dimensionen des unbewussten Erlebens zu entrücken. Dies könnte auch in Verbindung mit dem Schlaf ein zusätzlicher Schlüssel und Zugang in eine metaphysische und spirituelle Dimension sein. Es ist altbekannt, dass Musik und insbesondere die MusikMedizin ein Naturmedikament mit großer Heilkraft ist und Heilungsprozesse auf allen Ebenen unterstützen kann. Wie, werde ich nachfolgend etwas näher erläutern. Die Wirkung der Musik hat ja einen ihrer Ursprünge in der pythagoreischen Mathematik und Geometrie. Für die Pythagoreer war die irdische Musik nichts anderes als eine Nachbildung der himmlischen Musik, deren Harmonie auf Zahlen beruhte.

Ein wichtiges Ziel unseres gemeinsamen Projektes war es, dass mit dem SAMINA SoundLife Sleep System® diese universell wirkenden Strukturelemente der Musik während des Schlafes nutzbar gemacht werden. Dadurch sollten zahlreiche biologische Effekte und wichtige Heilungsimpulse ausgelöst sowie die Mechanismen der Selbstregulations-, Selbstreparatur- und Selbstheilungkräfte im Gehirn, in den Nerven- und Körperzellen aktiviert werden. Auf natürliche Weise und ohne Nebenwirkungen würde die Schlafqualität verbessert und die eigenen Selbstheilungskräfte für eine optimale Gesundheitsvorbeugung aktiviert werden. Gleichzeitig sollten durch diese passive Therapie sämtliche medizinischen, therapeutischen und naturheilkundlichen Behandlungsformen positiv unterstützt werden.

Heute lässt sich aufgrund der sehr positiven Erfahrungen und der umfassenden Wirkungsweise das riesige Potenzial dieser Methode nur erahnen. Während Musik seit Langem als eine effektive Form der Therapie anerkannt wird, ist der Ansatz neu, die MusikMedizin mit ihren biorhythmischen Klangfrequenzen und Rhythmen nicht nur zum besseren Ein- und Durchschlafen zu nützen, sondern um die Selbstheilungskräfte im Schlaf zu aktiveren. Damit können psychische, psychosomatische und auch körperliche Beschwerden behandelt werden. Die Neurowissenschaft der Musik zeigt durch zahlreiche aktuelle Studien den Nutzen von Musik für die geistige und körperliche Gesundheit immer eindrucksvoller auf. Die Wissenschaftler sind sich bereits einig, dass MusikMedizin die Funktion des körpereigenen Immunsystems deutlich verbessern kann, Stress- und Angstsymptome messbar reduziert und dadurch medizinisch-therapeutische Behandlungen sehr gut unterstützt werden können. MusikMedizin hat aber auch in der Schlafregulation und Gesundheitspflege einen hohen präventiven Wert.

Zusammen mit allen an diesem Projekt beteiligten Menschen freue ich mich, dass wir damit einen weiteren und wichtigen Beitrag zur Verbesserung des Schlafes und der damit verbundenen Aktivierung der Selbstheilungskräfte leisten können. Darüber hinaus wird uns künftig bei der wissenschaftlichen Aufklärung der Wirkmechanismen der schlafbezogenen MusikMedizin und der Aktivierung der Selbstheilungskräfte noch ein interessantes Detail beschäftigen: vermutlich handelt es sich auch um eine morphische Resonanz in unserem Biofeld. Das würde bedeuten, dass nicht nur im physikalischen Sinne ein Energietransfer von einem System zu einem anderen stattfindet, sondern dass es sich zusätzlich um einen quantenphysikalischen Informationstransfer bis hin zur DNA unserer Zellen handelt! So könnte während des Schlafprozesses die Harmonie zwischen Biofeld, Herz, Gehirn, Nervensystem und unseren Körperzellen wiederhergestellt werden. Dies könnte ein neues Wirkprinzip begründen und uns Menschen helfen, zur Mitte unseres innersten Wesens zu finden – zur Quelle des Lebens. Bereits heute steht eines fest: Dieser durch MusikMedizin natürlich gesteuerte Prozess fördert eine hohe biologische Schlafqualität und unterstützt so Gesundheit und Heilung auf allen Ebenen unseres Seins.

Schlussendlich sollte es gelingen, die universellen Wirkungen der MusikMedizin mit den Kräften des Schlafes und mit den gezielten, formgebenden Elementen unserer Gedanken, inneren Überzeugungen und Glaubensmuster so effizient zu kombinieren, dass wir einen der wirkungsvollsten Schlüssel für die Prozesse der Selbstheilung in unsere Hände bekommen.

Frastanz (A), Mai 2018
Prof. Dr. med. h.c. Günther W. Amann-Jennson

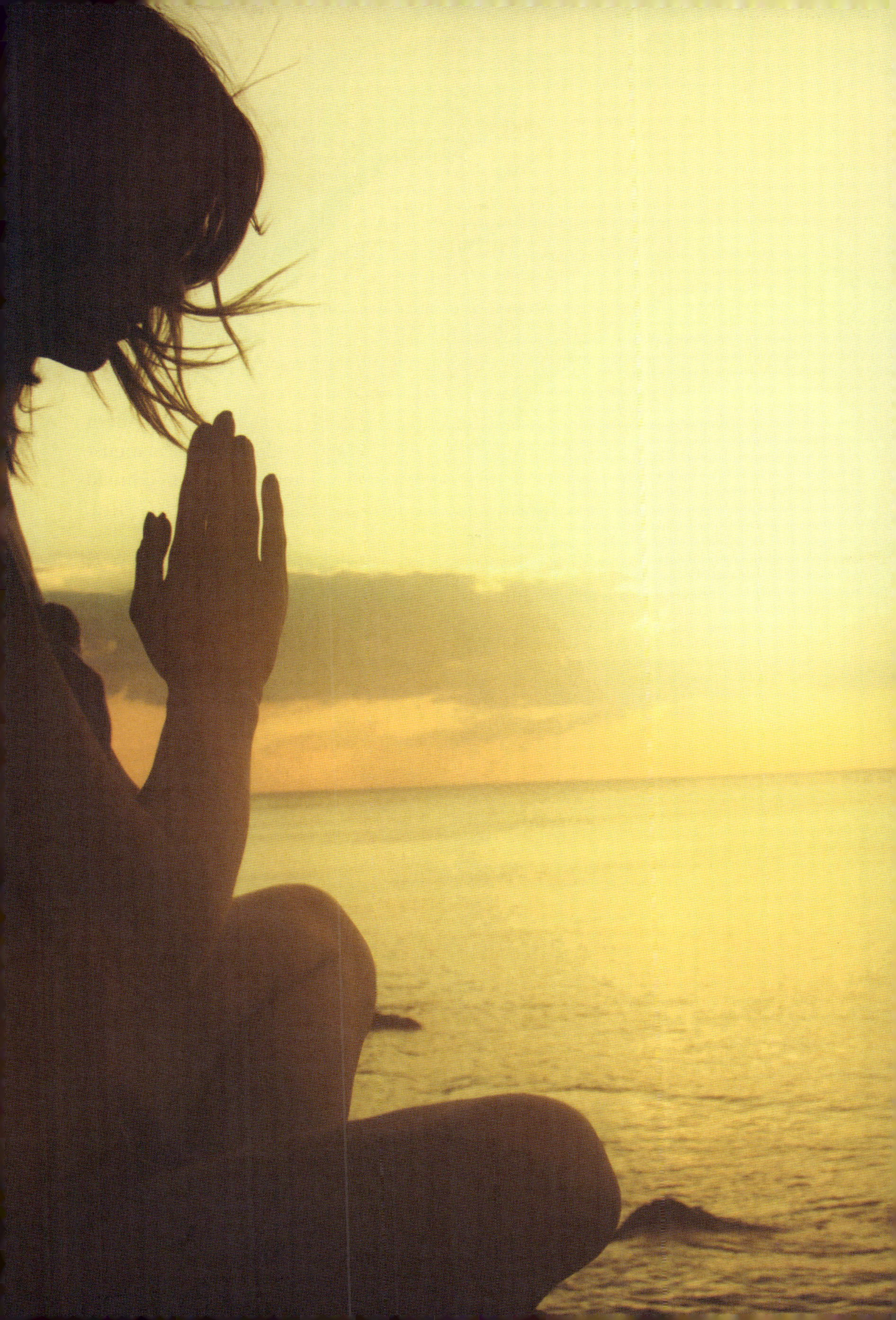

VORWORT

VERA BRANDES (MSC)

Liebe Leserin, lieber Leser,

das Buch, das Sie in der Hand haben, bietet Ihnen umfassende und fundierte Informationen über die MusikMedizin. Es wurde nicht nur mit großer Sachkenntnis recherchiert und verfasst, sondern geht noch einen Schritt weiter, in dem es die MusikMedizin und den Schlaf neben der Darstellung der physiologischen und psychologischen Phänomene auch in einen biopsychosozialen Zusammenhang stellt. Zudem geht es auf die wichtigen Aspekte ein, die in den spirituellen Dimensionen der Musik verborgen sind. Prof. Dr. Günther W. Amann-Jennson gebührt ein großes Kompliment für diesen großen Meilenstein.

MusikMedizin ist die Kunst, Gesundheit durch den gezielten Einsatz von besonderen Ton- und Klangfolgen zu fördern und zu erhalten. Die MusikMedizin ist zudem ein besonderer Bereich der Gesundheits-

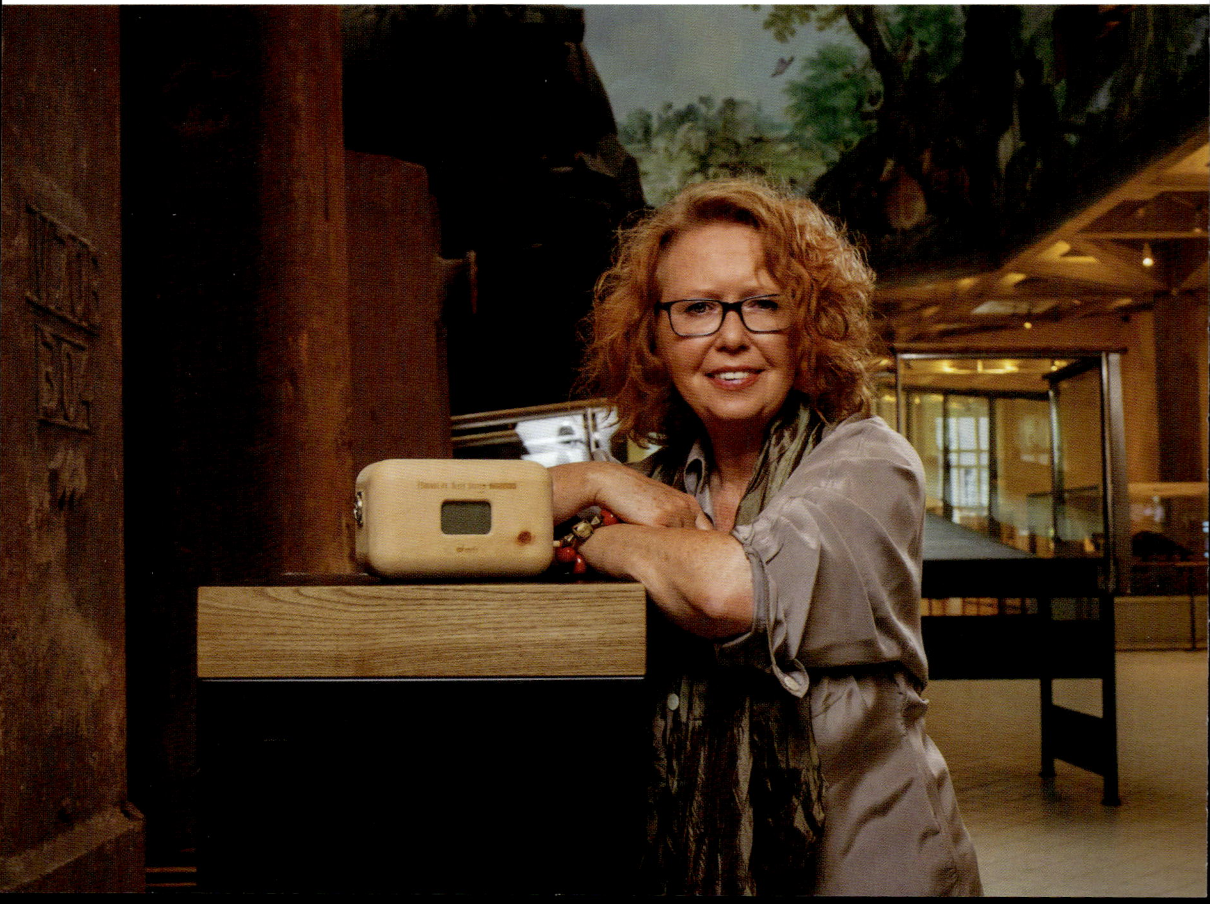

wissenschaften, der das scheinbar Unmögliche fordert und dem das Unwahrscheinliche gelingen kann: Die Wiederherstellung des eigenen Wohlbefindens auf eine elegante und traumhaft einfach anzuwendende Art und Weise selbst bewirken zu können.

Seit langem faszinieren die Mediziner die Aspekte der praktisch erlebten Wirklichkeit ihres Metiers, die sich oft der eher schlichten Vorstellung entzieht, der Mensch habe, wenn es ihm nicht gut geht, einfach einen Defekt, den man nur zu reparieren braucht. Längst ist klar, dass dieses einfache Modell nicht erklären kann, was sich zwischen Geist und Psyche einerseits und dem Körper und seinem Umfeld andererseits an komplexen Wechselwirkungen abspielt. Eine Störung dieser Prozesse kann zu einer Erkrankung führen; eine Harmonisierung der Prozesse führt zu einer stabileren Gesundheit.

Unser physischer Körper ist ein Konglomerat von oszillierenden Atomen, die nach bestimmten Schwingungsmustern in chronobiologisch getakteten Rhythmen miteinander arbeiten und aufeinander einwirken. Und obwohl wir geneigt sind, nur an das zu glauben, was wir anfassen können, ist unser Körper, also diese scheinbar manifeste Materie, als die sich uns die verdichteten Schwingungen darstellen, von nichts mehr beeinflussbar, als von den unsichtbaren Aspekten unseres Seins, dem Geist, den Gedanken, von unserer inneren Haltung und seelischen Verfassung.

Nichts kann den Geist so leicht beflügeln, die Gedanken beleben und die Seele so vielfältig ansprechen, wie es Musik vermag. Das Medium Musik stellt die komprimierteste und gleichzeitig präziseste Form der Übertragung von Schwingungsinformation dar und wirkt auf alle Facetten des Seins gleichzeitig.

Ich hatte das große Glück in einer Zeit aufzuwachsen, in der sich die Musik von vielen Fesseln befreien konnte, die ihr zuvor von kulturellen, gesellschaftlichen und wirtschaftlichen Zwängen auferlegt war. Ich half mit meiner Arbeit als Musikproduzentin und -verlegerin, diese Entwicklung zu beschleunigen und durfte viele innovative MusikerfinderInnen einem großen Publikum vorstellen. Dabei entstand - jenseits der bis dahin definierten Kategorien - eine neue Musikkultur, die auch eine neue Kunst des Zuhörens hervorbrachte. Natürlich hatte es auch schon vorher immer wieder neue Entwicklungen in der Musik gegeben, aber nichts war mit der Vielfalt und Qualität dieser explosiven Epoche vergleichbar. Ich konnte erleben, wie sich neue Genres formierten, durfte neue Talente entdecken und von den alten Meistern verschiedenster Musikkategorien lernen und dabei immer wieder erfahren, wie groß die transformative Kraft von Musik sein kann.

Ohne diese Erfahrung hätte die Musik, die SANOSON heute in der MusikMedizin anbieten kann, nicht entstehen können. Schon als Kind hatten mich die Klavierimprovisationen von Glen Gould über die Fugen von Johann Sebastian Bach beeindruckt und mir geholfen, die Welt da draußen zu verstehen, weil ich anhand seines Klavierspiels erahnen konnte, wie sich Struktur und Ordnung zu Inspiration und Improvisation verhalten. Der Gesang der Soul-Diven Roberta Flack und Miriam Makeba, die Stimme Afrikas, prägten meine Vorstellung davon, was die weiblichen Akzente in der Musik bedeuten können. Von den Beatles konnte ich lernen, wie sich Botschaften mit hoher Raffinesse und doch einfach musikalisch ausdrücken lassen. Von Mikis Theodorakis erfuhr ich, wie sich ein Lied aus sich selbst heraus wie ein fließender Bach scheinbar ganz von alleine komponiert, wenn man ihm nur intensiv genug lauscht. So weit bis man zur Tiefe seiner Quelle vordringt und damit dem Ursprung des Wesens, dem es entspringt. Ich begriff, Musik ist die Meta-Sprache der Seele. Emotional ist sie um Lichtjahre differenzierter als das gesprochene Wort. Mental transportiert sie sehr konkrete Informationen, die wir erfassen können, ohne sie übersetzen zu müssen.

Mehr als ein Vierteljahrhundert widmete ich mich ausschließlich der Produktion und dem Verlegen von Musik und lernte die neuen musikalischen Kostbarkeiten zu erkennen, in die Welt zu bringen und wie Diamanten zu bewahren. Bis Mitte der neunziger Jahre hatte ich einen wunderbaren Haufen genauso begeisterter Musiker und Mitarbeiter zusammengebracht und wir wurden als Deutschlands innovativstes Unternehmen im Musik- und Medienbereich ausgezeichnet. Trotz der großen Anerkennung für meine Arbeit lies mich der Wunsch nicht los, der Musik noch genauer auf den Grund zu gehen und zu erforschen, auf welchen Mechanismen ihre Wirkung beruht und wie man sie zum Wohl der Menschen nutzen kann.

Mitte der neunziger Jahre riss mich ein schwerer Autounfall aus meinem hektischen Alltag. Mein Auto überschlug sich und als es endlich zum Stehen kam, hörte ich es beim Aufschlag in meiner Wirbelsäule krachen. Gott sei Dank war ich nicht querschnittsgelähmt, aber die Frakturen waren erheblich und die Ärzte im Krankenhaus machten mir klar, dass ich die nächsten drei Monate flach auf dem Rücken liegen müsste. Nicht aufrichten, nicht auf die Seite drehen, möglichst jede Bewegung vermeiden. Um den Heilprozess zu beschleunigen, bat ich eine Freundin, mich täglich mit Jin Shin Jyutsu zu behandeln. Meine Zimmernachbarin war eine Buddhistin, die von ihren Freunden zweimal am Tag mit einem alten Heilmantra besungen wurde. Nach zwei Wochen waren meine Knochenbrüche komplett verheilt. Der Radiologe wollte seinen Augen nicht trauen; eine so schnelle Knochenheilung hatten die Ärzte noch nie gesehen. Ich wurde frühzeitig entlassen und stürzte mich wieder in die Arbeit. Aber der nächste Schicksalsschlag traf mich mit noch größerer Wucht. Meine Mutter erkrankte an einem seltenen Blutkrebs, wobei erst nach ihrem Tod festgestellt wurde, woran sie erkrankt war. In ihrem Koma war sie scheinbar unansprechbar, aber ich bemerkte, dass Musik ihr gut tat und in den langen Monaten bis zu ihrem Tod konnte ich sie durch alle Krisen hindurch mit Musik so weit stabilisieren, dass sie am Ende mit einem Lächeln auf den Lippen von uns ging. Damals baute ich mein erstes Klangkopfkissen und lernte, dass ich bei der Musikbehandlung meiner Mutter in den verschiedenen Zuständen, die ihre körperliche und seelische Verfassung bestimmten, jeweils andere Musik einsetzen musste, um ihren Zustand zu verbessern. Anfangs reagierte sie noch positiv auf spanische Gitarrenmusik, die sie sehr liebte. Aber je schlechter es ihr ging, desto einfacher musste die Musik sein, die ich ihr vorspielte. Die Logik, die hinter dieser praktischen Beobachtung lag, hatte noch niemand erforscht. Ich fand sie in keinem Buch über Musikpsychologie und in keinem Studienbericht in der Fachliteratur. Nach dem Tod meiner Mutter entschloss ich mich, meinen Beruf als Musikverlegerin an den Nagel zu hängen und machte mich auf den Weg. Jahrelang reiste ich um die Welt und sprach mit Forschern und Wissenschaftlern, Ärzten, Heilern und spirituellen Meistern. Ich absolvierte zwei Studien, um mich weiter fortzubilden und mir ein Instrumentarium anzueignen, das ich für erfolgversprechend hielt. Ich wollte einen ganz neuen Forschungsansatz formulieren und herausfinden, was jeder Klang, jeder Ton, jeder Rhythmus bedeutet und bewirkt.

Die intensive Kommunikation mit Forschern und Medizinern und unseren umfangreichen Recherchen in anderen Bereichen der Wissenschaften, von denen wir relevante Aussagen erwarten konnten, führten schnell zu einem interdisziplinären Netzwerk von Fachleuten aus der ganzen Welt. 2009 wurde die Internationale Gesellschaft für Musik und Medizin gegründet, die seitdem das gleichnamige Fachjournal herausgibt, in dem regelmäßig aktuelle Forschungsergebnisse veröffentlicht werden. Über zwanzigtausend Studien zur Wirkung von Musik in der Medizin wurden bisher insgesamt in wissenschaftlichen Fachmagazinen veröffentlicht. Fast so viele wie zum Thema Akupunktur und fast doppelt so viele wie zur manuellen Therapie. Damit hat sich die neue Disziplin der MusikMedizin in den vergangen zwanzig Jahren zu einer etablierten Wissenschaft entwickelt, von der Sie heute profitieren können.

Wir schätzen uns glücklich, für uns in Anspruch nehmen zu dürfen, auf dem Gebiet der Schlaf- und MusikMedizin weltweit führend zu sein und werden unsere Kräfte weiter dafür einsetzen, Sie an unseren neuesten Erkenntnissen und Entwicklungen teilhaben zu lassen.

Ich wünsche Ihnen viel Inspiration beim Lesen und einen beschwingten Schlafgenuss.

Vera Brandes, Wien, Mai 2018

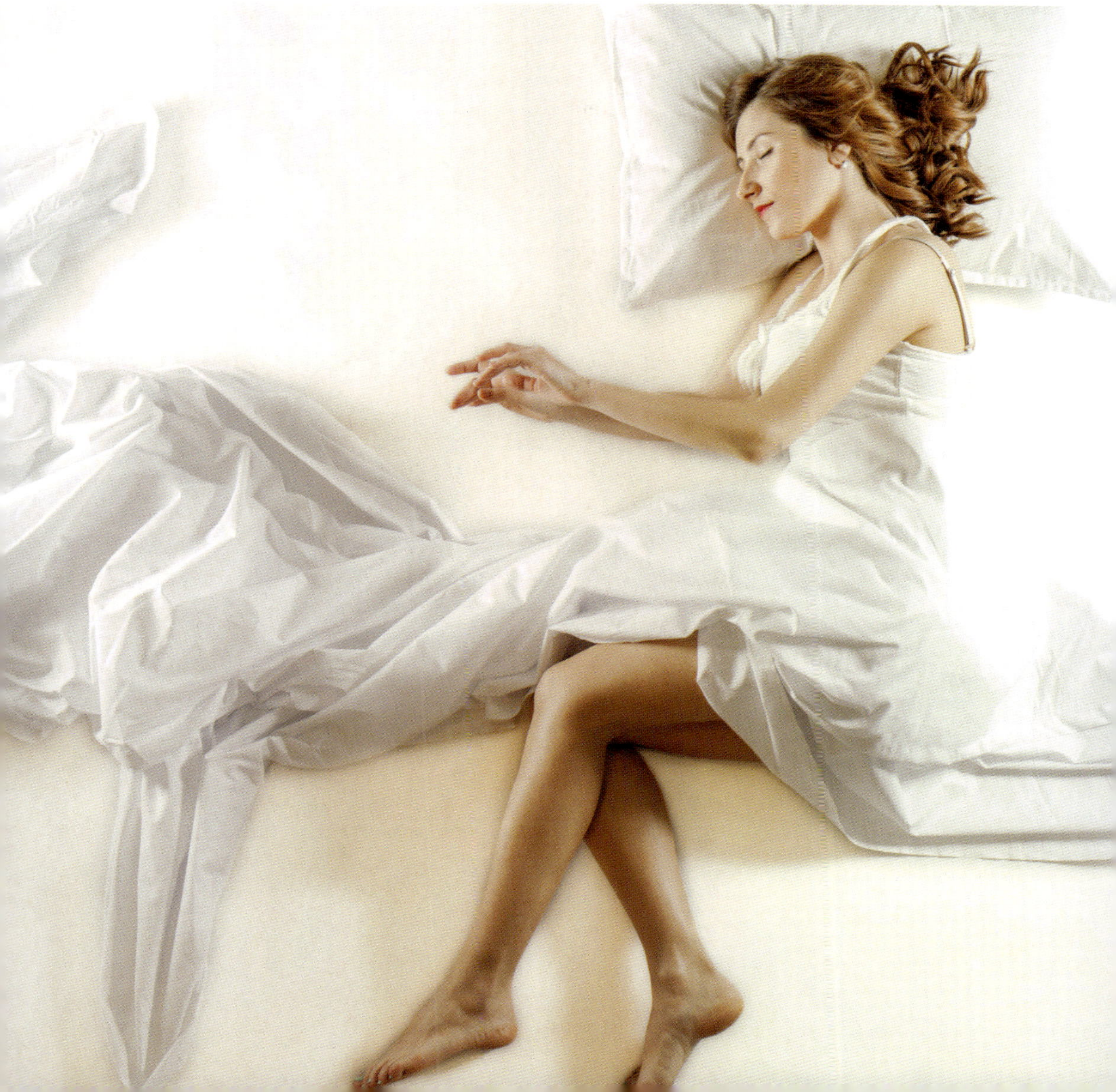

VORWORT

PRIM. DR. MED. HEIDEMARIE ABRAHAMIAN

„Ich wünsche eine gute Nacht“ oder schlicht „Gute Nacht“ - wie oft haben wir diese Worte selbst gehört oder an jemanden anderen gerichtet, ohne uns der vollen Bedeutung dieses Wunsches bewusst zu sein. Die „Gute Nacht“ zeichnet sich durch einen erholsamen Schlaf aus, der als Kraftquelle für die Bewältigung der Herausforderungen des Alltags dient. Das Gegenteil davon ist der nicht erholsame Schlaf, der, wenn er über mehrere Wochen oder Monate allnächtlich auftritt, ein ernsthaftes und schwerwiegendes Gesundheitsproblem darstellt. Praktisch alle Organsysteme können von den zerstörerischen Auswirkungen eines nicht erholsamen Schlafes betroffen sein. Als Ärztin sehe ich Bluthochdruck, Gewichtszunahme bis zur Adipositas, Depression oder andere psychische Erkrankungen und Schwächung des Immunsystems mit erhöhter Anfälligkeit für Infektionserkrankungen als häufige Auswirkungen von Schlafstörungen.

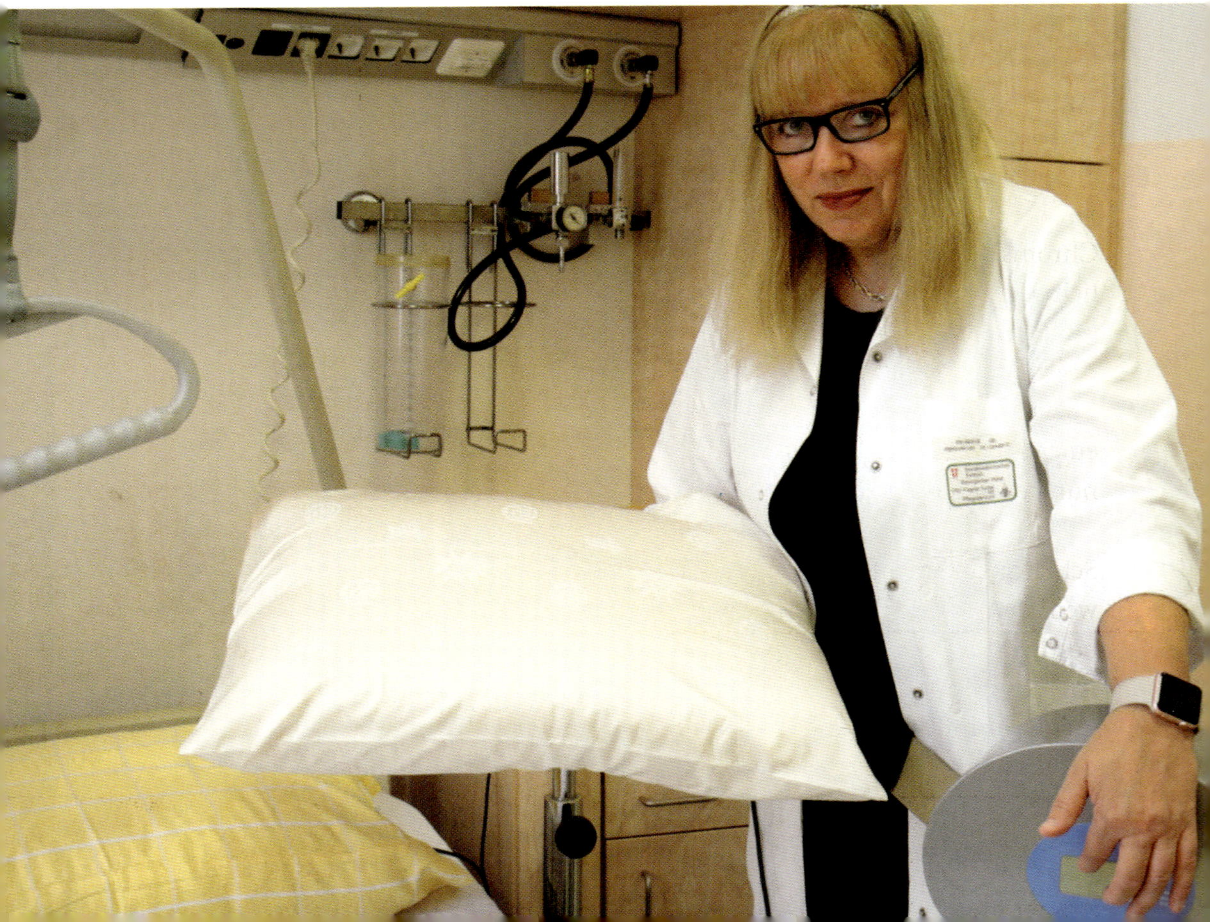

Die Behandlung von Schlafstörungen nimmt in der ärztlichen Praxis einen sehr hohen Stellenwert ein. Der Anteil an Menschen mit Schlafstörungen ist groß – nahezu jeder zweite erfährt in seinem Leben zumindest einmal eine Phase der Schlaflosigkeit, 10-35 Prozent der Bevölkerung sind von länger andauernden Schlafstörungen betroffen.

Als Fachärztin für Innere Medizin und als Psychosomatikerin habe ich mich bereits früh in meiner Karriere mit den vielfältigen Ursachen von Schlafstörungen beschäftigt und bin dabei stets dem biopsychosozialen Ansatz gefolgt. Wichtig ist, dass sowohl organbiologische als auch psychosoziale Ursachen in den diagnostischen Prozess einbezogen werden. Einige Beispiele, die als Ursache für Schlafstörungen in Frage kommen sind: Bluthochdruck, Schilddrüsenüberfunktion, Herzerkrankungen, Lungenerkrankungen, neurologische Erkrankungen, akute und chronische Schmerzzustände, Depressionen, Angststörungen, starke Stressbelastung und viele andere. Die Beseitigung dieser Ursachen durch adäquate Therapie steht im Fokus bei der Behandlung von Schlafstörungen. In vielen Fällen lässt sich jedoch keine direkte Ursache finden oder es gibt eine Ursache, die sich nicht ausreichend gut behandeln lässt.

Chronische Stressbelastung ist häufig für Schlafstörungen verantwortlich. Vielen Menschen gelingt es nicht, ihren inneren Leistungsantrieb und ihr Alarmsystem abzuschalten und die bewusste Kontrolle über Körper und Geist zumindest während des Schlafes aufzugeben. Da das Bewusstsein nicht willkürlich abzuschalten ist, in etwa wie man mit einem Schalter das Licht abschaltet, ist ein gewisser Grad an Entspannung erforderlich, um das Einschlafen zu ermöglichen.

Schlafmedikamente sind manchmal für einen kurzen Zeitraum notwendig. Aufgrund der möglichen ungünstigen Nebenwirkungen von bestimmten Substanzen, mitunter auch Suchtgefahr, sind sie in ihrer Anwendung strikt zu begrenzen. Wenn sie auch in der Akutbehandlung sehr hilfreich sein können, sind sie in keinem Fall ein langfristiger nachhaltiger Lösungsansatz.

Psychotherapeutische Interventionen und die Anwendung klassischer Entspannungsmethoden sind in vielen Fällen längerfristig gut wirksam und empfehlenswert, wenn auch schlafhemmende Verhaltensmuster zumeist fix in unserem Gehirn einprogrammiert sind und nicht so einfach zu löschen sind wie eine Datei im Computer.

Als auf vielen Gebieten tätige Internistin bin ich stets auf der Suche nach absehbar wirksamen und nachhaltigen Heilkonzepten ohne ungünstige Nebenwirkungen. Auf dieser Suche bin ich Vera Brandes begegnet, die auf dem Forschungsgebiet MusikMedizin tätig ist.

Die Wirkung von Musik als schlaffördernd ist lange bekannt und fand bereits sehr früh ihre Anwendung in uns allen bekannten Wiegenliedern. Allerdings wissen wir, dass Musik subjektiv individuell als angenehm oder unangenehm empfunden werden kann. Die Herausforderung liegt somit darin, Klänge und Klangfolgen zu erzeugen, auf die jeder Mensch gleich oder zumindest ähnlich reagiert. Von Vera Brandes erfuhr ich, dass bestimmte Töne und Klangfolgen durch die Einwirkung auf unser Gehirn nachweislich bestimmte Veränderungen bewirken. So konnte sie in ihren Forschungsprojekten die heilsame Wirkung von speziell entwickelten Musikkompositionen (SANOSON Musikkompositionen®) bei Depressionen, Burnout-Syndrom und Schlafstörungen nachweisen. Offenbar gelingt damit auch eine nachhaltige positive Beeinflussung des Stressregulationssystems in unserem Gehirn und eine Stabilisierung des Tag-Nacht-Rhythmus.

Eine anwenderfreundliche Lösung für die Applikation dieser Musikkompositionen zum Schlafen gelang durch die Integration von eigens entwickelten Lautsprechern in ein hochwertiges, von magnetischen Störfeldern abgeschirmtes Schlafkissen, als SAMINA SoundLife Sleep System® bezeichnet. Dabei wird die Musik über einen Player zu Lautsprechern in einem Schlafkissen geleitet und dringt von dort leise an das Ohr und weiter in das Gehirn, wo die Töne und Klangfolgen ihre regulierenden und schlafanstoßenden Wirkungen vollbringen. Dabei ist festzuhalten, dass die Klänge auch im Schlaf durch das Ohr im

Gehirn wahrgenommen werden. Herr Prof. Dr. med. h.c. Günther W. Amann-Jennson, der sich nunmehr seit 30 Jahren intensiv mit gesundem und heilsamem Schlaf beschäftigt, ist bei der Entwicklung dieses „Applikationssystems“ federführend und es ist ihm damit gemeinsam mit der Musikforscherin Vera Brandes die Erschaffung eines innovativen und richtungsweisenden Produktes gelungen.

Dieser neue Behandlungsansatz bei Schlafstörungen hat mich als Ärztin derart überzeugt, sodass ich für die internistische Abteilung die ich im Otto Wagner Spital leite, den Einsatz dieses Systems angeregt habe. Der Klangpolster steht nun für unsere PatientInnen mit Schlafstörungen zur Verfügung. Aus Erfahrungsberichten von PatientInnen weiß ich mittlerweile, dass der Klangpolster ein wirksamer und verlässlicher Begleiter ist.

Prim. Dr. med. Heidemarie Abrahamian,
Gastprofessorin der med. Universität Wien, Mai 2018

DER MENSCH, EIN WUNDER

GESUNDHEIT – WAS IST DAS ÜBERHAUPT?

Glücklich, gut, unversehrt

Was uns der Philosoph Nietzsche als Antwort auf diese Frage gab, hat auch noch 100 Jahre später seine Gültigkeit. Denn aus wissenschaftlicher Sicht ist die Gesundheit von uns Menschen eigentlich ein nicht definierbarer Zustand des körperlichen wie geistigen Wohlbefindens. Gesundheit bedeutet also eine Nichtbeeinträchtigung durch eine Störung oder einen krankmachenden Prozess. Das Wort „Gesundheit" kommt ursprünglich vom althochdeutschen „gisunt", was so viel bedeutet wie „glücklich, gut, unversehrt". Glück und Gesundheit stehen also in unserem Leben in enger und wechselseitiger Beziehung zueinander – glücklich ist, wer gesund ist und gesund ist, wer glücklich ist.

Gesundheit ist so gesehen nicht nur für unser persönliches Glück notwendig, sondern auch umgekehrt: Unser persönliches Glück macht und hält uns gesund! Im Englischen ist das Wort „health" (Gesundheit) von „whole" (ganz) abgeleitet. Gesundheit impliziert somit Ganzheit, der gesunde Mensch ist eine harmonische Einheit von Körper, Seele und Geist. Bereits in meinem Buch „Schlaf dich jung, fit und erfolgreich" habe ich mich mit diesem Thema ausführlich beschäftigt und möchte hier einige Passagen in Erinnerung rufen.

In früheren Epochen ist man davon ausgegangen, dass Gesundheit per se ein statischer Zustand ist. Die neuzeitliche Formulierung der Weltgesundheitsorganisation (WHO) deutet zwischenzeitlich eine neuere, dynamischere Richtung an: „Gesundheit ist ein positiv funktioneller Gesamtzustand im Sinne eines dynamischen biopsychologischen Gleichgewichtszustandes, der erhalten bzw. immer wieder hergestellt werden muss." Gemäß dieser Definition ist Gesundheit also nicht mehr nur als ein Zustand zu verstehen, sondern vielmehr als ein dynamischer, sich laufend verändernder Prozess, der vor allem von uns selbst im Gleichgewicht gehalten werden muss.

Bemerkenswert erscheint mir auch die Definition der Ottowa-Charta (WHO 1987): „Gesundheit ist als ein befriedigendes Maß an Funk-

„Denn eine Gesundheit an sich gibt es nicht, und alle Versuche, ein Ding derart zu definieren, sind kläglich missraten. Es kommt auf dein Ziel, deinen Horizont, deine Kräfte, deine Antriebe, deine Irrtümer und namentlich auf die Ideale und Phantasmen deiner Seele an, um zu bestimmen, was selbst für deinen Leib Gesundheit zu bedeuten habe."

Friedrich Wilhelm Nietzsche (1844–1900), deutscher Philosoph

tionsfähigkeit in physischer, psychischer, sozialer und wirtschaftlicher Hinsicht und von Selbstbetreuungsfähigkeit bis ins hohe Alter zu verstehen." Gerade die Selbstbetreuungsfähigkeit bis ins hohe Alter einschließlich der dafür notwendigen Schlafqualität wird in unserer Gesellschaft immer wichtiger werden.

Aus Sicht der Gesundheitspsychologie kann heute Gesundheit dann erreicht werden, wenn es uns Menschen gelingt, die in allen Lebensbereichen vorherrschenden Gegenpole zu überwinden und dadurch letztendlich ein Gleichgewicht zwischen diesen gegeneinander wirkenden Kräften herzustellen. Und dieser Weg hat vorwiegend mit unserem eigenen Denken und Handeln und selbstverständlich mit unseren Lebens- und vorrangig Schlafgewohnheiten zu tun. Denn der gesunde, erholsame und vor allem der Bioenergetische Schlaf® als höchste Form der körperlich-seelisch-geistigen Regeneration durch Schlaf wirkt ausgleichend und stärkend für Körper, Seele und Geist. Die wissenschaftlich dazu gehörende Formel lautet: Über 70 Prozent der körperlichen Regeneration und 100 Prozent der geistig-psychisch-mentalen Regeneration hängen vom Schlaf ab!

Wie entsteht eigentlich unsere Gesundheit?

Diese Frage ist genauso interessant und lässt sich ebenfalls nicht umfassend klären. Weder aus Sicht der Philosophie, Gesundheitspsychologie, Medizin oder Naturheilkunde noch mit unserem logischen Verstand. So verwundert es nicht, dass sich mit dieser Frage schon viele Philosophen, Wissenschaftler, Ärzte, Heilpraktiker, Therapeuten und vor allem Kranke beschäftigt haben. Das Einzige, das wir sicher wissen: Ein positives Verständnis und Bewusstsein für unsere eigene Gesundheit ist ein wichtiges Fundament für Wohlbefinden und für die erfolgreiche Gestaltung unserer gesundheitlichen Zukunft. An dieser Stelle soll auch an ein häufiges Missverständnis erinnert werden: Gesundheit und Krankheit sind keinesfalls ein „Gegensatzpaar". Denn das Gegenteil oder Gegenstück von Krankheit ist nicht die Gesundheit, sondern die Heilung!

Und an diesem Punkt kommt ein weiterer interessanter und immer noch zu wenig beachteter Wissenschaftsbereich ins Spiel, nämlich die „Salutogenese". Im Lateinischen bedeutet „salus" nichts anderes als „Gesundheit, Wohlbefinden", „genesis" steht im Griechischen für „Geburt, Entstehung". Es geht also um den fortlaufenden Mechanismus zur Entstehung von Gesundheit. Der gesunde Schlaf ist jedenfalls der wichtigste Partner für ein starkes Immunsystem, um Krankheiten erfolgreich abzuwehren und gesund zu bleiben!

Das Salutogenese-Modell

Mit der interessanten Frage der „Gesundheitsentstehung" hat sich schon im letzten Jahrhundert der israelisch-amerikanische Medizinsoziologe Aaron Antonovsky (1923–1994) auseinandergesetzt. Er war es auch, der vor mehr als 30 Jahren den Begriff der Salutogenese („Wie entsteht Gesundheit?") prägte. Er verstand diesen als komplementären Begriff zur Pathogenese („Wie entsteht Krankheit?").

Nach seinem Salutogenese-Modell ist die Gesundheit nicht als Zustand, sondern als laufender Prozess zu verstehen. Antonovsky kam zu dem Ergebnis, dass Gesundheit wesentlich von einem subtilen Gespür für eine Stimmigkeit und Harmonie im Innen (Selbst) und Außen (Umwelt) abhängt, also im Grunde genommen viel mit unseren Gedanken, Gefühlen, Glaubensmustern und Befindlichkeiten zu tun hat.

Für diese Stimmigkeit wählte er den Begriff „Kohärenzgefühl“, was nichts anderes als das Zusammenwirken eben mit unseren Gedanken, Gefühlen, Glaubensmustern und unserem Wohlbefinden ausdrücken sollte. Die Bezeichnung Kohärenz wird heute in vielen Bereichen wie in der Psychologie oder Physik, in der Radartechnik, in der digitalen Signalanalyse oder für eine optimale Synchronisierung der Rhythmen von Herzschlag, Atmung und Blutdruck (Herzkohärenz) verwendet.

Genau dieses von Antonovsky geprägte Kohärenzgefühl dürfte wesentlich für unsere gesunde Entwicklung verantwortlich sein. Was unser eigenes Verhalten anbelangt, geht es, wie Antonovsky es beschreibt, um den Begriff der Handhabbarkeit, also die Umsetzungsmöglichkeiten und ob wir uns zutrauen, diese Herausforderung eines gesunden Lebens überhaupt zu meistern.

Aber auch die Emotionen, unsere Gefühlswelt sind wichtig, was auch Lipton und Church betonen. Da geht es bei Antonovsky des Weiteren um Bedeutsamkeit und Sinnhaftigkeit. Sobald wir das Gefühl entwickeln können, dass sich unsere Anstrengungen lohnen, dass dies auch anerkannt und als sinnvoll erachtet wird, dann ist dies auch bedeutsam für uns selbst und unsere Mitwelt – und das ist für die Aufrechterhaltung und Wiedergewinnung der Gesundheit (Heilung) wesentlich.

Auf der Denkebene geht es um die Thematik der Verstehbarkeit, also wenn wir unsere Erfahrungen ausreichend erklären und zuordnen können und unsere Beobachtungen und Geschehnisse für uns fassbar werden. Diese drei Komponenten – Handhabbarkeit, Bedeutsamkeit, Verstehbarkeit – bilden zusammen das Kohärenzgefühl. Sie sind im Salutogenese-Modell von Antonovsky die maßgeblichen Faktoren, die unsere Gesundheit fördern und stärken.

Die konkrete Fragestellung der Salutogenese: „Wie entsteht Gesundheit?“ wird für die Sichtweise der Medizin und Heilkunde künftig denselben Stellenwert bekommen wie die Fragestellung der Pathogenese: „Wie entsteht Krankheit?“ Denn es ist nicht zu übersehen, dass in unserer Gesellschaft die körperlich-seelisch-geistige Gesundheit der Menschen mehr und mehr verloren geht. Nur noch einer von 20 Menschen, das sind nur noch 5 Prozent, sind weltweit dauerhaft gesund! Da demzufolge die überwiegende Mehrheit an Gesundheitsstörungen und Krankheiten leidet, wollen gleichzeitig immer mehr Menschen gesünder leben und sind ständig auf der Suche nach mehr Stimmigkeit, also Kohärenz.

Salutogenese und Selbstregulation

Die Salutogenese sucht also weniger nach Krankheiten, Defiziten und Schwächen, sondern nach körperlich-seelisch-geistigen Stärken eines Individuums. Vor allem eine zuversichtliche aktive Grundhaltung hat einen hohen Synergiewert für die Entstehung, Erhaltung und die Wiederherstellung der Gesundheit (Heilung). Der Mensch ist ein offenes System und lebt in ständiger Resonanz mit seiner Umgebung – körperlich, emotional, gedanklich und intuitiv.

Diesbezüglich bin ich bei meinen Recherchen auf ein sehr interessantes Studienprojekt gestoßen. Die Salutogenese beschäftigte nämlich auch den Heidelberger Forscher Grossarth-Maticek, Professor für postgraduierte Studien. Er leitete von 1973 bis 1995 die sogenannte „Heidelberger Prospektive Studie", eine vorbildhafte, in die Zukunft gerichtete Langzeituntersuchung, in der rund 30.000 Menschen aus 18.000 Heidelberger Haushalten über einen Zeitraum von mehr als 20 Jahren in regelmäßigen Abständen hinsichtlich einer Vielzahl von gesundheitsbeeinflussenden Variablen untersucht wurden.

Er erfasste hierbei auf umfangreichen Fragebögen Dutzende physische Faktoren (Bewegung, Ernährung, erholsamer Schlaf, regelmäßige Erholung, Rauchen, Organvorschädigungen, genetische Disposition etc.) sowie psychische Faktoren (frühkindliche Mutterbindung, Stressoren, Distress, Eustress, Selbstregulation). Hierzu schuf er eine eigene Verhaltenstypologie, in die er die Befragten anhand des Grades ihrer Selbstregulation einordnete. So konnte Grossarth-Maticek die Effekte verschiedener Faktoren auf die Gesundheitsentwicklung ausmachen und letztlich erkannte er, wie stark Gesundheit von der Fähigkeit zur Selbstregulation abhängig ist.

Als einer der stärksten positiven Einzelfaktoren zur Förderung der Selbstregulation erwiesen sich der erholsame Schlaf, regelmäßige Erholung und eine „gefühlsmäßig spontane Gottesbeziehung“, also eine Orientierung an einer höheren Schöpfungskraft. Dieser Positivfaktor war auch einer der stärksten synergiebildenden Faktoren für eine körperlich-seelisch-geistige Gesundheit.

Wie stark der Faktor jener Menschen, die sich an einer höheren Schöpfungskraft orientierten, tatsächlich war, zeigten die Auswertungen. Aus einer Gruppe von Probanden, bei denen dieser Aspekt der Gottesbeziehung fehlte, wohl aber alle anderen vierzehn Positivfaktoren vorhanden waren, lebten 1993 nämlich nur noch 23,8 Prozent gegenüber 93,9 Prozent aus der Gruppe, in der zusätzlich der positiv wirkende Glaube hinzukam! Die anderen vierzehn untersuchten Positivfaktoren waren Aspekte, die das Verhalten und die Einstellung des Menschen betreffen, also subjektiv und kulturell beeinflussbare Variablen. Aufgrund dieser umfangreichen Forschungen wird ersichtlich, dass das Krankheitsrisiko letztendlich durch das Fehlen eines inneren, positiven Glaubens vervielfacht wird. Interessantes Detail am Rande: Körperliche Risikofaktoren wirken sich demzufolge nur in der Summation negativ auf die Gesundheit aus.

Kann man die eigene Gesundheit steuern?

Die Forschungsergebnisse von Grossarth-Maticek zeigen, dass es zusammenwirkende Faktoren sowohl für Gesundheit als auch für Krankheit gibt. Deshalb stellte sich natürlich rasch die Frage, ob und wie man seine eigene Gesundheit steuern kann. Grossarth-Maticek konkretisierte das Salutogenese-Modell in die Richtung, dass unser Organismus sich in weiten Teilen selbst gesund reguliert und dessen Steuerung autonom emotional-kognitiv erfolgt. Und was sowohl für

Gesunde als auch für Kranke sehr wichtig erscheint: Man kann die dazu notwendige Selbstregulation bewusst fördern und steuern!

Auf der Grundlage seines Konzeptes von der Selbstregulation hat Grossarth-Maticek nämlich das sogenannte „Autonomietraining“ entwickelt – eine Methodik zur gezielten Anregung der Selbstregulations- und Selbstheilungskräfte. Es ist keine Psychotherapie, sondern ein Trainingssystem zur eigenaktiven Problemlösung auf der Kompetenzebene des Menschen. Dabei wird im Gespräch mit einem ausgebildeten Therapeuten die Fähigkeit zur inneren Selbstregulation angeregt. Selbstregulation definiert Grossarth-Maticek „als die Fähigkeit, durch Eigenaktivität Wohlbefinden, Lustgewinn, Sicherheit und Sinnerfüllung, Gesundheit und Heilung zu erreichen“.

Es ist bekannt, dass eine blockierte Selbstregulation auf Dauer krank machen und eine Therapieresistenz verursachen kann. Die Hintergründe für solche Blockaden liegen oft schon in frühester Kindheit, weil in dieser häufig Ereignisse von höchster emotionaler Bedeutung stattgefunden haben. Aber auch spätere Lebensereignisse können zur Hemmung in der Selbstregulationsfähigkeit führen (Schockerlebnisse, Erfahrungen der Denunziation, schmerzliche Trennungen etc.).

Zahlreiche Veränderungen in unserer Gesellschaft haben den Druck auf das Individuum in den letzten zwei Jahrzehnten massiv erhöht. Alles scheint auf wirtschaftliche Leistung ausgerichtet zu sein und zwingt zu immer mehr Flexibilität und Bereitschaft zur Anpassung. Dadurch entsteht gezwungenermaßen auch ein zunehmendes Bedürfnis nach mehr Selbstbestimmung (Autonomie), Würde und innerer Freiheit. Wenn genau diese Bedürfnisse, diese zwingenden Kräfte, nicht gelebt werden können, wenn sie immer öfter unterdrückt werden, dann werden sie zerstörerisch und richten sich nach „innen“, gegen sich selbst – oder nach „außen“, gegen andere.

Das Ziel eines Autonomietrainings ist es, eine alternative, von innen gesteuerte Verhaltensweise zu finden, die der Mensch selbst anstrebt

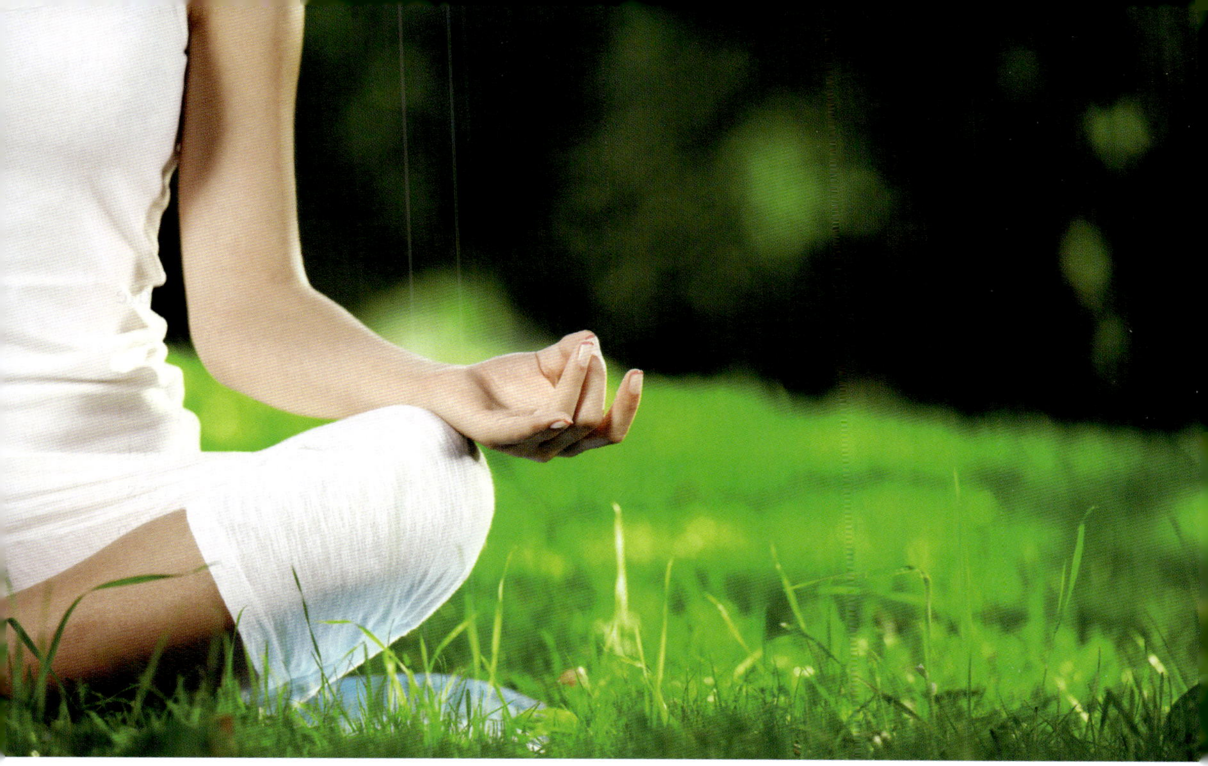

und auch annimmt und die zu mehr Wohlbefinden, besserer Gesundheit und Selbstheilung führt. Auch Problemlösungen werden ermöglicht, welche die bisher praktizierte Verhaltensweise nicht zugelassen hat. Das Autonomietraining wird von Ärzten und Therapeuten angeboten.

Das Autonomietraining hilft Schritt für Schritt wieder einen eigenen, inneren Raum zu schaffen, was für den Seelenfrieden und die Gesundheit eine wichtige Grundlage darstellt. Gleichzeitig hilft dies, gegenüber fremden Erwartungen und Forderungen eine gesunde Distanz zu wahren. Diese Abgrenzung nach außen schafft wieder Platz für den inneren Raum, wo sich die eigene Wahrnehmung samt den eigenen Gefühlen und Bedürfnissen wieder besser entfalten kann. Erst dadurch werden wieder persönliches Wachstum, Beziehungsfähigkeit, Konfliktfähigkeit und eine Art Gottvertrauen geschaffen, was die psychisch-körperliche Selbstregulation stark fördert.

Förderung der Selbstregulation

Dass dies tatsächlich zutrifft, zeigt auch die Tatsache, dass sich eine Aktivierung und Förderung der Selbstregulation enorm auf Gesundheit und Lebenserwartung auswirken kann. Das haben auch die von 1973 bis 1978 von Grossarth-Maticek durchgeführten Autonomietrainings mit exakt 784 Personen und die nachfolgende Auswertung eindrücklich aufgezeigt.

In der Regel waren dazu in der Studie ein bis fünf Sitzungen notwendig. Die teilnehmenden Personen wurden nach einer Zufallsmethode ausgewählt. Anschließend hat Grossarth-Maticek die Personen in größeren Abständen, zuletzt nach 20 bis 25 Jahren, nachuntersucht. Er verglich jeweils eine Kontrollgruppe, die nicht behandelt worden war, mit der Gruppe der therapierten Menschen. Dabei konnten bemerkenswerte Resultate erzielt werden. So starben nur 2,5 Prozent der Menschen in der Therapiegruppe an Krebs im Gegensatz zu 4,0 Prozent in der Kontrollgruppe. Bei der Häufigkeit von chronischen Krankheiten war das Verhältnis 7,6 Prozent in der Therapiegruppe zu 12,7 Prozent bei der Kontrollgruppe. Dabei war auch auffallend, dass sich Faktoren wie Hoffnung auf die Zukunft, die sozialen Beziehungen, die Ernährungs- und Bewegungsgewohnheiten und vieles mehr (vermutlich auch der Schlaf!) deutlich verbessert hatten.

In diesem Autonomietraining konnten die Menschen offensichtlich tatsächlich lernen, sich selbst besser wahrzunehmen und diese innere Wahrnehmung auch für das eigene Leben wichtig zu nehmen. Das führte letztlich dazu, dass sie sich selbst besser regulieren konnten, also in der Lage waren, durch Eigenaktivität Wohlbefinden, Lebensfreude, Lust, Sinnerfüllung und die persönliche Entwicklung positiv zu beeinflussen. Dies wiederum hat sich im gesamten Grundregulations- und Immun-System positiv ausgewirkt. Denn im Jahr 2000 sind etwa 85 Prozent der Kontrollgruppe verstorben, in der Interventionsgruppe aber erst 55 Prozent. Das ist statistisch ein fast unglaublicher Effekt mit einer 30 Prozent niedrigeren Sterberate in der Interventionsgruppe, die das Autonomietraining erhalten hatte.

Damit ist wissenschaftlich das Modell zur Förderung der Selbstregulation und dessen Möglichkeit einmal mehr eindrücklich nachgewiesen! Und auch die Tatsache, dass eine doch relativ kurze, aber intensive Intervention wie als Beispiel das Autonomietraining solche langfristigen Effekte entfalten kann. Das alles erinnert sehr stark an die Forschungen und Ergebnisse der Zellbiologen Bruce Lipton und Dawson Church („Die neue Medizin des Bewusstseins"), die nachwiesen, dass Gedanken, Gefühle, Worte und Umweltfaktoren biochemische Reaktionen in den verschiedenen Proteinen der Zelle auslösen und auch unsere Gene verändern können. Es sind letztendlich wir selbst, die Gesundheit oder Krankheit mitverursachen können! Und genau hier kommt die MusikMedizin ins Spiel, denn möglicherweise ließe sich der Mechanismus der Selbstregulation und Selbstheilung durch sie wesentlich erleichtern.

Selbstregulation und Selbstheilung

Gerade im medizinischen, heilkundigen oder therapeutischen Bereich wird eine Tatsache oft (und gern) übersehen: Nach jeder Behandlung ist der Arzt, Heilpraktiker oder Therapeut nämlich auf die Selbstheilungskräfte seines Patienten auf „Gedeih und Verderb" angewiesen! Ein gutes Beispiel ist die Disziplin der Chirurgie. Nach einem solchen Eingriff braucht es neben der ärztlichen Kunst und Versorgung für die Abheilung der Wunde in jedem Fall die Selbstheilungskräfte des Organismus. Ohne diese Selbstregulation wäre der ärztlich-medizinische Erfolg letztlich gar nicht möglich. Das betrifft im Übrigen alle Formen von medizinischen oder naturheilkundlichen Behandlungen. Die Selbstheilungsfähigkeit des Patienten ist dabei in der Regel ein nicht bewusst gesteuerter Vorgang, es handelt sich vielmehr um eine unbewusste, autonome Selbstregulation. Dies betrifft nicht nur die Heilung von Wunden, sondern auch die Genesung von einer Grippe, einer Magen-Darm-Infektion oder von sonstigen Krankheitsprozessen.

Die Studien von Grossath-Maticek haben eindrücklich gezeigt, dass wir durch entsprechende Interventionen wie das Autonomietraining die Selbstregulations-, Selbstreparatur- und Selbstheilungskräfte positiv beeinflussen können. Und das ist auch der Grund, weshalb der

Arzt, Heilpraktiker und Therapeut immer auch ein Teil der Arznei ist, wie wir heute wissen – und zwar ein ganz Wesentlicher. Dazu ist es notwendig, im Patienten das bereits beschriebene Kohärenzgefühl, also eine Art Urvertauen oder Gottvertrauen in das Leben und die Zukunft auszulösen. Dass alles letztendlich schon gut werden wird, gleichgültig, was auch immer geschehen mag.

Gehirnforschung gibt wichtige Hinweise

Natürlich beschäftigt die interessierte Wissenschaft, was da genau geschieht und wie und wo sich diese Interaktionen oder Selbstbeeinflussungen auswirken und welche Mechanismen dahinterstecken. Da kommen uns die Gehirnforscher zu Hilfe: Vereinfacht ausgedrückt ermöglicht das beschriebene Autonomietraining beispielhaft eine Art „salutogene, innere Kommunikation", die wiederum das eigene Motivationssystem aktiviert und so die Selbstregulation und Selbstheilung – auch mit Hilfe der Epigenetik – in Richtung Gesundheit steuert.

Dabei spielt das aus der Psychotherapie bekannte „Lust-Unlust-Prinzip" eine entscheidende Rolle. Über dieses Wechselspiel steuern wir das seelische Geschehen im Unbewussten (Primärvorgang). Das generelle Bestreben eines gesunden Menschen ist, Lust zu erzeugen und Unlust zu vermeiden. Das ist auch der Grund, warum wir unsere triebhaften Wünsche nach Möglichkeit sofort befriedigen wollen (Libido). Das ursprüngliche Lustprinzip wird im Laufe der Anpassung an die Außenwelt modifiziert und der Mensch lernt so auch, seine Lustbefriedigungen aufzuschieben oder Unlust zeitweise sogar zu ertragen.

In diesem Zusammenhang ist die Dimensionsanalyse von Wilhelm Wundt, dem Begründer der akademischen Psychologie, interessant. Er war der Erste, der Emotionen anhand verschiedener bipolarer Dimensionen zu ordnen versuchte.

Diese „Hauptgegensätze der Gefühlsqualität", wie er sie vor über 100 Jahren nannte, sind:

> „Heilen kann nur der eigene Körper, die Seele und der Geist. Andere Menschen oder Dinge können dazu helfen.“
>
> Dr. med. Eberhard Rau, deutscher Arzt

- „Lust versus Unlust“
  (Ist die Emotion eher angenehm oder eher unangenehm?)

- „Erregung versus Beruhigung“
  (Aktiviert die Emotion zu einer Handlung oder deaktiviert sie eher?)

- „Spannung versus Lösung“
  (Erhöht oder erniedrigt die Dimension die Aufmerksamkeit?)

Damit dieses wichtige Wechselspiel von Lust und Unlust überhaupt stattfinden kann, gibt es in unserem Gehirn zwei zunächst unabhängig voneinander arbeitende Motivationssysteme. Das eine ist das sogenannte Annäherungssystem, das mit unserem Lustzentrum verbunden ist, und das andere ist das Vermeidungssystem, das aktiviert wird, um Unlust stiftende Umstände oder Gefahren zu vermeiden.

Für ein gesundes, erfülltes Leben brauchen wir beide Systeme Aber das Annäherungssystem bildet das Fundament für ein zufriedenes und gesundes Leben und sollte daher überwiegen. Wenn nämlich das Vermeidungssystem längerfristig stärker aktiviert wird, überwiegt die Angst. Bei gleichzeitigem schwachem Annäherungsmodus besteht eine erhöhte Gefahr für z.B. eine Depressionserkrankung.

Wenn wir als weiteres Beispiel thematisch über Krankheiten sprechen, aktivieren wir automatisch das Vermeidungssystem, sprechen wir hingegen über attraktive Gesundheitsziele, aktivieren wir das Annäherungssystem und dadurch können wir unsere Eigenaktivität steigern. Beide Systeme sollten also förderlich zusammenwirken – genau dies ist ein wichtiger Fokus der salutogenen Kommunikation, die aus dem Autonomietraining entwickelt wurde.

DER MENSCH, EIN WUNDER

DIE „SIEBEN SÄULEN DER GESUNDHEIT“

Unsere Gesundheit ist unser wertvollstes Gut. Denn ein glückliches, zufriedenes Leben können wir nur führen, wenn wir körperlich, geistig und seelisch gesund sind. Da stimmen Sie mir sicher zu.

> Unsere Gesundheit hängt zu mehr als 90 Prozent von gesundem Schlaf ab.

Ich habe in den letzten 30 Jahren sieben Schlüsselfaktoren identifiziert, die einen wesentlichen Einfluss auf unsere Gesundheit ausüben. Auch im Krankheitsfall sind diese Säulen elementar wichtig. Und der gesunde Schlaf ist dabei mit einem 90-Prozent-Faktor der Wichtigste!

Hier eine Kurzversion meines Konzeptes der „Sieben Säulen der Gesundheit“. Denn nur ein Zusammenwirken aller wesentlichen Schlüsselfaktoren kann zu einer Schlafverbesserung, einer Steigerung Ihres Wohlbefindens und zur Aktivierung der Selbstheilungskräfte im Schlaf führen.

Erste Gesundheitssäule:

Gesunder, Bioenergetischer Schlaf®– die höchste Form der Regeneration für Körper, Geist und Seele

Diese besondere Form des unter meiner Leitung entwickelten ganzheitlichen Schlaf-Gesund-Konzeptes (SAMINA) bildet die Grundlage für erholsamen Schlaf, der uns Gesundheit, Vitalität und Wohlbefinden schenkt. Beim Bioenergetischen Schlaf® werden alle relevanten inneren und äußeren Einflussfaktoren einbezogen. Erst das Zusammenspiel dieser Faktoren garantiert die bestmögliche körperlich-seelisch-geistige Erholung durch Schlaf.

Zweite Gesundheitssäule:

Gesunde, lebendige, vital- und nährstoffreiche Ernährung

Es ist schon lange erwiesen, dass unsere Ernährung einen wesentlichen Einfluss auf unsere Gesundheit hat. Ernähren Sie sich deshalb ausgewogen und gesund. Das wird sich auch auf Ihr Wohlbefinden und Ihre Schlafqualität positiv auswirken.

Dritte Gesundheitssäule:

Gesundes, lebendiges Wasser

Wasser ist die Quelle allen Lebens. Ein erwachsener Mensch sollte etwa drei Prozent seines Körpergewichtes auf den Tag verteilt trinken. Genauso wichtig wie Wasser sind natürliches Tages- und Sonnenlicht und richtiges, bewusstes Atmen. Machen Sie täglich Atemübungen. Am besten an der frischen Luft. Das tankt Ihre Zellen mit Energie auf und hilft bei Stress und Tagesmüdigkeit.

Vierte Gesundheitssäule:

Bewegung, Sport, Sex

Unser Körper ist dazu geschaffen, sich zu bewegen. Wer zu viel rastet, der rostet, sagt schon ein altes Sprichwort. Muskeltraining und Bewegung an der frischen Luft sind optimal, um den Körper in Form zu bringen und gesund zu bleiben.

Fünfte Gesundheitssäule:

Positive Selbstentwicklung

Wer sich laufend weiterbildet und weiterentwickelt, bleibt jung und gesund. Arbeiten Sie deshalb täglich an sich. Körperlich, seelisch, emotional, mental, spirituell, sozial und finanziell. Programmieren Sie sich neu in Richtung Gesundheit, Wohlergehen, Erfolg und Dankbarkeit.

Sechste Gesundheitssäule:

Ein gesundes, möglichst giftfreies Umfeld

Wir sind täglich von Elektrosmog, Chemie und anderen ungesunden Einflüssen umgeben. Am Arbeitsplatz genauso wie in unserem Zuhause. Versuchen Sie, diese Einflüsse so weit wie möglich zu meiden. Verwenden Sie vermehrt Naturmaterialien, Naturlicht und Biolichtsysteme. Und schränken Sie den Gebrauch von Mobiltelefonen auf ein Minimum ein. Ihre Gesundheit wird es Ihnen danken.

Siebte Gesundheitssäule:

Regelmäßige Entspannung und Regeneration

Schlaf ist das wichtigste Instrument, um sich körperlich, seelisch und

„Überall geht ein frühes Ahnen dem späteren Wissen voraus."

Alexander von Humboldt (1769–1859), deutscher Naturforscher

geistig zu erholen. Daneben können aber auch Entspannungsübungen wie autogenes Training, Muskelentspannung und Meditation wahre Wunder wirken. Vor allem, wenn Sie sich erschöpft fühlen oder gestresst sind. Auch regelmäßiges Abschalten ist in unserer hektischen Zeit wichtiger denn je. Verbringen Sie Zeit mit Ihrer Familie und Freunden, widmen Sie sich Ihren Hobbys und lassen Sie zwischendurch einfach einmal Ihre Seele baumeln!

Diese „Sieben Säulen der Gesundheit" bilden ein ganzheitliches Konzept, das Ihnen Ruhe, Entspannung, Gesundheit, Wohlbefinden, Vitalität, Leistungskraft und Lebensfreude und, wo notwendig, Genesung und Heilung schenken kann.

Darüber hinaus fördert eine konsequent salutogenetische Ausrichtung der Kommunikation nach innen und außen die gesunde Entwicklung des Menschen.

Bevor wir jedoch Antworten auf diese Fragen suchen, befassen wir uns zunächst eingehender mit dem Menschen und seinen Wirkmechanismen.

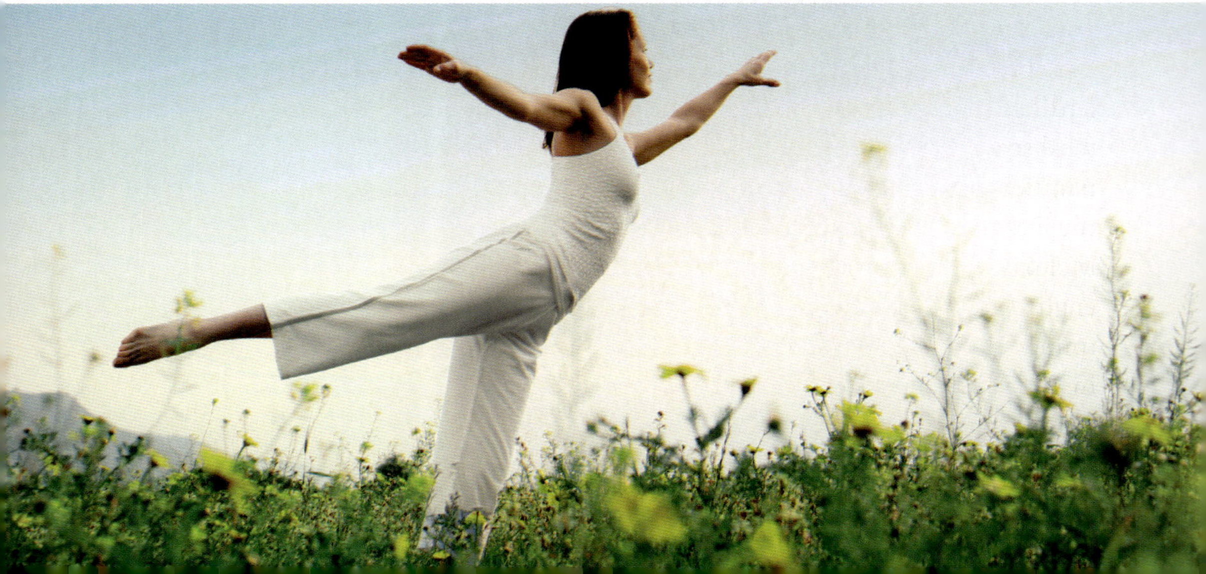

DER MENSCH, EIN WUNDER

SCHÖPFUNGSWUNDER MENSCH

Um besser zu verstehen, wie und wo die universell wirkende „schlafbezogene MusikMedizin“ in uns wirkt, wollen wir uns mit einigen wichtigen Grundlagen des Schöpfungswunders „Mensch“ auseinandersetzen.

Die in ihrem Ursprung holistische Einheit von Körper, Seele und Geist ist nicht nur für sich ein Wunder, sondern kann auch selbst wahre Wunder leisten. So können wir uns beispielsweise selbst von körperlichen und seelischen Wunden und Krankheiten heilen, wir können unsere Umwelt wahrnehmen, wir können denken, uns bewegen, unseren Körper und Geist auf einzigartige Weise koordinieren und uns in tiefe meditative Zustände versetzen.
Und aus Sicht der modernen Quantenphysik ist auch in unserem Körper alles mit allem verbunden. Diese Einheit ist wiederum mit dem höheren Selbst, der göttlichen Matrix oder – aus wissenschaftlicher Sicht – mit dem Biofeld verbunden. Aber erst durch das einzigartige Wechselspiel zwischen dem Biofeld, das jeder Mensch in sich birgt und das uns auch umgibt (Aura), unserem Herz, dem Gehirn, unseren Nerven und unseren Körperstrukturen werden alle unsere komplexen Lebensprozesse möglich gemacht.

> Aus Sicht der modernen Quantenphysik ist auch in unserem Körper alles mit allem verbunden.

Das Geheimnis des Lebens

Es scheint so zu sein, dass das eigentliche Geheimnis des Lebens allerdings tief im mikroskopisch kleinen Zellkern verborgen liegt. Dort wird sozusagen das wertvollste Material unseres Körpers aufbewahrt, nämlich unser Erbgut (DNS). DNS ist bekanntlich die Abkürzung für Desoxyribonukleinsäure – ein langer Name für ein noch längeres Molekül. In wissenschaftlichen Lektüren findet man vermehrt die englischsprachige Bezeichnung DNA (Desoxyribonucleic Acid), die immer öfter auch in unserer Sprache Anwendung findet. Die DNA ist in fast jeder Körperzelle im Zellkern enthalten und hat bei uns Menschen eine Gesamtlänge von einer Milliarde Bausteinen auf einer Länge von etwa zwei Metern pro Zelle. Um dieses riesige Molekül in einem Zellkern (die wirkliche Größe ist wenige tausendstel Millimeter) überhaupt unterzubringen, sind die Organisation in Chromosomen sowie eine kunstvolle Faltung nötig. Die gesamte DNA in unserem Körper hintereinander gelegt ist daher unvorstellbare 150 Milliarden Kilometer lang – das ist tausend Mal die Entfernung zwischen Erde und Sonne!

Unsere Erbsubstanz (DNA) teilt sich billionenfach

Gespeichert ist unsere fadenförmige Erbsubstanz (DNA) in den Chromosomen, von denen eine Körperzelle jeweils 46 enthält. Werden alle Erbfäden einer befruchteten menschlichen Eizelle aneinandergereiht, kommt man auf etwa zwei Meter. Bei jeder Zellteilung werden diese zwei Meter, die insgesamt drei Milliarden biochemische Buchstaben enthalten, akribisch genau kopiert. Bei etwa 70 Billionen Zellen ergeben sich so gigantisch große Zahlen. Und es ist für den menschlichen Verstand unvorstellbar, welche Präzision zum fehlerfreien Kopieren der DNA notwendig ist. Dabei darf nicht vergessen werden, dass jede unserer Körperzellen genetisch gesehen immer noch weitgehend mit der befruchteten Eizelle ident ist, aus der sie am Tag X entstanden ist. Die Wissenschaft war lange davon überzeugt, dass unsere Erbsubstanz in sich extrem robust ist und durch Einflüsse von innen oder außen nur wenig veränderbar ist. Denn nur so war die enorme Kopierleistung erklärbar.

Das DNA Alphabet

Die DNA enthält nach heutigem Wissensstand alle Informationen, die jeden von uns genau zu dem Menschen machen, der er oder sie ist. Angefangen bei Augen- und Haarfarbe, Geschlecht, wie groß wir im besten Fall werden und ob uns mögliche Erbkrankheiten belasten können, alle diese Informationen sind auf der DNA gespeichert. In jeder der rund 70 Billionen menschlichen Zellen steckt ein Buch mit 6,4 Milliarden genetischen Buchstaben! Dieses „Alphabet“ wurde in den 1960ern erstmals entschlüsselt und das menschliche Erbgut das erste Mal 1967 im Reagenzglas nachgebaut. Dennoch ist die vollständige Entschlüsselung unseres genetischen Codes nach wie vor ein Traum vieler Forscher, denn niemand kennt das „Programm des Lebens" bis heute tatsächlich. Was die Wissenschaft diesbezüglich entschlüsselt hat ist im Verhältnis nur wenig, denn es handelt sich lediglich um die exakte Buchstabenreihenfolge des genetischen Codes. Diese Entschlüsselung eröffnete allerdings die Möglichkeit, eine Art Gentherapie zu entwickeln und dadurch also einen Eingriff in die Erbsubstanz lebender Organismen vorzunehmen. Man hofft in der Wissenschaft nach wie vor, dass man dadurch Krankheiten wie Krebs oder Rheuma irgendwann einmal endgültig besiegen kann.

Und exakt diesem Vorhaben ist man jetzt womöglich einen bedeutenden Schritt nähergekommen. Denn gut ein halbes Jahrhundert nachdem die Wissenschaftler Dr. Francis Crick, Dr. James Watson und Dr. Maurice Wilkins 1962 den Nobelpreis für die Entdeckung der DNA-Struktur erhalten hatten, gab es 2015 den Nobelpreis für darauf aufbauende Erkenntnisse an drei DNA Forscher: den Schweden Dr. Tomas Lindahl (Francis Crick Institute, GB), den US-Amerikaner Dr. Paul Modrich (Howard Hughes Medical Institute, Maryland, USA) und den in der Türkei geborenen Dr. Aziz Sancar (University of North Carolina, USA). Die Laureaten wurden für die Entschlüsselung jenes Prozesses ausgezeichnet, wie Zellen beschädigte DNA reparieren und dabei genetische Informationen sichern. Ihre Arbeit ermöglichte grundlegende Erkenntnisse zur Funktion lebender Zellen und könnte für die Entwicklung neuer Krebstherapien von enormer Bedeutung sein. Dies ist sowohl in Zusammenhang mit der Gesunderhaltung also auch mit den Selbstregulations-, Selbstreparatur- und Selbstheilungsprozessen über die Gensteuerung (Epigenetik) von großer Bedeutung.

Der Mechanismus der laufenden Selbstreparatur und Selbstheilung

Damit der oxidative Stress durch freie Radikale nicht automatisch zu Gesundheitsstörungen und Krankheiten führt, hat die Intelligenz unseres Körpers also ein geniales Abwehr-, Reparatur- und Heilsystem entwickelt. Eine weitere wichtige Voraussetzung zur Aufrechterhaltung der Gesundheit und zu deren Rückgewinnung bei Krankheit ist die eigene Lebensenergie. Sie ist für den Betrieb dieser Systeme unbedingt notwendig. Das ist auch jene wissenschaftlich und medizinisch nicht so einfach zu erklärende Kraft, die uns am Leben erhält und die Selbstheilungskräfte beinhaltet. Dabei werden in jeder der 70 Billionen Körperzellen pro Minute ein bis zwei Milliarden Energiemoleküle (ATP = Adenosin-Triphosphat) freigesetzt und zerstört.

Diese Prozesse, die zur Aufrechterhaltung unserer Gesundheit und ebenso für Energie und Heilung notwendig sind, funktionieren über die Mechanismen der Selbstregulation, Selbstreparatur und Selbstheilung.

Es ist nachgewiesen, dass unser Körper über eine perfekte, automatische Anleitung für alle Arten der Selbstreparatur und Selbstheilung verfügt.

Die Forschungen der genannten drei Nobelpreisträger für Chemie 2015 drehen sich um genau diese Mechanismen, die unserem Körper laufend helfen, solchen folgenschweren Schäden entgegenzuwirken. Dadurch ist auch nachgewiesen, dass unser Körper über eine perfekte, automatische Anleitung für alle Arten der Selbstreparatur und Selbstheilung verfügt. Die drei Nobelpreisträger haben diese lebenswichtigen Mechanismen nun entschlüsselt.

Der Wissenschaftler Thomas Lindahl konnte zeigen, dass die DNA mit einer Rate zerfällt, die nach früherem Wissensstand die Entwicklung von Leben auf der Erde eigentlich unmöglich machen müsste. Diese Feststellung führte ihn zur Entdeckung einer molekularen „Maschine“, die dem Kollaps der DNA permanent entgegenwirkt. Dabei handelt es sich um die sogenannte Basenexzisionsreparatur.

Unser Erbmolekül ist laufend in Gefahr

Einer der Nobelpreisträger von 2015, Tomas Lindahl, war schon vor knapp 50 Jahren der Meinung, dass unser Doppelstrangmolekül DNA bei weitem nicht so stabil ist, wie man dies bis dahin angenommen hatte. Bereits Ende der 60er Jahre hat er in Experimenten nachgewiesen, dass die DNA von Natur aus zum Zerfall neigt!

Seit Milliarden von Jahren ist die DNA laufenden Angriffen und Attacken ausgesetzt. Angefangen vom Sauerstoff der Erdatmosphäre, über die UV Strahlung der Sonne, ionisierenden (radioaktiven) Strahlen, Giften, Viren bis hin zu den im menschlichen Zellstoffwechsel entstehenden aggressiven Sauerstoffverbindungen, den freien Radikalen. So haben die Wissenschaftler Lindahl, Modrich und Sancar, erstaunlicherweise jeder für sich, die wesentlichen Mechanismen dieses DNA Abwehr- und Selbstreparaturprogramms entdeckt. Denn dass unser Erbgut nicht größeren Schaden nimmt, liegt an den zahlreichen Selbstregulations-, Selbstreparatur- und Selbstheilungsmechanismen. Dabei spielen ganz bestimmte Reparaturenzyme, die das zelleigene Korrekturprogramm steuern, eine wichtige Rolle. So ist Tomas Lindahl bei seinen Forschungen aufgefallen, dass unter natürlichen Bedingungen in der DNA häufig die Nukleinbase Cytosin (diese entspricht dem biochemischen Buchstaben C) zur Nukleinbase Uracil (diese entspricht dem biochemischen Buchstabe U) zerfiel. Der Buchstabe C wurde also durch U im genetischen Code ersetzt, was zu folgenschweren Veränderungen und Mutationen führen kann. Lindahl war schon früh davon überzeugt, dass die Zelle, um intakt zu bleiben, solche zufälligen Zerfallsprozesse eigentlich verhindern müsste.

Im Jahre 1974 machte er eine elementare Entdeckung, er fand in Colibakterien nämlich das erste Reparaturenzym, ein Eiweiß (Protein) namens Glycosidase. Später konnten weitere solcher Enzyme isoliert werden. Das war der Schlüssel für das Basenaustauschreparaturprogramm der Zellen und die Entdeckung, wie falsche Basen (wie Uracil statt Cytosin) wieder entfernt wurden. Dieses Modell lässt sich grundsätzlich auf alle Lebewesen übertragen, wobei es beim Menschen durch das Zusammenwirken von Körper, Geist, Seele und Umwelt am komplexesten ist.

Ein Selbstreparaturprogramm entfernt beschädigte DNA Bausteine

Um diese für Gesundheit und Heilung wichtigen Prozesse besser verstehen zu können, waren auch die Forschungsarbeiten von Aziz Sancar ganz wichtig. Er beschäftigte sich ebenfalls mit Bakterien und studierte Schäden an einzelnen Bausteinen des Erbguts, den sogenannten Nukleotiden, wie sie durch UV Strahlen oder durch Zigarettenrauch ausgelöst werden. 1983 veröffentlichte er seine Ergebnisse zum komplexen Nukleotidreparaturprogramm. Es entfernt ein zwölf Nukleotide umfassendes Segment rund um ein beschädigtes, also chemisch verändertes, Nukleotid und ersetzt es durch einen intakten Teilstrang. Sind z.B. bestimmte Erbanlagen für das Nukleotidreparaturprogramm verändert, kann es zu folgenschweren genetischen Störungen kommen. Zu diesen gehört beispielsweise die Hautkrankheit Xeroderma pigmentosum. Die Betroffenen reagieren empfindlich auf UV Strahlung der Sonne und haben ein entsprechend höheres Risiko für Hautkrebs. Die Ursache der Tumore sind durch UV Strahlen ausgelöste genetische Veränderungen, die durch normal funktionierende Reparaturenzyme verhindert worden wären.

Es zeigte sich, dass die Zellen das von Thomas Lindal entdeckte System nutzen, um Defekte durch erbgutverändernde Substanzen zu korrigieren.

Der US-amerikanische Wissenschaftler Paul Modrich zeigte schließlich auf, wie Zellen Fehler korrigieren, die bei der Replikation (Vervielfältigung) der DNA während der Zellteilung auftreten. Dieser Mechanismus reduziert die Fehlerhäufigkeit um das Tausendfache. Der Forscher konnte in weiterer Folge Schritt für Schritt aufklären, welche Enzyme an der sogenannten DNA Mismatchreparatur (DNA Basenfehlpaarungsreparaturproteine) beteiligt sind und wie diese detailliert abläuft. So wird eine Fehlpaarung (z.B. A gepaart mit C statt mit T) in DNA Doppelsträngen erkannt und herausgeschnitten.

Falsche DNA Paare werden laufend ausgetauscht

Solche Fehlpaarungen entstehen beim billionenfachen Kopieren des Erbguts – genauso in Bakterien wie in anderen Lebewesen. So gelang es Modrich bereits 1989, Baustein für Baustein und Enzym für Enzym zu rekonstruieren und dadurch das DNA Fehlpaarungsreparaturprogramm der Zelle zu entdecken. Dieses Mismatchprogramm erkennt anhand von biochemischen Markern am Erbgut den falschen Partner und entfernt ihn mitsamt einem Abschnitt des DNA Teilstrangs. Man weiß heute, dass bei jeder menschlichen Zellteilung tausende solcher Fehlpaarungen entfernt werden.

So besteht innerhalb der Krebstherapie ein Ansatz darin, das Selbstreparatursystem der Tumorzellen zu beschädigen und sie dadurch zum Absterben zu bringen. Der Krebs könnte sozusagen mit seinen eigenen Waffen geschlagen werden. Denn die aktuellen Forschungen belegen eindeutig, dass zerstörerisches Zellwachstum häufig genau darauf beruht, dass einer oder mehrere der DNA Selbstreparaturmechanismen ausgefallen sind.

Diese grundlegenden Erkenntnisse haben ganz aktuell das Verständnis der Funktionsweise von Zellen auf eine völlig neue Ebene gehoben. Denn unsere Gesundheit ist in letzter Konsequenz vollständig abhängig von diesen automatischen DNA Reparaturmechanismen. Sobald es zu irreversiblen Veränderungen (Mutationen) kommt, lösen die Kopierfehler mutagene und kanzerogene Prozesse aus, welche die Entstehung von Krebs fördern können.

Damit ist endgültig bewiesen, dass die Aufrechterhaltung der Gesundheit ein sich selbst regulierender Prozess ist, der sich tief in unserem

Zellkern abspielt, letztendlich jedoch von vielen inneren und äußeren Faktoren abhängig ist. Dabei spielt der nächtliche Schlafprozess samt dem vielseitig wirkenden Schlafhormon Melatonin sowie dem Wachstumshormon (HGH) die zentrale Rolle. Denn der Schlafprozess und die damit verbundenen Hormone dürften an der Aufrechterhaltung und Stärkung dieses DNA Reparaturmechanismus wesentlich beteiligt sein. Deshalb wirken sich Störungen des Schlafes und Schlafmangel so negativ auf unsere Gesundheit aus und können die Entstehung von vielen Krankheiten bis hin zu Krebs auslösen.

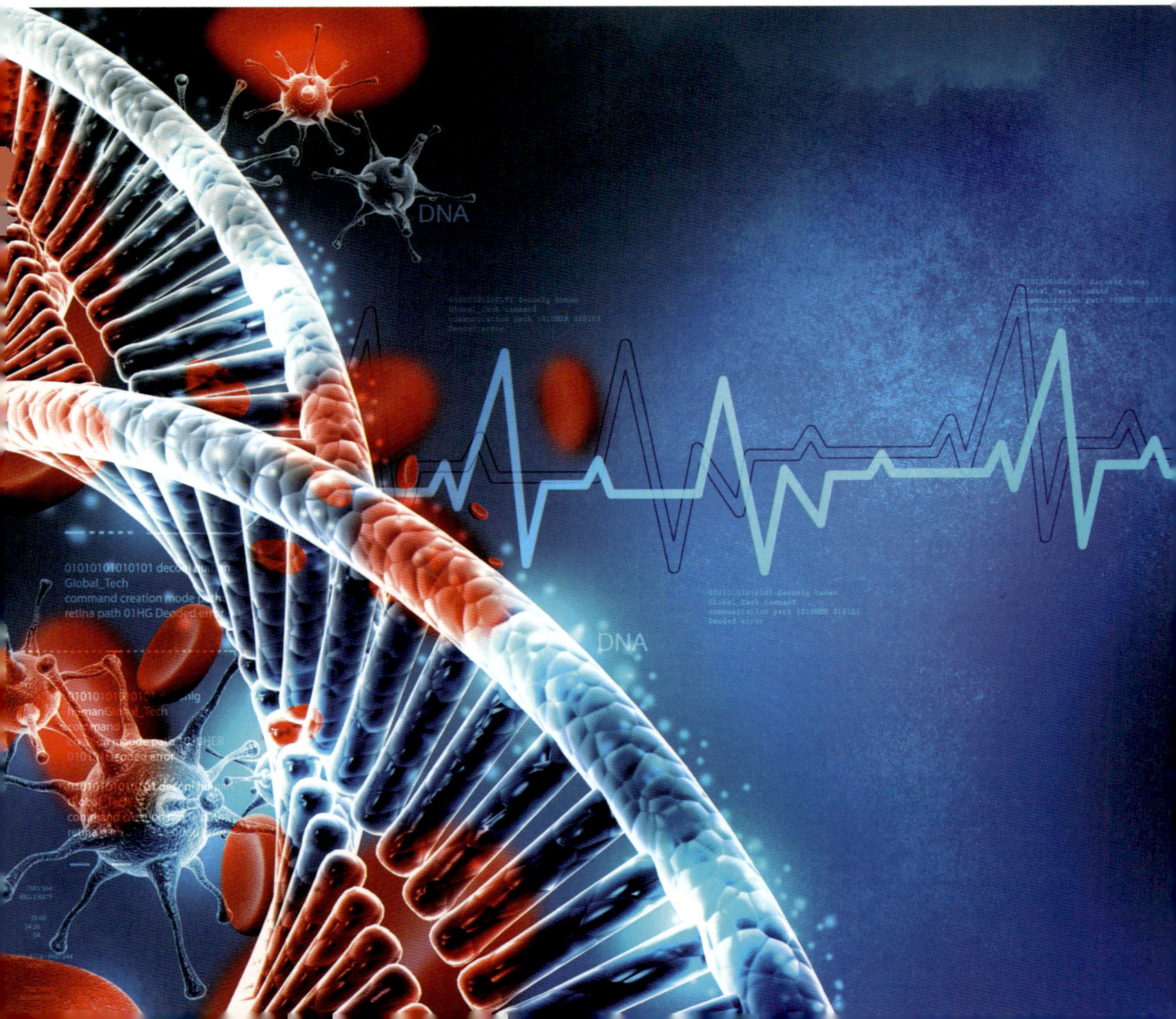

DER MENSCH, EIN WUNDER

EPIGENETIK - DER SCHLÜSSEL ZU UNSERER GESUNDHEIT

Zwischenzeitlich hat sich eine neue Wissenschaft etabliert, die viel wichtiger und weitreichender sein könnte als bis dato jede andere wissenschaftliche Entdeckung. Denn sie eröffnet für unser Leben und vor allem für unsere Gesundheit unvorstellbare, wundervolle Möglichkeiten. Dabei geht es um die wissenschaftliche Enthüllung, dass das bei unserer Geburt vererbte Genmaterial nicht unveränderbar bestimmt wird.

Damit sind wir im Wissenschaftsgebiet der Epigenetik (von griechisch: epi = über) gelandet, sie umschreibt die sogenannte „Metaebene genetischer Regulation". Hierbei handelt sich um einen lange Zeit von der Genforschung übersehenen Mechanismus mit weitreichenden Konsequenzen. Denn per Epigenetik gelingt es dem Zellkern, unter dem Einfluss äußerer Faktoren die genetische Information umzusetzen und für die Zelle nutzbar zu machen (Genexpression). Also vor allem wann und in welchem Ausmaß welche Gene ein- und ausgeschaltet werden. Dadurch erhöhen epigenetische Mechanismen die Flexibilität des immer gleichen Erbguts der unterschiedlichsten Zellen wie etwa Haut-, Herz- oder Darmwandzellen.

Mit dieser Entdeckung wurde auch ein lang gehegtes Dogma der biologischen Forschung unsanft umgestoßen. Denn die Biologie ist bis zu dieser Entdeckung davon ausgegangen, dass die Eigenschaften eines Organismus durch das bei der Geburt vererbte Genmaterial unveränderbar bestimmt werden. Die ersten Hinweise, dass dies nicht zwingend so ist, kamen aus der Zwillingsforschung. Bereits diese Forschungen belegten, dass Menschen mit identer genetischer Veranlagung keineswegs immer denselben Gesundheitszustand aufweisen müssen. Heute wissen wir, dass es tatsächlich viele innere und äußere Einflüsse sind, die unsere Gene mitsteuern und so auch die Entstehung von Krankheiten genauso wie deren Heilung epigenetisch beeinflussen können.

Die epigenetische Heilkraft

Immer wieder geben medizinisch unerklärliche Heilungen Ärzten und Wissenschaftlern Rätsel auf. In diesem Zusammenhang beschäftigen sich seit Jahrzehnten Wissenschaftspioniere der Biologie und Neurowissenschaften mit der Wirkung von positiven Gedanken, von Meditation und Gebeten, Geistheilungen, schamanischen Heilungen und ähnlichen Phänomenen.

Solche Heilungen werden erst dann nachvollziehbar, wenn wir anerkennen, dass es in unserem Geist und in unserer Psyche bisher wenig erforschte Mechanismen der Selbstregulation, Selbstreparatur und Selbstheilung gibt. Diese folgen den Prinzipien der Quantenphysik und sind sowohl für die Aufrechterhaltung als auch Wiedergewinnung unserer Gesundheit die eigentliche Basis. Genauso benötigen wir diese Kräfte für sämtliche auch von außen initiierten, medizinisch-therapeutischen Behandlungen. Die spezielle MusikMedizin ist in diesem Zusammenhang einer der natürlichsten Auslöser dieser Mechanismen, die für Gesundheit und Heilung notwendig sind.

Die wichtigste Botschaft für Menschen, die gesund bleiben oder werden wollen, ist und bleibt: die Wissenschaft der Epigenetik zeigt uns deutlich auf, dass unsere DNA, mit der wir geboren wurden, nicht der einzige Bestimmungsfaktor für unsere Gesundheit ist. Die wissenschaftlichen Belege des Stammzellenbiologen Bruce Lipton widersprechen der bisherigen Annahme, dass unser Leben und besonders unsere körperlich-seelisch-geistige Gesundheit durch einen genetischen Code kontrolliert werden. Durch dieses bisher von der Wissenschaft unterstützte Glaubenssystem hatten zahlreiche Symptome, Beschwerden, Gebrechen und Krankheiten ihre Ursache in den Genen. Liptons Theorie wird neuerdings durch Laborversuche von Professor Carlo Ventura, M. D., Ph.D., Forscher an der Universität Bologna, Italien, unterstützt.

Dabei hat sich gezeigt, dass die DNA von Stammzellen durch die Ver-

„Es kommt darauf an, den Körper durch die Seele und die Seele durch den Körper zu heilen."

Oscar Wilde (1854–1900), irischer Lyriker

wendung von Magnetfeldfrequenzen verändert werden kann. So dürfte es kein Zufall sein, dass sich Prof. Ventura im April 2016 – nach einem Treffen mit der Musikwirkungsforscherin und Mitentwicklerin Vera Brandes – auch zum SoundLife Sleep System® geäußert hat. Er geht davon aus, dass durch diese Weltneuheit ebenfalls eine Beeinflussung der Zellen bis zu einer Reprogrammierung der DNA stattfinden könnte. Dies käme einer echten Sensation gleich und würde auch die Erkenntnis der Nobelpreisträger von 2015 unterstützen, die herausfanden, dass erwachsene Nichtstammzellen (nonstem adult cells) epigenetisch sogar rückwärtig umprogrammiert werden können, bis zu einem Status, in dem sie schließlich neutrale Zellen entstehen lassen können, z.B. Herzzellen, skelettale Muskelzellen oder Insulin produzierende Zellen.

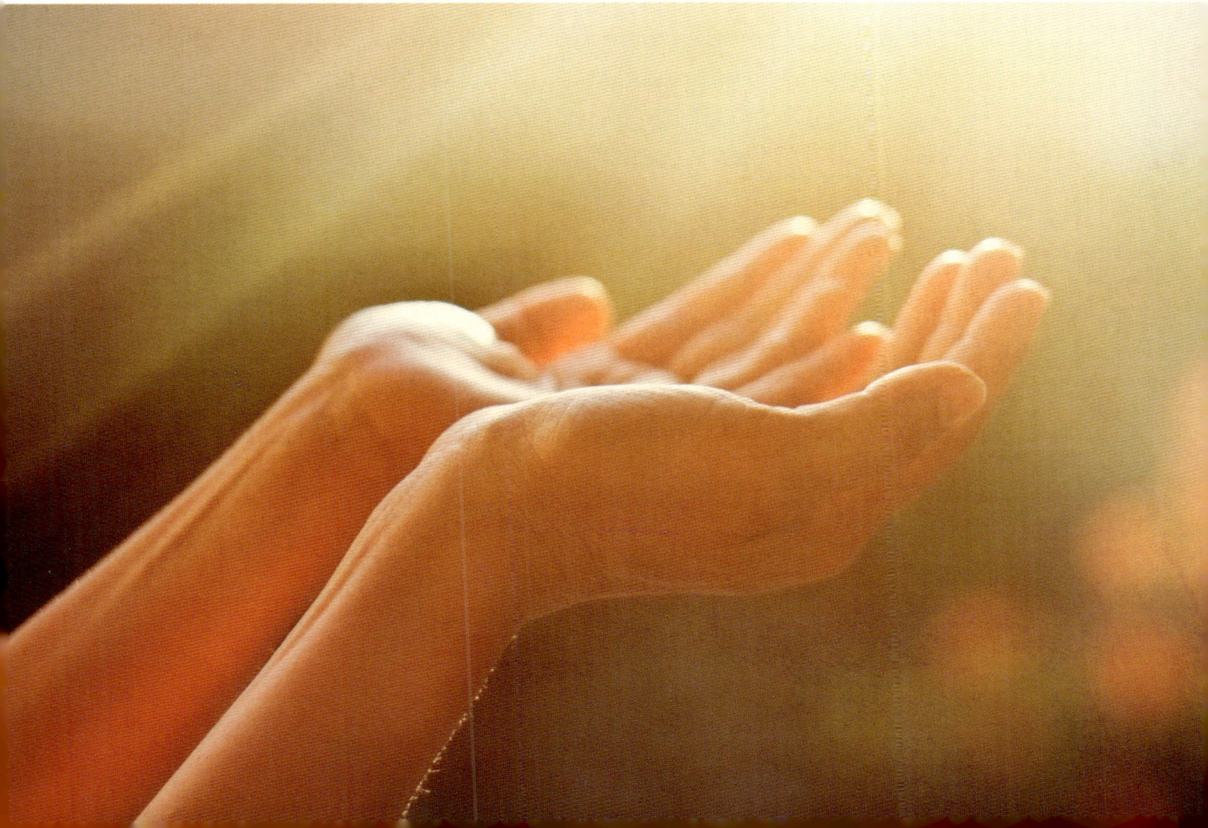

DER MENSCH, EIN WUNDER

SCHLAFSTÖRUNGEN, SCHLAFMANGEL UND ERBGUT

Bereits 1998 hat einer der weltweit renommiertesten Schlafwissenschaftler und Schlafmediziner, nämlich Prof. William C. Dement, der das Schlafforschungszentrum der Stanford Universität leitete, anlässlich seiner Emeritierung proklamiert: „Nach 40 Jahren Schlafforschung habe ich keinen Faktor gefunden, der auf unsere Gesundheit und unser Wohlbefinden einen größeren Einfluss hat, als der Schlaf. Über 90 Prozent unserer Gesundheit hängen vom Schlaf ab." Dies war auch mit ausschlaggebend dafür, dass die Weltgesundheitsorganisation reagiert hat und neben der Ernährung und Bewegung den Schlaf als dritte wichtige Gesundheitssäule in ihren Kodex aufgenommen hat.

Die Wissenschaft der Epigenetik gibt dem Schlaf eine ganz neue Dimension, ebenso den Schlafstörungen, dem chronischen Schlafmangel und dem daraus resultierenden „sozialen Jetlag". Die epigenetische Regulationsfähigkeit hängt sehr stark von unserem Lebensstil, unseren Glaubens- und Denkmustern sowie den unzähligen auf uns einwirkenden Umweltfaktoren ab.

Ein simpler Grundsatz der Zellbiologie lautet: Eine Zelle entwickelt sich am gesündesten und lebt am längsten, je besser ihr biologisches Umfeld ist. Deshalb haben unser Tagesablauf, das Lebens-, Wohn-, Arbeits- und vor allem unser Schlafumfeld einen so großen Einfluss auf unsere Gesundheit und das körperlich-seelische Wohlbefinden. Und auch die Schlafqualität ist davon abhängig. In weiterer Folge wirkt sich der Schlafprozess unmittelbar und direkt auf unsere Genaktivitäten aus.

In diesem Zusammenhang hat die Schlafwissenschaft in Experimenten herausgefunden, was mit den Genaktivitäten geschieht, wenn wir schlecht schlafen und wenn wir zu wenig schlafen. Im Fachmagazin „Proceedings of the National Academy of Sciences" ist dazu eine wichtige Studie veröffentlicht worden. Das Forscherteam um Dr. Derk-Jan Dijk von der University of Surrey, Guildford, UK, hat explizit die Auswirkungen eines einwöchigen relativen Schlafmangels auf die Aktivität von Genen in Blutzellen untersucht.

Schlechter und zu wenig Schlaf haben einen negativen Einfluss auf unsere Genaktivität.

Für die Studie wurden die Schlafzeiten von 26 gesunden Probanden auf knapp sechs Stunden verkürzt. Das Ergebnis war selbst für das Forscherteam verblüffend: Bereits ein kurzzeitiges Schlafdefizit beeinflusste die Aktivität von exakt 711 Genen, was nur wenigen Prozent der gesamthaft etwa 23.000 menschlichen Gene entspricht. Aber es waren ganz bestimmte und gesundheitsrelevante Gene. Die fehlenden zwei bis drei Stunden Schlaf pro Nacht hatten am Ende der Woche den nächtlichen Spiegel des Schlaf- und Schutzhormons Melatonin stark verschoben, ein klares Anzeichen für eine Störung der inneren Uhr (sozialer Jetlag). In den psychometrischen Tests waren die Teilnehmer nicht ausgeschlafen und in ihrer Aufmerksamkeit (Vigilanz) deutlich vermindert.

Und nun zurück zu den Genen – die genaue Untersuchung der Aktivität der Gene in den weißen Blutzellen der Versuchspersonen ergab, dass 444 Gene herunterreguliert und 267 hochreguliert waren. Und obwohl verhältnismäßig nur wenige Gene fehlreguliert waren, betraf es vor allem jene, die für die Regulation des Stoffwechsels, für Entzündungen sowie für Immun- und Stressreaktionen verantwortlich sind. Die Auswirkungen auf das Transkriptom, also die Gesamtheit aller in den Zellen aktivierten Gene, waren zusammenfassend sehr signifikant.

Besonders relevant ist auch die Entdeckung von Prof. Derk-Jan Dijk und seinem Forscherteam, dass nämlich unter den Genen mit einer veränderten Aktivität auch solche waren, die den zirkadianen Rhythmus regeln und die Schlafhomöostase beeinflussen und so für den sozialen Jetlag mitverantwortlich sind. Und diese Entdeckung ist in Richtung von krankhaften Zellveränderungen besonders wichtig. Denn der oxidative Stress nimmt durch Schlafmangel ebenso zu wie Störungen des Zucker- und Fettstoffwechsels. Dies wird für die Entstehung chronischer Erkrankungen wie Typ 2 Diabetes, Gefäßkrankheiten und Übergewicht verantwortlich gemacht. Wie genau der Schlafmangel in die Pathogenese der Erkrankungen eingreift, konnten die Forscher bisher allerdings nicht konkret aufzeigen.

Eine weitere Studie der Forscher Emil Nilsson, Adrian Boström, Jessica Mwinyi und Helgi Schiöth an der Universität Uppsala und am Karolinska Institut in Schweden ergab, dass bereits eine einzige Nacht Schlafverlust jene Gene negativ beeinflusst, die die zellulären biologischen Uhren unseres Körpers steuern.

Dadurch festigen sich alle bisherigen Forschungsergebnisse, dass Schlafstörungen, Schlafmangel und Störungen im Tag-Nacht-Rhythmus (chronischer sozialer Jetlag) nicht nur zu Konzentrationsmangel, Niedergeschlagenheit und schlechter Laune führen, sondern diese auch mit einer Reihe von Erkrankungen wie Diabetes, Adipositas, Herz-Kreislauf-Erkrankungen, Stoffwechsel- und Hormonstörungen, Alzheimer, Krebs u. v. a. assoziiert sind. Diese Forschungsergebnisse bestätigen eindrücklich, dass der gesunde, Bioenergetische Schlaf® der wichtigste Einzelfaktor für Gesundheit und Heilung ist!

Unser Bewusstsein als neue Zukunftsmedizin?

Um die wunderbaren Funktionen des menschlichen Körpers und Geistes aufrechterhalten zu können und um gesund zu bleiben, ist der Schlaf also aus heutiger Sicht der wichtigste Einzelfaktor. Die Möglichkeiten der Epigenetik in Richtung mehr Wohlbefinden und bessere Gesundheit oder bei Krankheiten zu rascherer Heilung gehen wesentlich weiter. Seit Jahrzehnten beschäftigen sich Wissenschaftspioniere der Biologie und Neurowissenschaften in diesem Zusammenhang mit der Wirkung von positiven Gedanken, von Meditation und Gebeten, Geistheilungen, schamanischen Heilungen und ähnlichen Phänomenen. Was die Schamanen immer schon ahnten, kann die neuzeitliche Wissenschaft nun auch beweisen: Unser Universum besteht aus Energie. Und unsere Überzeugungen, Gedanken und Gefühle sind nichts anderes als Energie.

> Schlafmangel, ein gestörter zirkadianer Rhythmus und Schlafstörungen wirken negativ auf unsere Gesundheit.

Unsere Erfahrungen und Überzeugungen, unsere Sichtweise und unser Lebensstil – alles hat einen Einfluss.

So wirken wir ständig auf die Interaktionen zwischen unserer Umwelt und unserem Körper ein – bis hin zu unseren Genen. Es waren vor allem die Zellbiologen und Professoren Dawson Church und Bruce Lipton, die diesbezüglich bahnbrechende Pionierarbeit leisteten. Prof. Bruce Lipton kommt in seinem Grundlagenwerk und Bestseller „Intelligente Zellen – Wie Erfahrungen unsere Gene steuern" (Originaltitel „Biology of Belief") zusammenfassend zu der These: Die Gesundheit unserer Zellen wird durch den Geist gesteuert und unsere Gedanken, innere Haltung und unser Lebensstil haben einen entscheidenden Einfluss auf unsere innere und äußere Wirklichkeit.

Wissenschaftler aus den Bereichen der Zellbiologie, Gehirnforschung, Neuroimmunologie und Psychologie bestätigen in zahlreichen Versuchen, dass Gedanken, Gefühle, Worte und Umweltfaktoren biochemische Reaktionen in den etwa 100.000 verschiedenen Proteinen der Zelle auslösen und auch unsere Gene verändern können! Im Grunde genommen löst jede einzelne Erfahrung eine genetische Veränderung in der DNA der Zelle aus. Unsere Gene und unser Bewusstsein sowie Unterbewusstsein interagieren miteinander. Durch einen erhöhten Informationsfluss im Körper steigt die Anzahl der Neuronenverbindungen und verschiedene Gehirnareale werden miteinander verknüpft.

Innere Überzeugungen verändern sogar Hormone, Nervenverbindungen, Gene und das gesamte elektromagnetische Feld der Interaktion. Demzufolge ist alles mit allem (innen und außen) miteinander verbunden. Dadurch bekommen unser Lebensstil, unsere Denk- und Glaubensmuster samt den vielfältigen Vernetzungen eine ganz neue Qualität.

Schlafqualität, Ernährung und Bewegung in Kombination mit unseren echten und virtuellen Sozialnetzwerken, mit dem ökologischen System samt seinen elektromagnetischen Naturfeldern bis hin zu Lärm, Kunstlicht, Umweltgiften und Elektrosmog sind gesundheitswirksame

Faktoren. Alles steht miteinander in Verbindung – diese Erkenntnis und vor allem deren Akzeptanz bilden das Fundament, dass künftig in und neben der Schulmedizin auch mehr Raum für quantenphysikalisch orientierte Medizin und Heilkunde entstehen wird.

Diese Energie- und Informationsfelder wirken, ob wir sie in unsere Diagnostik und Therapie einbeziehen oder nicht. Je bewusster dies jedoch geschieht, umso effizienter können Phänomene von Placebo- und Nocebo-Effekten genutzt werden.

Die schlafbezogene MusikMedizin kommuniziert mit der DNA

Aus diesen Zusammenhängen sind letztlich die Idee und das Konzept der schlafbezogenen MusikMedizin entstanden: Über definierte Tonfrequenzen der MusikMedizin die Interaktion des Informationsflusses zwischen unserem Bewusstsein, dem Unterbewusstsein und den DNA Strukturen positiv zu beeinflussen. Denn neben den messbaren biologischen und physiologischen Effekten der MusikMedizin im Gehirn, im zentralen Nervensystem (ZNS) und autonomen Nervensystem (ANS), kommt es auch zu Effekten in übergeordneten Strukturen.

Die neuesten Erkenntnisse der Quantenphysik könnten darauf hinweisen, dass die eigentliche Grundlage der Wirkung der MusikMedizin eine morphische Resonanz in der DNA unserer Zellen und im Biofeld ist. Es findet dabei nicht nur ein Energietransfer von einem System zu einem anderen statt, sondern es handelt sich auch um einen quantenphysikalischen Informationstransfer, der zu einer „formgebenden Verursachung" in den Zellen, im Körper und auch im Geist führt. So kann über die geheimnisvolle, ja beinahe magisch wirkende Kraft der MusikMedizin während des Schlafes die Harmonie mit unserem innersten Selbst wiederhergestellt werden. Dadurch wird die wichtigste innere Voraussetzung für Gesundheit, Wohlbefinden und Heilung geschaffen.

DER MENSCH, EIN WUNDER

MUSIKMEDIZIN UND DIE DNA

Wirken Musiktöne und Musikfrequenzen direkt auf die DNA?

Der Grund, weswegen spezielle MusikMedizin eine so tiefgründige Wirkung auf unsere Gesundheit hat, könnte darin liegen, dass dadurch die DNA Selbstreparaturmechanismen beeinflusst werden. So ist aus Forschungen bekannt, dass Vibrationen mit ganz bestimmten Frequenzen sich positiv auf das Wohlbefinden, die körperlich-seelische Gesundheit sowie auf Selbstheilungsprozesse auswirken.

Biochemiker experimentieren seit Längerem mit speziellen Musik- und Tonfrequenzen, um Veränderungen und Reparaturen in der DNA auszulösen. Ganz bestimmte Tonfrequenzen scheinen vor allem jene Wassermoleküle zu beeinflussen, die die DNA Helix umgeben. Dadurch liegt tatsächlich die Möglichkeit vor, veränderte oder mutierte DNA Moleküle zu reparieren und zu heilen. Über die Wissenschaft der Epigenetik ist heute bewiesen, dass unsere DNA nicht in Stein gemeißelt ist.

Obwohl derzeit über die reproduzierbare Wirkung von ganz spezifischen Musik- und Tonfrequenzen nicht genügend wissenschaftliche Beweise vorliegen, gilt es als gesichert, dass insbesondere Wassermoleküle in der DNA gute Empfänger und Träger für Informationssignale zur Selbstregulation, Selbstreparatur und Selbstheilung sind. Prof. Richard J. Saykally von der University of California, Berkeley, bestätigt in diesem Zusammenhang, dass die Struktur des Wassermoleküls der DNA ganz besondere Eigenschaften verleiht und auch ganz essentiell für ihre Funktionsweise ist. Eine gut mit Wassermolekülen angereicherte DNA verfügt über weit höhere Energiepotenziale als dehydrierte Stränge. Das dürfte damit zusammenhängen, dass damit sowohl die energetische Empfangs-, als auch Sendequalität für relevante Informationssignale der DNA wesentlich besser ist. Prof. Saykally und andere Genetiker an der University of California, Berkeley, haben bewiesen, dass bereits eine leichte Verringerung der erregten Wassermoleküle genetische Kopierfehler in der DNA verursachen kann.

Lebensstiländerungen bringen auch genetische Veränderungen

Kommen wir zu der wichtigsten Verknüpfung für Gesundheit und Heilung. Eine tiefgreifende und nachhaltige Aufrechterhaltung der körperlich-geistigen Gesundheit ist nur durch eine laufende Selbstregulation, Selbstreparatur und Selbstheilung auf der Zellebene möglich. Eine umfassende und gesundheitsorientierte Änderung des eigenen Lebensstils wie ausreichend Bioenergetischer Schlaf®, eine gesunde, vitale Ernährung und mehr Bewegung samt den erforderlichen Schwerkraftreizen führt nicht nur zu einer besseren Gesundheit, sondern auch zu schnellen und dramatischen Veränderungen auf genetischer Ebene.

In diesem Zusammenhang führen seit mehr als 35 Jahren Dean Ornish und seine Kollegen vom Non-Profit-Preventive Medicine Research Institute (PMRI) in Zusammenarbeit mit der University of California, San Francisco, entsprechende Studien durch. Dean Ornish ist ein Befürworter und bekannter Autor für einen gesundheitsorientierten Lebensstil. In einer kleinen Studie verfolgten Wissenschaftler unter seiner Leitung 30 Männer mit einem geringen Risiko an Prostatakrebs zu erkranken. Zudem haben sie sich im Falle einer Erkrankung gegen herkömmliche, medizinische Behandlungen wie Operation, Bestrahlung oder Hormontherapie entschieden.

Die Männer starteten ein dreimonatiges Programm für eine umfassende Umstellung ihres Lebensstils. Dabei ging es um eine Ernährung mit viel Obst, Gemüse, Vollkornprodukten, Hülsenfrüchten und Sojaprodukten. Zusätzlich eine moderate Bewegung wie z.B. eine halbe Stunde am Tag spazieren und jeweils eine Stunde mit täglichen Stressmanagementmethoden wie Entspannung und Meditation. Wie zu erwarten war, verloren die Studienteilnehmer an Gewicht, senkten ihren Blutdruck und es entwickelten sich eine Reihe von gesundheitlichen Verbesserungen. Doch die Forscher fanden heraus, dass die Veränderungen viel weitreichender waren, vor allem als sie die vor und nach

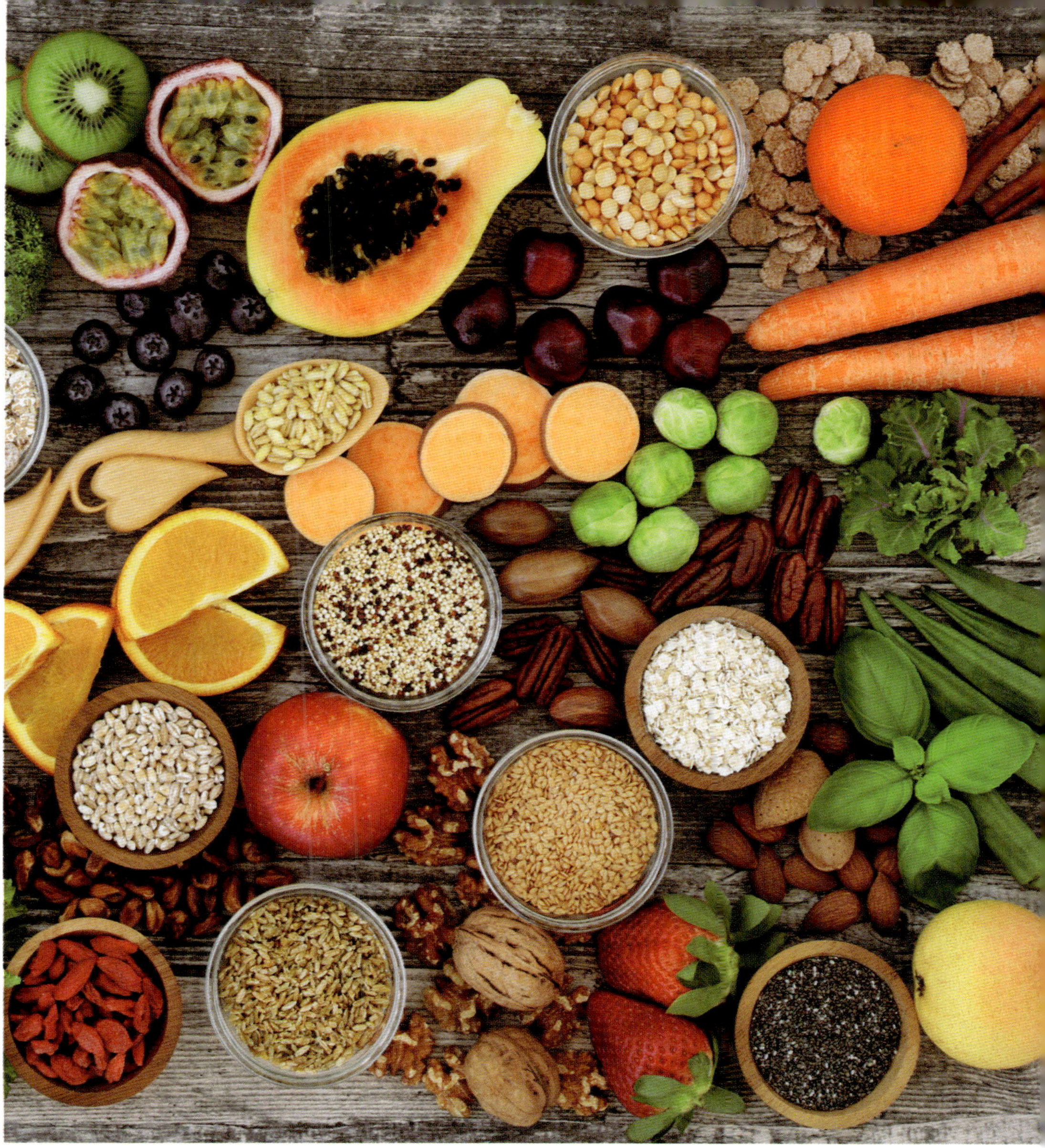

Änderungen des Lebensstils entnommenen Prostatabiopsien miteinander verglichen:

- Die Männer hatten nach den drei Monaten Veränderungen in der Aktivität von mehr als 500 Genen. Darunter waren 48 Gene, die eingeschaltet und 453 Gene, die ausgeschaltet wurden.
- Die Aktivität von krankheitsvorbeugenden Genen war erhöht, während eine Reihe von krankheitsfördernden Genen, die an der Entstehung von Prostata- und Brustkrebs beteiligt sind, heruntergefahren wurden.

Ergebnisse dieser Studie wurden auch in der Zeitschrift Lancet Oncology veröffentlicht. Es wurde gerade in Zusammenhang mit Krebserkrankungen das erste Mal wissenschaftlich aufgezeigt, dass Lebensstiländerungen die Telomerase signifikant erhöhen. Telomerase ist das Enzym, welches für die Aufrechterhaltung der Telomerlänge verantwortlich ist. Telomere sind die Enden der Chromosomen, die letztendlich beeinflussen, wie lange wir leben.

Zusammengefasst bestätigt die Studie, dass der Mensch in nur drei Monaten in der Lage ist, durch eine Lebensstiländerung die Aktivität hunderter Gene zu verändern. Die Auswirkungen dieser Studie sind nicht auf Prostatakrebspatienten begrenzt.

> Man weiß heute, dass bei jeder menschlichen Zellteilung tausende Fehlpaarungen entfernt werden müssen.

In einer weiteren Studie wurden auch die Auswirkungen der intensiven Lebensstiländerungen auf Männer mit Prostatakrebs im Frühstadium nach einem Jahr untersucht. Keiner der Männer in der experimentellen Gruppe unterzog sich einer konventionellen, schulmedizinischen Behandlung, im Vergleich zu sechs Männern in der Kontrollgruppe. Das Zellwachstum des Prostatakrebses war in der Gruppe mit den Lebensstiländerungen um 800 Prozent mehr inhibiert (gehemmt, verlangsamt) als in der Kontrollgruppe. Diese Ergebnisse zeigen, dass eine intensive Lebensstiländerung eine starke Hemmung von Prostatakrebs im Frühstadium bewirkt. Wenn man bedenkt, dass die Lebensstiländerungen eigentlich nur die Ernährung und die Bewegung betrafen, kann man das riesige Potenzial bei gleichzeitiger Optimierung des Schlafes nur erahnen.

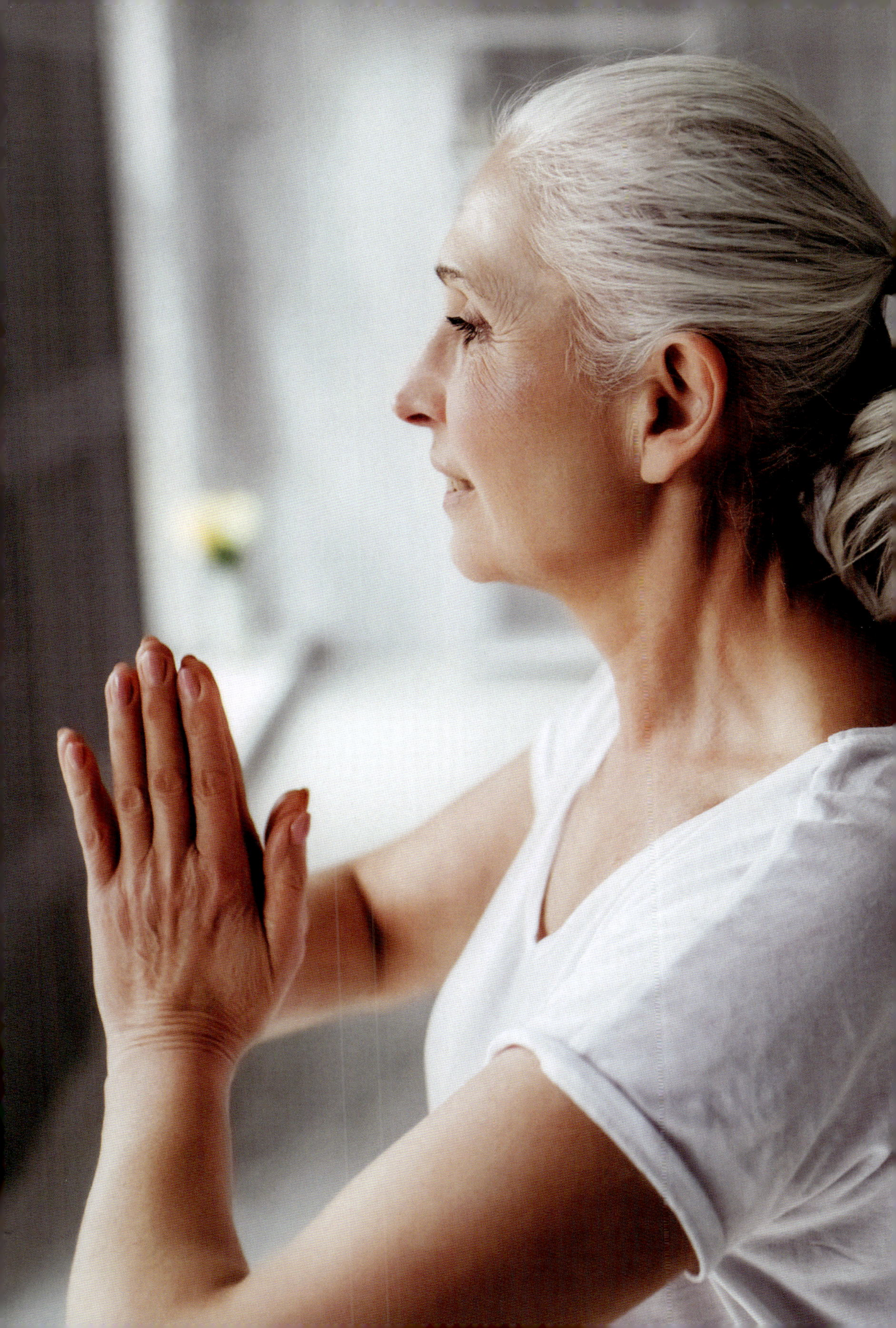

Die bioelektrische Spannung der Zellen

Die körpereigene Elektrizität im menschlichen Körper wird durch ein elektromagnetisches Feld erzeugt und aufrechterhalten. Je nach Zelltyp beträgt die als Ruhemembranpotenzial bezeichnete Spannungsdifferenz zwischen -100 mV und -50 mV, bei den meisten Nervenzellen rund -70 mV, wobei das Zellinnere negativ geladen ist. Dieses Ruhepotenzial einer Zelle ist von grundlegender zellphysiologischer Bedeutung, unter anderem für die Erregungsleitung der Nerven, die Steuerung der Muskelkontraktion sowie den elektrophoretischen Stofftransport durch die Membran. Die Elektrophorese bezeichnet die Wanderung geladener kolloidaler Teilchen oder gelöster Moleküle durch ein elektrisches Feld. So hat z.B. eine Krebszelle nur noch ein verringertes Potenzial von etwa -30 mV.

Elektrophysikalisch sind es die Ionen, die für einen Ladungsaustausch in der Zellflüssigkeit verantwortlich sind. Alle Substanzen zerfallen in Anionen und Kationen, deren Elektronen sich gegenläufig bewegen, das ist der für Energiegewinnung wichtigste Unterschied. Die Spannung zwischen Anionen und Kationen bildet die Lebensenergie, ohne die die vielen Millionen biochemischer Reaktionen und Prozesse, welche die Zellen und Organe sowie alle Funktionen des Körpers hervorbringen, nicht ablaufen können. Ein Defizit an dieser körpereigenen elektrischen Spannung begünstigt die Entstehung von Krankheiten. Dann hat unser Organismus nicht mehr genügend Energie, um neue Zellen aufzubauen und die alten, abgestorbenen Zellen auszuscheiden.

Jede Zelle hat eine genetisch festgelegte Lebensdauer. Sie sind über unser Nervensystem gesteuert; so verfügen die einzelnen Körperzellen über den jeweiligen Zellzyklus. Um diese gigantische Arbeit von Zellaufbau, Zellreparatur und Zellabbau von Milliarden von Körperzellen leisten zu können, benötigt unser Körper einen hohen Status an Lebensenergie. Der wichtigste Lieferant ist ein erholsamer und gesunder Schlaf, dem im Idealfall eine gesunde Ernährung, genügend frische Luft (negative Ionen), Sonnenlicht und Bewegung vorausgehen!

Zellen schwingen in ganz bestimmten Frequenzen

Jeder lebende Organismus hat nicht nur messbare Elektrizität, sondern verfügt auch über eine spezifische Frequenz. Unser Gehirn verfügt im Verhältnis zu anderen Organen über eine hohe elektrische und magnetische Energie, zudem werden laufend verschiedene Frequenzen erzeugt (EEG). Die Gehirnströme sind während der Nacht verändert und lassen Rückschlüsse auf die einzelnen Schlafphasen wie Tief- oder REM Traumschlaf zu. So schwingt jedes Organ unseres Körpers in einer ganz bestimmten Frequenz. Ebenso hat jede Zelle eine ihr zugehörige Feinschwingung, d.h. wiederum spezifische Frequenz.

Deshalb spielt die Verbindung zwischen Gehirn, Körper und Geist eine wichtige Rolle und es gibt ein hochkomplexes System, welches zwischen Gehirn, Geist und Körper kommuniziert, bis hinein in die einzelne Zelle. Für diese Kommunikation bedient sich der Organismus der sogenannten Neuropeptide. Neuro, weil sie von unserem Gehirn kommen. Peptide wiederum sind Moleküle, die sich aus basischen Aminosäuren zusammensetzen. Diese Neuropeptide fließen in unserem Blutkreislauf mit und bewirken größere Veränderungen in den Zellen des Körpers z. B. bei Hormonzellen und Abwehrzellen des Immunsystems.

Unser Gehirn kann also über diese Neuropeptide direkt mit unseren Körperzellen kommunizieren und dabei das Hormon- und Immunsystem aktivieren. Dadurch kann auch die Zellschwingung über das Gehirn festgestellt werden. Eine tote Zelle wird als eine Zelle definiert, die ihre spezifische Frequenz verloren hat, oder – anders ausgedrückt – die ihre Verbindung zum Gehirn verloren hat. Tote Zellen kann der Körper nicht reparieren, er kann sie nur noch ausscheiden, wozu er wiederum Energie benötigt. Gehirn und Körper sind ein dynamisches, interaktives Netzwerk, welches ständig bemüht ist, durch die Neuropeptide ein harmonisches Gleichgewicht in den Köperzellen aufrechtzuerhalten. Genau

Der Regulationsprozess wird durch die rezeptive MusikMedizin optimal unterstützt.

dieser Regulationsprozess wird durch die rezeptive MusikMedizin optimal unterstützt.

Die DNA kann MusikMedizin „hören"

Seit Menschen Musik als Therapie und Medizin eingesetzt haben, hatten Philosophen, Mediziner, Therapeuten und neuerdings Zellforscher immer die These vertreten, dass akustische Schwingungen einen direkten oder indirekten Einfluss auf den menschlichen Organismus haben. Aber der letzte wissenschaftliche Beweis hat damals gefehlt und es gab zu der Zeit nicht einmal einen theoretischen Ansatz dazu. Allerdings kommt in diese Frage durch einige außergewöhnliche Wissenschaftler immer mehr Licht ins Dunkel.

Dazu zählt der gebürtige ungarische und spätere US-amerikanischer Mediziner und Nobelpreisträger für Physiologie Albert von Szent Györgyi (1893–1986). Nach ihm und einem weiteren befreundeten Nobelpreisträger, nämlich dem deutsch-britischen Mediziner und Biochemiker Hans Krebs, wurde der Szent-Györgyi-Krebs-Zyklus benannt. Dieser Name ist allerdings hauptsächlich in Ungarn verbreitet, im deutschsprachigen Raum nennt man diesen Bestandteil der aeroben Glykolyse eher den „Krebs- oder Citratzyklus".

Bereits in den 70er Jahren hat dazu der deutsche Biophysiker Fritz Albert Popp mit seiner Biophotonen-Forschung eine wissenschaftliche Grundlage für die „Biologie des Lichts und der elektromagnetischen interzellulären Biokommunikation" geliefert. Seit damals weiß man mehr darüber, wie die Zellen samt ihrer DNA auf physikalische Einflüsse von Energie in Form von Licht und Elektromagnetismus reagieren und wie Zellen in der Lage sind, Informationen aus der Umwelt zu empfangen und zu verarbeiten. Dabei deutet vieles darauf hin, dass die lebende Materie ihre Umgebung beeinflusst und umgekehrt. Dies ist auch die Grundlage der sogenannten Gaia-Hypothese des Mediziners, Chemikers und Biophysikers James Lovelock aus dem Jahr 1989. Auch er geht davon aus, dass alle Zellen durch den Austausch von Photonen-Quanten miteinander in einer kohärenten Verbindungen stehen. Dadurch kommt es zu einem quantenphysikalischen Transfer der Musik- und Klangwellen bis in die DNA der Zellen. Man könnte dies so formulieren, dass die DNA die Musik förmlich „hören" kann.

Das Phänomen des erweiterten Bewusstseinsfeldes durch Musik

Nach wie vor gibt es intensive Forschungen, welche sich mit den akustischen Phänomenen jenseits der Grenzen der menschlichen Wahrnehmung beschäftigen. Bereits vor 30 Jahren hat man mit wissenschaftlichen Experimenten begonnen, mit Hilfe von Klangwellen Körperzellen zu beeinflussen und dabei vor allem Krebszellen zu vernichten. Dabei ist im Laufe der Zeit bei den Experimenten mit Blutzellen ein ganz besonderes Phänomen zu Tage getreten: Die Musik-Therapie und die MusikMedizin führen zu einer Erweiterung des eigenen Bewusstseinsfeldes durch Musik-, Ton- und Klangfrequenzen, die wiederum zu messbaren physiologischen Veränderungen im Blut der Versuchspersonen führen. Blutproben wurden jeweils vor und nach Musik-Beschallung vorgenommen. So kam es durch Musik-Frequenzen zu einem Anstieg des Hämoglobinspiegels oder zu einer Zunahme von Leukozyten (weißen Blutkörperchen), die vor allem für die Immunabwehr sehr wichtig sind.

In diesem Zusammenhang sind die spektakulären Experimente mit multidimensionaler Musik von Jacotte Cholett erwähnenswert. Diese Musik dient der Selbsttherapie und zur Entwicklung von kreativen und geistigen Fähigkeiten. Es scheint durch die Musikwirkung zu einer Erweiterung des Bewusstseins zu kommen, die über das Herz, Gehirn und Nervensystem eine Kohärenz schafft, die emotionale Knoten löst und so zu körperlichen Veränderungen bis in die Zelle hineinführt. Es wurde beobachtet, dass gesunde Körperzellen in eine resonante Schwingung mit der Musik fallen und ihre Funktionen stärken, allerdings bei Krebszellen das Phänomen eines Zerfalls ausgelöst wird.

> MusikMedizin im Schlaf fördert Schlaf und damit einhergehend die vollständige Regeneration.

Vor allem die Anwendung während des Schlafes mit dem SAMINA SoundLife Sleep System® (MusikMedizin im Schlaf) stellt eine Weiterentwicklung der bisherigen wissenschaftlichen Ergebnisse mit MusikMedizin dar. Durch diese Methode werden nämlich funktionelle Prozesse wie der Schlaf selbst und die daraus entstehende umfassende Regeneration von Körper, Seele und Geist chronobiologisch zur richtigen Zeit gefördert. Dies ist die wichtigste Grundlage für die Aktivierung der Selbstregulations-, Selbstreparatur- und Selbstheilungsprozesse im Schlaf und kann daher jede medizinisch-therapeutische Intervention hilfreich unterstützen.

Ist die Zelle gesund, ist der Mensch gesund

Aktuellste Ergebnisse aus der Genforschung zeigen, dass unsere DNA jeden Tag durch unzählige innere und äußere von freien Radikalen verursachte Faktoren laufend beschädigt wird und die Gesundheit nur durch ein optimal funktionierendes Abwehrsystem aufrechterhalten werden kann. Viele Wissenschaftler und Mediziner sehen das Phänomen der freien Radikale deshalb als eine der Hauptursachen für Krankheiten, Alterungs- und Degenerationsprozesse.

Es sind genau diese freien Radikale, die massiv in unseren Zellstoffwechsel eingreifen und dadurch unser Gewebe und unsere Organe nachhaltig schädigen. Sie sind deshalb zur größten Gefährdung für unsere Gesundheit geworden und hauptverantwortlich für die heute häufigsten Todesursachen: Herzerkrankungen, Krebs, Alzheimer. Für die meisten dürfte es in diesem Zusammenhang nicht überraschend sein, dass diese Vorgänge elektromagnetischer Natur sind!

Elektronen (negativ geladene Elementarteilchen) treten in stabilen Molekülverbindungen immer paarweise auf. Freie Radikale dagegen sind Stoffwechselmoleküle, denen genau ein solches Elektron fehlt. Sie sind deshalb plusgeladen, dadurch instabil und reagieren in ihrer

Umgebung überaus reaktiv. Um zur Stabilisierung ihre Außenschale mit einem fremden Elektron zu besetzen, ist ihre Bindungstriebkraft so groß, dass sie in Sekundenbruchteilen mit allem reagieren, womit sie in Berührung kommen. Bei dieser Suche nach einem geeigneten Bindungspartner gehen freie Radikale sehr rücksichtslos und vor allem sehr eilig vor. Sobald ein freies Radikal entsteht, dauert es nur unglaubliche 10^{-11} Picosekunden (0,00000000001 Sekunden), bis ein beliebiges „Opfer" attackiert wird. Mit ihrer Freisetzung schädigen die freien Radikale für die Funktion der Zelle wichtige Moleküle, wie die DNA (Desoxyribonukleinsäure) und die RNA (Ribonukleinsäure) sowie eine Vielzahl von Proteinen und Lipiden (Fette und fettähnliche Substanzen). Dies führt zu einer stetig wachsenden Ansammlung von geschädigten Zellkomponenten, was wiederum zahlreiche Krankheitsprozesse und die Alterung der Zellen fördert. Diese Zusammenhänge sind sehr komplex – der menschliche Organismus erzeugt Radikale sogar selbst und nutzt sie zur Energieerzeugung in den Mitochondrien, zur Vernichtung von Bakterien, Viren und Fremdkörpern. Forscher haben herausgefunden, dass diese auch zur Signalübertragung im Gehirn dienen können. Diese körpereigene Radikalerzeugung findet kontrolliert statt und ist auf physiologische Prozesse beschränkt. Man könnte den kontrollierten Ablauf mit einem Atomreaktor vergleichen. Hingegen entstehen umweltbedingte freie Radikale wie z.B. durch UV-Strahlen der Sonne oder Elektrosmog unkontrolliert.

Täglich mindestens sechs Trillionen Angriffe auf die DNA

Das Ausmaß dieser täglichen Angriffe ist zwischenzeitlich immens und an den Grenzen unserer Vorstellungskraft. Wissenschaftler gehen nämlich davon aus, dass jede einzelne Körperzelle mehr als 10.000 Mal während eines Tages von freien Radikalen angegriffen wird. Allerdings mehren sich die Hinweise, dass das Aggressionspotenzial der freien Radikale durch unsere ungesunde Lebensweise mit viel Stress, Schlafstörungen und Schlafmangel, zu wenig Bewegung, chemisch belasteten Lebensmitteln, zu viel Alkohol und Nikotin, Wohnraumgiften, Elektrosmog, Nebenwirkungen von Medikamenten u.v.a. viel höher ist. Zellbiologen schätzen, dass durch diese negativen Zusatzfaktoren eine Steigerung der täglichen Gefährdungen um den Faktor acht angemessen erscheint. Das würde das Gefährdungspotenzial schlagartig erhöhen. Wenn man davon ausgeht, dass jede Körperzelle etwa ein Mal pro Sekunde angegriffen werden würde, wären dies bei 70 Billionen Körperzellen etwa sechs Trillionen Angriffe pro Tag!

Antioxidantien können die Zellen vor freien Radikalen schützen

Stress, Schlafmangel und Elektrosmog erhöhen die Angriffe freier Radikale.

Dass man trotz dieser laufenden Angriffe auf unsere Zellen gesund bleiben kann, ist eigentlich fast unglaublich. Vor allem, wenn man berücksichtigt, dass durch Umwelteinflüsse ständig tausende spontane Änderungen im Genom einer Zelle auftreten können. Heute weiß man, dass solche Gendefekte hinter 80 Prozent aller schweren Erkrankungen stecken!

Für Professor R.S. Sohal von der Southern Methodist University (Dallas, USA) ist die Schädigung unseres Erbmaterials eine der Hauptursachen für die Zellalterung. Solche Defekte können auch während der Zellteilung entstehen, einem Prozess, der mehrere Millionen Mal täglich im Körper abläuft. Der äußerst negative Einfluss von freien Radikalen steht also ganz am Anfang vieler Gesundheitsbeschwerden. Sie greifen laufend unsere Zellen an. Je mehr Zellen eines Organs auf diese Weise geschädigt werden, umso größer ist die Gefahr einer Erkrankung. Der Körper selbst hält ein ganzes Arsenal an Antioxidantien bereit, die unterschiedlich reagieren, je nachdem wo und wie Radikale entstehen und wie energiereich sie sind. Man unterscheidet selektive, auf ganz bestimmte Radikale ausgerichtete und unspezifische Antioxidantien bzw. Radikalfänger, die nicht so wählerisch sind.

Sogenannte Antioxidantien oder Radikalfänger sind daher zur Gesundheitsvorsorge sehr wichtig. Es kann sich dabei sowohl um Vitamine oder auch um sekundäre Pflanzenstoffe wie Flavonoide handeln. Sie wirken als Radikalfänger, machen also freie Sauerstoffatome unschädlich. Dadurch gelten viele auch als vorbeugend gegen Krebs, einige haben zudem eine gefäßverstärkende Wirkung. In diesem Zusammenhang spielt die Ernährung eine entscheidende Rolle, weswegen diese neben dem Schlaf und der Bewegung zu den drei wichtigsten Gesundheitssäulen zählt.

Als antioxidativ werden die Vitamine A, C und E sowie das Betacarotin bezeichnet, Letzteres ist eine Vorstufe des Vitamins A. Studien zufolge sind besonders viele Antioxidantien u. a. in Knoblauch, Kohl, Brokkoli, Süßholz, Ingwer, grünem Tee, Kaffee, Kerbel, Petersilie, Zwiebel, Zitrusfrüchten, Leinsamen, Vollkornreis, Tomaten, Traubenkernöl, Rosmarin, Minze, Gurke, Spargel, Basilikum und Kakao enthalten.

Schlaf und Melatonin sind die besten Antioxidantien

Obwohl die antioxidative Wirkung von Vitaminen und sekundären Pflanzenstoffen sehr hoch ist, zeigen diese z.B. bei Stoffwechselkrankheiten oft keinen förderlichen Effekt. Um es gleich auf den Punkt zu bringen: Der Schlaf samt seinem Schlaf- und Schutzhormon Melatonin hat die größte antioxidante Abwehrkraft überhaupt.

In einer wissenschaftlichen Studie unter Leitung des Forschers Russel J. Reiter wurden menschliche weiße Blutkörperchen einer Strahlung ausgesetzt. Die Forscher stellten fest, dass Melatonin die Zellen weit besser vor freien Radikalen schützte als jedes andere bekannte Antioxidans. Bemerkenswerterweise war es 500 Mal (!) wirksamer als ein synthetisches Antioxidans namens DMSO (organisches Lösungsmittel Dimethylsulfoxid), das als hervorragendes Strahlenschutzmittel gilt.

Eine erstaunliche Besonderheit von Melatonin ist, dass es freie Radikale direkt abfangen kann und dass es dabei nach jedem Auftreffen zu weiteren antioxidativen Substanzen umgebaut wird. Dank dieser sogenannten Kaskadenreaktion, kann ein einziges Melatonin-Molekül bis zu zehn freie Radikal-Moleküle unschädlich machen. Melatonin lagert sich sogar unmittelbar in den Mitochondrien (Kraftwerke der Zellen) ein, wo es direkt vor Ort die Energieproduktion verbessert und reaktive Sauerstoffspezies (ROS) abfängt. Melatonin aktiviert zusätzlich die körpereigene Produktion von einer ganzen Reihe an antioxidativen und entgiftenden Enzymen (SOD1, SOD2, GPx, Katalase) und reduziert dadurch Schäden und Stress seitens zellschädigender Substanzen. In Krebszellen entfaltet Melatonin paradoxerweise eine pro-oxidative Wirkung und ruft Schäden durch freie Radikale hervor. Der geniale Mechanismus hinter dieser Wirkung ist bisher unbekannt.

Melatonin wirkt auch im Vergleich zum Radikalfänger Vitamin C um das 50fache (!) besser. Das Hormon erweist sich deshalb als ganz spezielles Antioxidans und ist neben seiner Funktion zur Steuerung des Schlaf-Wach-Rhythmus und zahlreicher Organfunktionen bis hin zum Blutdruck auch eines der wichtigsten Schutzhormone für unsere Gesundheit. Dies ist einerseits auf seine amphiphile Wirkung zurückzuführen, das heißt, Melatonin kann sowohl in fett- als auch in wasserlöslichen Zellumgebungen oxidative Schäden verhindern. Andererseits hat Melatonin die Fähigkeit, auch physiologische Barrieren zu durchdringen und reguliert so die Wirkung antioxidanter Enzyme, was einer zusätzlichen und indirekten antioxidanten Wirkung gleichkommt.

Klinische Tests haben gezeigt, dass das körpereigene Melatonin uns am besten vor Zellschäden, die zu chronischen Krankheiten wie Krebs, Entzündungen oder Alterung führen, schützen kann. Die Forschung hat entdeckt, dass Melatonin zudem sowohl den Östrogen- als auch den Wachstumshormonspiegel IGF-1 reguliert und dadurch eine zu hohe Konzentration verhindert, da diese die Entstehung und das Wachstum von Krebszellen fördern. Deshalb hat die IARC (Internationale Gesellschaft für Krebsforschung der WHO) Schlafstörungen und Schlafmangel, die zu einem erheblichen Mangel an Melatonin führen, als krebserregend eingestuft.

Da die Synthese von Melatonin nicht nur durch elektromagnetische Strahlung, sondern auch durch Licht blockiert wird, ist absolute

Dunkelheit im Schlafraum ein aktiver Krebsschutz. Dies wird durch Studien mit männlichen Nachtschichtarbeitern, die ja auch in der Nacht Licht ausgesetzt sind, bestätigt. Bei ihnen hat sich die Rate des Prostatakrebses verdreifacht, bei Darmkrebs verdoppelte sich die Anzahl, die Häufigkeit von Lungenkrebs erhöhte sich um 79 Prozent und von Blasenkrebs um 70 Prozent.

Melatoninmangel weit verbreitet

Eine der hormonbedingten Schlafstörungen ist der Mangel an Melatonin und damit auch gleichzeitig von Serotonin. Denn das Schlaf-, Schutz- und Reparaturhormon Melatonin wird aus Serotonin synthetisiert. Durch Lichtmangel am Tag, ungesunde Ernährung und zu wenig Bewegung kann die Hypophyse zu wenig von diesem wichtigen Wohlfühlhormon produzieren. Dies wirkt sich ebenfalls negativ auf die Melatoninproduktion aus. Zudem ist in der Wissenschaft bekannt, dass die Zirbeldrüse (Epiphyse), die das Melatonin produziert, nicht nur auf Licht und Dunkelheit, sondern auch auf elektromagnetische Felder reagiert. Dabei wirken natürliche Felder wie das Erdmagnetfeld positiv und fördern die Produktion von Melatonin, hingegen verzögern, hemmen oder blockieren technisch erzeugte elektromagnetische Felder (Elektrosmog) die Produktion dieses überaus wichtigen Wohlfühlhormons Melatonin.

> Schlaf ist die wichtigste Funktion für unser Gehirn und das Nervensystem.

Da das Melatonin ein sogenanntes Schlüsselhormon ist, das heißt, dass es auch andere Hormone beeinflusst, sind die Folgen sehr weitreichend: Angefangen von einfachen Ein- und Durchschlafstörungen sowie Störungen im Schlaf-Wach-Rhythmus, bis hin zu einer geschwächten Immunabwehr und damit einem hohen Risiko an Krebs zu erkranken (Nachtschichtstudie). Dem erhöhten Risiko von Krankheiten liegt eine Störung der für die Selbstregulation, Selbstreparatur und Selbstheilung zugrundeliegenden Mechanismen zugrunde.

Eine ganz wesentliche Unterstützung im Kampf gegen freie Radikale ist die unter meiner Leitung entwickelte großflächige Körpererdung während des Schlafes (Lokosana-Prinzip®). Durch die Verbindung mit dem Erdpotenzial über einen stromlosen Erdungsstecker werden dem Körper die ganze Nacht freie Elektronen zugeführt. Dies fördert neben vielen anderen biologischen Effekten auch die Produktion von Melatonin.

Wiederherstellung der Gesundheit und Heilung

So gesehen ist der gesunde Schlaf der Hauptschlüssel für die körperlich-seelisch-geistige Gesundheit des Menschen. Ein gesunder Schlaf unterstützt die Intelligenz der Schöpfung und Natur, sodass die körpereigenen Abwehr-, Reparatur- und Heilungssysteme für uns arbeiten können. Sobald wir Beschwerden haben oder krank werden, sollten wir daher geduldig sein und akzeptieren, dass unser Körper immer das Bestmögliche für die Gesundheit unternimmt. Für die Wiederherstellung der Gesundheit ist es je nach Fall sinnvoll und notwendig, medizinische oder heilkundige Hilfe in Anspruch zu nehmen. Dadurch kann die natürliche Heilung der Körper-Seele-Geist-Einheit in den meisten Fällen wesentlich erleichtert und unterstützt werden. Gleichzeitig ist es notwendig, unserem Körper die optimalsten Bedingungen für die Wiederherstellung und Heilung zu gewährleisten, damit die Selbstregulation, Selbstreparatur und Selbstheilung ohne größeren Energieverlust stattfinden können.

Überall dort, wo diese Mechanismen eines Tages nicht mehr ausreichend in der Lage sind, selbstregulierend die Gesundheit wiederherzustellen, beginnt ein krankhafter Prozess. Man hat dann den „Point of no Return“ erreicht und braucht ärztliche und therapeutische Hilfe. Um die Heilungsprozesse zu unterstützen, benötigt man gesunden, ausreichenden Schlaf, eine ausgewogene, natürliche Ernährung und eine gesundheitsorientierte Bewegung. Ebenso sind eine positive Geisteshaltung und heitere Gelassenheit sehr förderlich. In diesem Zusammenhang sollte man auch daran denken, dass diese Heilmechanismen oft durch unnötige oder falsche Behandlungsmethoden verzögert oder gar blockiert werden können. Hier sieht man oft die enormen Kräfte der Selbstheilung: Der Körper heilt dann nicht wegen, sondern erstaunlicherweise trotz solcher Interventionen.

Solange wir wach sind, ist unser Organismus zur Selbstregulierung in der Lage, allerdings stehen keine Energiereserven für den Heilungsprozess zur Verfügung. Erst während des Schlafes wird unsere Selbstheilungsenergie freigesetzt, deshalb ist Heilung eine Angelegenheit des Schlafprozesses. Und je besser und tiefer man schläft, desto mehr Lebensenergie wird aufgebaut, um alle Funktionen von Körper, Seele und Geist zu optimieren.

Schlaf ist auch die wichtigste Funktion für unser Gehirn und das Nervensystem. Wie bereits erwähnt, wird ausschließlich im Schlaf das Schlaf-, Zellschutz- und Zellreparaturhormon Melatonin ausgeschüttet. Der Schlaf fördert das Zellwachstum durch das Wachstumshormon (HGH), welches für den Zellaufbau und bei Kindern auch für das körperliche Wachstum wichtig ist. Insbesondere im Schlaf produziert unser Körper neue Zellen – darunter auch die Zellen der Immunabwehr – bereits vorhandene Zellen wachsen besser und geschädigte Zellen werden repariert.

Unglaubliche Regenerationsfähigkeit

Es ist eigentlich kaum zu glauben: Eine einzige funktionsfähige Zelle reicht aus, um einen toten Scheibenwurm (Planarie) zu reanimieren. Diese Tiergattung ist fast unzerstörbar, selbst wenn man ihnen den Kopf abtrennt, ist der Wurm selbstregulatorisch in der Lage, dies wieder zu reparieren! Man kann sogar sämtliche Körperzellen mit einer tödlichen Dosis bestrahlen, eine einzige funktionierende Zelle aus einer anderen Planarie reicht aus, um den toten Wurm zu reanimieren. Von jeder Verletzung erholt er sich ohne Narben.

Es handelt sich um eine Eigenschaft, die auch wir Menschen besitzen, allerdings so ausgeprägt nur kurzzeitig im Embryonalstadium. Im

Erwachsenenalter sind die eigenen Reparaturmechanismen von einigen zusätzlichen Faktoren abhängig. Das hängt damit zusammen, dass durch die Komplexität die Selbstregulierung, Selbstreparatur und Selbstheilung behindert werden können. Insbesondere dann, wenn eingetretene Schädigungen eine gewisse Dimension erreicht haben, dann stößt die Selbstheilung an ihre eigenen Grenzen und braucht zusätzliche Unterstützung von innen und außen. Denn sehr oft ist es der Fall, dass sich die Selbstheilungsmechanismen selbst behindern oder sabotieren.

> Die 70 Billionen Zellen in einem perfekten Zustand zu halten, kostet sehr viel Energie.

Wird zum Beispiel ein Herzkranzgefäß verstopft, ringen die Herzmuskelzellen logischerweise nach Sauerstoff. Dass dabei Zellen absterben, wäre schon schlimm genug, aber dabei freigesetzte Entzündungsstoffe zerstören auch umliegendes gesundes Gewebe, es bilden sich Narben, die Herzrhythmusstörungen hervorrufen können. Oder ein anderes Beispiel: Eine halbe Leber kann wieder zur vollen Größe heranwachsen, aber wenn dauerhaft Gifte wie Alkohol das Gewebe angreifen, vernarbt es so sehr, dass selbst gesunde Leberareale vom Blutstrom abgeschnitten werden. In diesem Zusammenhang sind die sogenannten Autoimmunerkrankungen ein klassisches Beispiel. Dabei bekämpft das Immunsystem erfolgreich einen Erreger, attackiert aber danach chronisch körpereigene Strukturen, die dem vorherigen Übeltäter ähneln, also eine körpereigene Sabotage!

Der Mensch trägt die Gene zur Selbstheilung in sich

Schon diese wenigen Beispiele zeigen uns eindrücklich, dass die Anlagen zur Selbstreparatur und Selbstheilung bei uns Menschen durchaus vorhanden sind, aber diese sich oft nicht optimal entfalten können. Das oberste Urziel jeder Reparatur ist das Überleben des geschlechtsreifen Individuums, damit es sich fortpflanzen kann. Wenn aus jeder Zelle des Scheibenwurms wieder ein ganzer Wurm entsteht, ist dieses Ziel erreicht. Allerdings verlieren Zellen diese Fähigkeit, sobald sie mit der Spezialisierung auf bestimmte Gewebe und Organe beginnen. Von diesem Zeitpunkt weg, muss der Körper ständig zwischen einem perfekten Reparaturzustand und einer hohen Reaktionsfähigkeit gegen die Bedrohungen von außen balancieren. Die Hauptsache ist und bleibt das Überleben und die Möglichkeit der Fortpflanzung, da wird eine möglicherweise eingeschränkte Funktion eines einzelnen Organs in Kauf genommen. Die 70 Billionen Zellen in einem perfekten Zustand zu halten, wie es in unserem Körper z.B. mit den Keimzellen geschieht, kostet sehr viel Energie.

Angeborener Mechanismus zur Selbstheilung

Im Laufe der menschlichen Entwicklung war besonders die Absicherung der körperlichen Außenflächen überlebenswichtig. Die Selbstheilungskräfte sind daher vor allem auf der Haut, die ja unmittelbar der Umwelt ausgesetzt ist, sehr groß. Oberflächliche Wunden, die sich hauptsächlich auf die Oberhaut beschränken, heilen komplett aus, es bilden sich keine Narben. Das Schließen der Wunde läuft meist in Sekunden ab. Hätten wir nicht diese Fähigkeit, würden wir verbluten. Bereits nach einigen Minuten bilden sich Wundzellen, Granulationsgewebe genannt. Die Hauterneuerung ist im Übrigen auch eine Sache des gesunden Schlafes.

Aber auch Bronchien oder Darm bleiben durch ihre ständige Regeneration intakt. So erneuert sich die Darmschleimhaut alle zwei bis fünf Tage. Dabei ersetzen darmeigene Stammzellen Darmwandzellen, die durch Verletzungen oder normale Abnutzung verloren gegangen sind, durch neue Zellen. Auch Nerven an Armen und Beinen können sich von Quetschungen noch gut erholen, bei Nerven im Gehirn wird das schon schwieriger. Je tiefer im Körper der Defekt auftritt, desto mehr müssen die angeborenen Fähigkeiten zur Selbstheilung aktiviert werden. Eine oberflächliche Schürfwunde verheilt gut – geht

Obwohl schon heute sehr viele Menschen an Krebs erkranken, bleibt die Frage, warum nicht jeder automatisch davon betroffen ist.

der Schnitt tiefer, muss der Arzt nähen und Narben bleiben zurück. Die einzigen Stellen, an denen ein Erwachsener noch wie ein Embryo narbenlos Gewebe erneuern kann, sind Schleimhäute, die obersten Hautschichten und die äußersten Fingerspitzen.

Warum die Selbstreparatur ausfallen kann

Sogenannte Proteinwächter sollten uns vor der Entstehung von Krebs schützen. Diese werden durch Gene produziert, die man „Tumorsuppressor-Gene“ oder „Anti-Onkogen“, also Antikrebszelle nennt. Das sind Proteine, welche durch ihre Aktivität den Zellzyklus und damit die Proliferation, also das schnelle Wachstum oder die Wucherung einer Zelle, kontrollieren. Diese Funktion wird während des Schlafes ganz wesentlich durch Melatonin und Wachstumshormone (z. B. Somatropin) unterstützt. Zusätzlich können diese Proteine beim Vorliegen irreparabler DNA-Schäden die Zelle in die Apoptose schicken, das ist eine Form des programmierten Zelltods.

Es ist ein Art Selbstmordprogramm einzelner biologischer Zellen, welches auch von außen angeregt werden oder aufgrund von zellinternen Prozessen ausgelöst werden kann. Untersucht man nun bei Menschen mit Krebserkrankungen die Tumorsuppressorgene, so stellt man fest, dass genau diese mutiert sind und sie so funktionslose Wächterproteine herstellten. In diesem Zusammenhang spielt das Gen für das Protein p53 die Schlüsselrolle. Bei mehr als der Hälfte aller Tumore ist dieses Gen mutiert und kann deshalb keine potenziellen Krebszellen mehr zerstören.

Ein anderes Protein namens RAS (rat sarcoma) hat eine Rolle bei der Zellzyklusstimulation inne. Mutiert sein Gen, gerät der Zellzyklus außer Kontrolle und Zellen vermehren sich unkontrolliert. Krebs, der auf diese Weise durch eine Mutation im RAS-Gen entsteht, ist in ca. 30 Prozent aller Tumore der Fall.

Wenn Körperzellen entarten

Etwa 70 Billionen Zellen hat also ein erwachsener Mensch in seinem Körper und jede einzelne birgt das Risiko zu entarten und zur Krebszelle zu werden. Die WHO hat prognostiziert, dass bis zum Jahre 2020 mit jährlich etwa 50 Millionen Neuerkrankungen zu rechnen sei. Obwohl schon heute sehr viele Menschen an Krebs erkranken, bleibt die Frage, warum nicht jeder automatisch davon betroffen ist. Dies hängt genau mit unserer Selbstregulations-, Selbstreparatur- und Selbstheilungskraft zusammen.

Wir besitzen viele Proteine, die sozusagen als Wächter laufend auf Krebsjagd gehen und geschädigte Zellen, die das Potenzial aufweisen, zur Krebszelle zu werden, vernichten. Überall dort, wo dieser Mechanismus nicht mehr funktioniert, kann Krebs entstehen. Gerade am Prozess der Zellteilung und Zellerneuerung sind viele Gene beteiligt, denn diese Gene liefern die Proteine und Faktoren, welche elektrisch-chemische Signale erzeugen. Werden sie durch innere und äußere Einflüsse in ihrer Funktion gestört, so kann der Zellteilungszyklus gestört werden – es kann sich ein Tumor entwickeln. Es sind im Grunde genommen immer genetische Veränderungen, die dazu führen, dass Krebs entstehen kann. Sobald ein Gen in seiner Struktur beeinflusst wird und dadurch einer Zelle die Möglichkeit gibt, zu entarten, hat sich dieses Gen von einem Proto-Onkogen in ein Onkogen verwandelt. Als Proto-Onkogene bezeichnet man normale Gene der Zelle, die durch eine Mutation im Selbstregulationsbereich zu Onkogenen mutieren können. Onkogene sind Teile des Erbgutes einer Zelle, die den Übergang vom normalen Wachstumsverhalten der Zelle zu ungebremstem Tumorwachstum fördern.

Krebszellen werden laufend abgewehrt

Durch innere und äußere Einflüsse kann so eine gesunde Zelle in eine Krebszelle umgewandelt werden. Ein Mechanismus, den man Transformation nennt. Wir sollten uns bewusst werden, welch ungeheure

Zellerneuerungsvorgänge sich in unserem Körper laufend abspielen. In jeder Minute sterben in unserem Körper etwa zehn Millionen Zellen und in jeder Minute werden wieder zehn Millionen neue Zellen gebildet. Etwa eine halbe Milliarde Zellen befinden sich so ständig im Umbruch. Der US-amerikanische Krebsforscher Robert A. Good (1922–2003) von der University of Minnesota hat diesen Satz geprägt: „Wir bekommen wahrscheinlich jede Woche einmal Krebs und jede Woche wird der Körper damit fertig, die gebildeten Krebszellen abzubauen." Jeder Mensch hat Krebszellen in seinem Körper, doch wir besitzen Abwehrkräfte, die deren Zahl in Schranken halten. Wenn das nicht mehr gelingt, können sich Krebszellen weiterentwickeln. Sie unterscheiden sich wesentlich von gesunden Zellen und weisen ganz bestimmte Charakteristika auf, wie etwa Verlust der Teilungshemmung, vermehrtes Wachstum (obwohl keine Wachstumsfaktoren mehr zur Verfügung stehen), unbegrenztes Teilungspotenzial u.v.a. Zusammengefasst und einfach ausgedrückt kann man sagen, dass der Zellzyklus gestört ist und sich die Zellen unkontrolliert teilen.

Gesunde Menschen scheiden jeden Tag Krebszellen aus

Der Biophysiker Cary Reams hat schon vor 60 Jahren festgestellt, dass der Mensch täglich etwa 40.000 Krebszellen ausscheiden kann, ohne zu erkranken. Voraussetzung ist allerdings, dass das Immunsystem voll aktiv ist. Bekanntlich decken mehr oder weniger alle Körperzellen ihren Energiebedarf aus der Sauerstoffatmung (Verbrennung). Bei einer Störung der Zellatmung können Zellen ihre Nahrung nicht mehr verbrennen, sie decken dann ihren Energiebedarf durch Gärung (Glykolyse).

Krebszellen verbrauchen aber ein Vielfaches mehr an Energie als gesunde Zellen; sie produzieren selbst keine Energie mehr. Deshalb ist es möglich, dass ein Tumor, der relativ klein ist, einem Menschen mit 100 Kilogramm Lebendgewicht große Schwierigkeiten bereiten kann. Der Ausgleich bzw. das Stoppen dieses Energieverlustes ist deshalb eine der wichtigsten Aufgaben einer erfolgreichen Krebstherapie. „An dem

Tag, an dem der Körper mehr Energie verbraucht, als er aufnimmt, beginnt die Krankheit", stellte der damals noch junge Biophysiker Carey Reams schon in den 50er Jahren fest. Er konnte zudem nachweisen, dass bei Krebspatienten der Energielevel des Stoffwechsels auf unter 30 Prozent der möglichen Kapazität abgesunken ist. Daraus lässt sich folgern, dass sich Krebs nur dann bilden kann, wenn der Stoffwechsel (Energielevel) nur noch sehr reduziert arbeitet.

In diesem Zusammenhang ist ein Dialog zwischen ihm und seinem Doktorvater Prof. Albert Einstein in die Geschichte eingegangen: „Was ist die Umkehrung ihrer berühmten Formel $E=mc^2$? Sie beschreibt lediglich den Zerfall von Materie, wie baut sich aber Materie auf?" Nach zweistündigem Nachdenken antwortete Albert Einstein: „Diese Frage, junger Kollege, werden Sie lösen!" So bekam der Biophysiker Carey Reams seine Lebensaufgabe zugewiesen, der er sich auch stellte. Von diesem Zeitpunkt an widmete er seine wissenschaftliche Forschung der Lösung der Frage: Wie können die energetischen Prozesse beschrieben werden, die zur Bildung von Materie und speziell zur Bildung einer lebenden Zelle führen?

Krebs ist heilbar, wenn …

Die Ansicht, dass Krebs grundsätzlich heilbar ist, vertreten heute bereits viele Wissenschaftler, allerdings mit ganz unterschiedlichen Ansätzen und Behandlungsmethoden. Heute sind sich Krebsspezialisten einig, dass es dazu eine individuelle, persönlich abgestimmte Krebstherapie benötigt. Dies betrifft zunehmend die Schulmedizin und im Besonderen die komplementäre Medizin mit dem Bereich der biologischen Krebstherapie, man folgt immer öfter diesem neuen Ansatz.

Was ist nun das Besondere an Krebszellen? Sie sind die zelluläre Grundlage von Tumoren. Im engeren Sinn sind damit vor allem die Zellen maligner Tumore gemeint, die entartet sind, d.h., sich ohne Rücksicht auf das umgebende Gewebe teilen und so seine Integrität zerstören. Es handelt sich um eine vorzeitig abgestorbene Zelle, die auf einer anderen Frequenz – unabhängig vom Gesamtorganismus – weiter lebt und einen eigenen Zellstoffwechsel aufbaut – den Gärungsstoffwechsel – und damit unabhängig vom übrigen Organismus ein Eigenleben führt, sich dabei aber der Energie des Gesamtorganismus bedient. Carey Reams hat die Zahl von 40.000 Krebszellen genannt, die ein gesunder und mit genügend Lebensenergie versorgter Körper jeden Tag ausscheidet. Ist der Körper energetisch zu schwach, verbleiben diese Zellen im Körper und verursachen die für den Gesamtorganismus verheerende Krebskrankheit. Wird nun dafür gesorgt, dass die auslösenden Faktoren (z.B. Chemikalien, Elektrosmog) rasch beseitigt werden und wird dem Körper in dieser Situation genügend Energie zugeführt, ist er durchaus in der Lage, mit dieser Erkrankung fertigzuwerden.

Im Zuge einer individuellen medizinischen oder komplementären Therapie der Krankheit Krebs ist es unabdingbar, parallel den Spannungsverlust der Lebensenergie im Gesamtorganismus einzuleiten. Die Kunst einer erfolgreichen Krebstherapie besteht aus ganzheitlicher Sicht darin, die Energiebilanz des Körpers wieder nach oben zu verschieben, so dass der Körper selbst in die Lage versetzt wird, seine Krankheit zu überwinden, was er ja letztendlich in jedem erfolgreichen Fall der Heilung macht.

Zur Unterstützung sind weitere begleitende Maßnahmen wie die schlafbiologische Optimierung von Schlafsystem, Schlafplatz, Schlafraum (Dunkelheit!), laufende Zuführung von freien Elektronen (barfuß laufen und nächtliche Ganzkörpererdung), Umstellung auf eine basische Ernährung, Darmsanierung, Ausleitung von Schwermetallen, Zufuhr von Vitaminen und Mineralien etc. notwendig.

Idealerweise wird jede Krankheit und im Besonderen eine Krebstherapie durch die heilsame MusikMedizin unterstützt.

Idealerweise wird jede Krankheit und im Besonderen eine Krebstherapie – gleichgültig ob schulmedizinisch, komplementär oder biologisch behandelt – durch die heilsame

MusikMedizin unterstützt. Diese kann einen sehr wichtigen Beitrag leisten, nämlich die Wiederherstellung der Selbstregulierungs-, Selbstreparatur- und Selbstheilungsmechanismen. Die schlafbezogene MusikMedizin ist dazu ein ideales, ganzheitliches Konzept!

Der Mensch scheidet täglich ca. 40.000 Krebszellen aus.

Kann Musik tatsächlich Krebszellen beeinflussen?

Bereits in den 80er Jahren hat es dazu Aufsehen erregende Forschungen und Experimente in Frankreich gegeben. Ausgegangen sind diese von Fabien Maman, einem französischen Komponisten und Bioenergetiker. Er hat sich mit dem Einfluss von Schallwellen, die aus Musiktönen entstehen, auf die Zellen des Körpers auseinandergesetzt. In Zusammenarbeit mit Biologen wurde der Effekt von leiser Musik auf menschliche Zellen untersucht.

Dabei wurde ein hochauflösendes Mikroskop mit einer Kamera verbunden. So wurden Dias von Gebärmutter-Krebszellen gemacht. Dabei wurden 20 Minuten lang die Krebszellen mit verschiedenen akustischen Instrumenten (Gitarre, Gong, Xylophon) beschallt und die Zellen dabei beobachtet.

Musik- und Stimm-Frequenzen wirken auf Krebszellen

Auf den Dias waren die Veränderungen durch die Musikfrequenzen deutlich sichtbar. 14 Minuten lang wurde mit einem Xylophon die ionische Tonleiter gespielt (über neun Noten CDEFGAH und C und D von der nächsten Oktave). Dabei zeigte sich eine rasche Strukturveränderung in den Krebszellen. Nach 14 Minuten fand eine Form einer explosiven Auflösung der Krebszellen statt. Die Experimente zeigten im Übrigen, dass auch die menschliche Stimme durch die richtige Tonlage dazu in der Lage war, sogar bereits nach neun Minuten zeigte sich der gleiche Effekt.

Fabien Maman ging schon damals davon aus, dass die menschliche Stimme ganz bestimmte Tonfrequenzen hervorbringen kann, welche durch Vibrationen eine enorme Wirkung im Körper verursachen können. Im positiven wie im negativen Sinne. Dies scheint mit der Koppelung unserer Stimme mit unserem Bewusstsein zusammenzuhängen. Nur dadurch ist es erklärbar, dass bei einer progressiven Akkumulation von bestimmten Musik- oder Stimmfrequenzen vor allem Krebszellen ihre Fähigkeiten verlieren, weiter zu existieren.

Diese zur damaligen Zeit nicht erklärbaren Ergebnisse seiner Experimente motivierten Maman, sie fortzuführen. Er entschied sich für einen weiteren Versuch mit zwei Brustkrebspatientinnen. Die „Musik- und Stimmtontherapie“ erstreckte sich über 30 Tage und täglich 3,5 Stunden. In einem Fall verschwand der Tumor tatsächlich. Eine zweite Frau wurde operiert, um den Tumor zu entfernen. Ihr Chirurg berichtete dann später, dass der Tumor in seiner Größe erheblich reduziert war und ihm buchstäblich als ausgetrocknet erschien. Auch hier kam es nach der Operation zu einer vollständigen Genesung. Fabien Maman sah hier einen direkten Zusammenhang mit seinen Fotografien, die er bei seinen Experimenten gemacht hat und welche die Auswirkungen von Ton- und Stimmfrequenzen in den Zellen gezeigt hatten.

Der Schlaf in Dunkelheit ist wichtig, denn schon Dämmerlicht genügt, um Krebszellen zu aktivieren.

Er geht davon aus, dass die Krebszellen in ihrer Struktur durch die Wellenfrequenzen verändert werden und dass die Zellmembranen den daraus entstehenden Vibrationen nicht standhalten können und so zerstört werden. Dies würde bedeuten, dass die Schwingungen des Schalls, die durch ganz bestimmte Musik- und Stimmfrequenzen entstehen, einen direkten Einfluss auf die Zellstruktur haben. Dies wirkt sich bei Krebszellen so aus, dass sie bei entsprechender Einwirkdauer nicht in einer stabilen Struktur verbleiben können und diese letztendlich zu einem chaotischen Zustand im Zellkern führt. Daher stirbt die Zelle ab, da der dissonante Effekt so stark ist, dass keine Anpassung oder Synchronisation möglich ist. Eine anhaltende Instabilität führt zu einer chaotischen Unordnung in der Tumorzelle und diese wird durch die Klangwellen zerstört.

Krebszellen mögen keine Dunkelheit

Der Effekt der aktiven Krebsabwehr kann durch die SANOSON MusikMedizin speziell im Schlaf unterstützt werden. Wichtig ist, dabei gleichzeitig für absolute Dunkelheit zu sorgen. Bereits 2014 wurde im Wissenschaftsmagazin „Nature Communications" von Wissenschaftlern rund um Prof. Yosef Yarden vom Weizmann Institut für Wissenschaften (Israel) ein Aufsehen erregender Artikel veröffentlicht. Die Forscher kamen durch ihre Versuche zum Ergebnis, dass während der Nacht das Wachstum und die Verbreitung von Krebszellen am größten sind. Diese Ergebnisse gingen aus einer Untersuchung über die Beziehungen zwischen verschiedenen Rezeptoren in der Zelle hervor – ein komplexes Netzwerk, das die Wissenschaft noch immer nicht wirklich erklären kann. Diese überraschenden Forschungsergebnisse haben zu der Erkenntnis geführt, dass das Timing für die Behandlung von Krankheiten sehr entscheidend ist. Prof. Yarden fasst zusammen: „Krebsbehandlungen werden meistens am Tage vorgenommen, wenn der Körper des Patienten eigentlich gerade selbst damit beschäftigt ist, den Krebs zu bekämpfen. Wir schlagen daher keine neue Therapie vor, sondern stattdessen einen neuen Zeitplan für die Behandlung mit einigen der bereits existierenden Medikamente." Auch dies sind deutliche Hinweise, wie wichtig der Schlaf in Dunkelheit ist, denn schon Dämmerlicht genügt, um Krebszellen zu aktivieren.

Ebenfalls 2014 wurde im Fachmagazin „Cancer Research" (Krebsforschung) die Untersuchung der Studie von Prof. Yarden unterstützt. Da erschien eine Studie des US-amerikanischen Brustkrebsforschers und Biologen, dem Zellbiologen Prof. David Blask der Tulane-Universität in New Orleans. Hier ging es konkret um die Auswirkungen von Licht bzw. Dunkelheit auf die Aktivität von Krebszellen.

„Nerven sind höhere Wurzeln der Sinne."

Novalis (1772–1801)

Dabei zeigte sich, dass Krebszellen umso schneller wachsen, je heller der Betroffene schläft. Bereits eine Straßenlaterne, die das Schlafzimmer in Dämmerlicht taucht oder Licht, welches durch den Türspalt fällt, reicht für diese Reaktion aus. Alleine durch diesen Umstand wird der Melatoninspiegel reduziert und die Krebszellen wachsen um das Zwei- bis Dreifache schneller als bei Patienten, die in tiefer Dunkelheit schlafen. Das Fazit dieser Studie lautet: Ein hoher Melatoninwert lässt Brustkrebszellen schlafen, indem Wachstumsmechanismen ausgeschaltet bleiben. Dadurch wird auch die Empfehlung von Prof. Yarden vom Weizman Institut gestützt, dass sich in Dunkelheit „schlafende Krebszellen" auch viel besser bekämpfen lassen. Damit ist bewiesen, wie wichtig das Melatonin zur Krebsverhütung und Unterstützung von Krebsbehandlungen ist und dass Dunkelheit und von Elektrosmog befreite Schlafplätze äußerst wichtige Maßnahmen sind. Damit wird jede Therapie und die Unterstützung durch die MusikMedizin um ein Vielfaches effizienter und der Krebspatient erhöht durch diese Maßnahmen seine Heilungschancen.

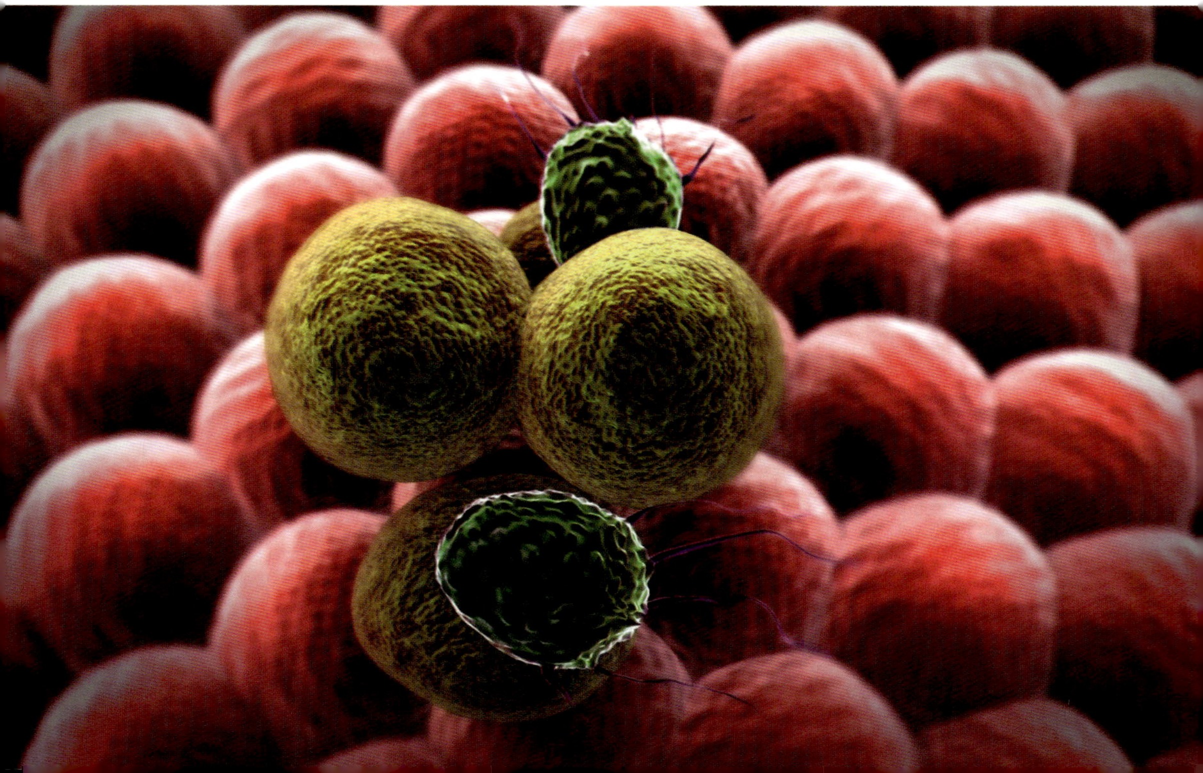

Selbst Herzzellen können sich erneuern

Bisher ist die Wissenschaft davon ausgegangen, dass sich geschädigtes Herzgewebe so gut wie gar nicht regenerieren kann. Erste gegenteilige Hinweise haben Forscher des Karolinska Instituts in Stockholm geliefert und bereits 2009 im US-amerikanische Fachmagazin „Science" veröffentlicht. Die Forschungsergebnisse haben gezeigt, dass der Mensch im Lauf seines Lebens doch in der Lage ist, neue Herzzellen zu bilden. Allerdings war man damals der Ansicht, dass dies nur in einem sehr begrenzten Maß möglich ist. Denn nach einem Herzinfarkt werden die Herzzellen irreversibel (nicht umkehrbar) beschädigt. Die Studie hat damals ergeben, dass die jährliche Regeneration der Herzzellen etwa ein Prozent beträgt und im Alter stark nachlässt. Das bedeutet, dass innerhalb eines menschlichen Lebens ungefähr die Hälfte aller Herzzellen wieder erneuert wird. Nachdem laut WHO der Herzinfarkt weltweit gesehen in der Zwischenzeit die Todesursache Nummer eins ist, hat die Wissenschaft ein großes Interesse daran, diese Herzzellenerneuerung medizinisch-therapeutisch zu nutzen. Deshalb hat man diesbezüglich große Hoffnung in die Stammzellentherapie gelegt. Der Universitätsklinik München ist es bereits gelungen, Herzinfarktschäden teilweise zu heilen – allerdings erst bei Mäusen.

Erstmals beim Menschen vollständige Herzregeneration

In der Tierwelt, z.B. bei Fischen oder neugeborenen Mäusen, ist eine vollkommene Herzregeneration möglich. Bei Menschen war dies bisher ausgeschlossen bzw. wurde noch nicht beobachtet. Nun haben Ende 2015 Wissenschaftler am Institut für Molekulare Biotechnologie (IMBA) der Österreichischen Akademie der Wissenschaften (ÖAW) in Wien und Ärzte an der Medizinischen Universität Innsbruck zum ersten Mal bei einem Säugling die vollständige klinische und funktionelle Regeneration des Herzens nach einem akuten Herzinfarkt beobachtet und beschrieben. Eineinhalb Monate nach seiner schweren Erkrankung konnte das Kind mit normaler Herzfunktion entlassen werden. Diese Beobachtung beweist eindrücklich, dass sich ein menschliches Herz nach einer massiven Schädigung vollständig erholen kann.

Ein weiterer Beweis, dass diese Reparatur- und Selbstheilungsmechanismen grundsätzlich im Menschen vorhanden sind und unter bestimmten Voraussetzungen aktiviert und gefördert werden können.

Gesunder Schlaf in Dunkelheit ist der beste Heiler

Der größte Heiler, das beste Heilmittel und die wichtigste Quelle für unsere Lebensenergie ist ausreichender, gesunder und Bioenergetischer Schlaf®, frei von störenden Licht- und Elektrosmogreizen. Dazu bildet die unter meiner Leitung entstandene Schlaf-Gesund-Philosophie mit den bewährten schlafpsychologischen und schlafbiologischen Maßnahmen ein großes prophylaktisches und medizinisch-therapeutisches Potenzial.

> Aus all diesen Gründen ist daher ein schlafbiologisches Gesundheitsbett die wichtigste Investition.

Aus all diesen Gründen ist daher ein schlafbiologisches Gesundheitsbett die wichtigste Investition, sowohl für die Aufrechterhaltung als auch für die Wiedergewinnung der Gesundheit. Aus allen diesen Fakten hat sich das SoundLife Sleep System® entwickelt, mit dessen Hilfe in einer passiven Maßnahme und Therapie ganz gezielt die MusikMedizin eingesetzt wird. So kann dieses einzigartige Audiosystem, welches mit der epigenetischen Heilkraft der SANOSON MusikMedizin arbeitet, ebenfalls dazu beitragen, die Melatoninproduktion anzuregen, den Schlaf dadurch zu verbessern und so die Selbstregulations-, Selbstreparatur- und Selbstheilungskräfte im Schlaf zu fördern und besser nutzbar zu machen.

MusikMedizin als wichtiges Hilfsmittel der neuen Biologie

Unser Körper besteht nicht nur aus etwa 70 Billionen Zellen, sondern jede einzelne dieser Zellen ist das Äquivalent zu einer fühlenden, lebendigen Körper-Seele-Geist-Einheit. Diese erstaunlichen Forschungsergebnisse der Quantenphysik und der Zellbiologie erzeugen ein radikal neues Verständnis dafür, dass unsere Umwelt, genauer gesagt die Wahrnehmung unserer Umwelt, einen direkten Einfluss auf unser Verhalten und die Aktivitäten unserer Gene hat. Unsere Gesundheit und auch die Krankheit werden also hauptsächlich von unseren Überzeugungen und oft unbewussten Glaubensmustern gesteuert, nicht von unseren Genen. Diese neuesten Entdeckungen der Physik und der Biologie führen uns in eine Zukunft voller Hoffnung und neuer Möglichkeiten der aktiven Mit- und Selbstbestimmung.

Der Zellbiologe Prof. Lipton ist einer der führenden Kapazitäten der neuen Biologie. Ihm ist es gelungen, auf geniale Art und Weise Wissenschaft und Bewusstseinsentwicklung zu verbinden. Auf Grund seiner Experimente mit Zellen ist er davon überzeugt, dass diese die Antworten auf alle Herausforderungen und Probleme unserer Zeit haben. Jede einzelne Zelle ist im Sinne der Quantenphysik auch Energie und ein Teil von dem, was vom US-amerikanischen National Institute of Health im Zusammenhang mit der DNA-Forschung als Biofeld bezeichnet wird. Dies wiederum bedeutet, dass die wahre Identität des Menschen nicht nur in seinen Zellen zu suchen ist.

Gleichzeitig gilt es zu verstehen, dass jede Zelle nicht nur ihr eigenes Kraftwerk in sich hat, sondern ihre Energie aus inneren (denken, fühlen, handeln) und äußeren (Umwelt) Signalen und Reizen bezieht. Bildlich kann man sich dies am besten so vorstellen, dass sich an jeder Zelle eine Empfangsantenne befindet, die laufend Signale von innen und außen empfängt. Die meisten kommen von der Zelle selbst, aber eben auch aus der näheren und ferneren Umwelt. Parallel dazu gehen zwischenzeitlich auch andere Forscher davon aus, dass unsere Zellen auch Sender von Energie sind und dass die DNA jeder einzelnen Zelle auch ihre eigenen elektromagnetischen Signale aussendet. Dadurch ist es möglich, dass die DNA-Struktur nicht nur auf andere Zellen übertragbar, sondern z.B. auch in anderen Molekülen wie Wasser abzuspeichern ist. Dieser Mechanismus spielt bei allen Selbstregulations-, Selbstreparatur- und Selbstheilungsprozessen der Zelle eine wichtige Rolle.

MusikMedizin als Transformator der Zellgesundheit

Die MusikMedizin und insbesondere die Innovation von Musik Medizin im Schlaf ist ein neuartiger Weg, durch eine passive Therapie während des Schlafes einen positiven Einfluss auf diese wichtigen Steuerungsprozesse zu nehmen und dadurch eine Transformation zur Optimierung der Zellgesundheit zu aktivieren.

In Wahrheit ist es also nicht der genetische Code, der alleine über unsere Gesundheit entscheidet, sondern es sind die gemachten Erfahrungen und die daraus entwickelten Denk- und Glaubensmuster, die ein kommunizierendes Biofeld erzeugen. Durch dieses treten die Zellen und insbesondere die Nervenzellen (Neuronen) miteinander in Kontakt und beeinflussen sich gegenseitig. Die Wirkmechanismen der MusikMedizin koppeln sich genau in diese Regelkreise ein und es kommt so zu einem Transformationsprozess, sowohl im Bereich der Materie (Zellen) als auch der Energie (Geist/Bewusstsein). In diesem Kontext darf nicht übersehen werden, dass die Musik in ihrem Kern reine Mathematik darstellt, also berechenbare Luftschwingungen, deren Frequenzen sich nach physikalischen Regeln überlagern.

Und hier geschieht auch wieder etwas, was sich eigentlich nur quantenphysikalisch erklären lässt. Musikmathematik verwandelt sich in Gefühle und diese Gefühle werden von den Zellen als ordnendes Natursignal wahrgenommen. „Für mich ist Musik in ihren besten Momenten der Versuch, die Trennung zwischen Menschendasein und Jenseits aufzulösen durch eine Verbindung mit Gott“, formuliert etwa der Komponist Karlheinz Stockhausen. Musik ist etwas, das in jeder bekannten

Kultur und zu jeder Zeit vorkam und in jedem Menschen psychische und körperliche Effekte auslöst. Es ist also eine Art urgöttlicher Funke mit der Eigenschaft einer harmonischen Zellsynchronisation, die durch die MusikMedizin im Menschen ausgelöst wird. Es scheint so zu sein, dass die Schöpfung und Natur dem Homo sapiens die Harmonielehre gleichsam ins Erbgut diktiert hat und deshalb die Menschen auf der ganzen Welt samt ihren Zellen für Musik so empfänglich sind. So entwickelt sich die MusikMedizin zu einem der wichtigsten Hilfsinstrumente der Epigenetik. Die Experimente und Studien der Musikwirkungsforschung zeigen deutlich, dass die MusikMedizin uns darin unterstützt, mehr Einfluss auf unsere Zellfunktionen zu bekommen, da diese nicht zwingend nur von unseren Genen abhängig sind.

Dies haben auch die Experimente von Prof. Bruce Lipton gezeigt. Auch wenn man den Zellkern, in dem sich die DNA befindet, aus einer Zelle entfernt (Enukleation) und die Zellen anschließend kultiviert, zeigt sich, dass viele davon für zwei oder mehr Monate lebendig bleiben, ohne Gene in ihnen. Und sie reagieren trotzdem auf alle Informationen aus der inneren und der äußeren Umwelt, sie bilden Gemeinschaften, bleiben lebendig und zeigen jede bekannte Art von Zellfunktion. Aus dieser Tatsache lässt sich die Schlussfolgerung ziehen, dass nicht die DNA das wichtigste Steuerungselement in der Zelle ist, sondern die Zellmembran, also die Haut der Zelle. Sie ist die eigentliche Schnittstelle zwischen der externen und der internen Umwelt, sie empfängt diese Signale aus der Umwelt und passt die Zelle entsprechend an.

Prof. Bruce Lipton realisierte schlussendlich, dass die Zellmembran, wenn man diese mit der Computertechnik vergleicht, eine Art Flüssigkristallhalbleiter und mit einem Computerchip vergleichbar ist Dies bedeutet nichts anders, als dass unsere Zellen programmierbare Bausteine sind. Der Zellkern hat durch die DNA alle diese Programme in sich vereint, das heißt, dass die Gene Programme sind. Der Prozessor ist die Zellmembran, die wie ein Computerchip funktioniert. Unsere innere und äußere Umwelt ist sozusagen der Programmierer, der auf der Oberfläche der Zelle die Informationen eingibt. Diese werden von den Zellantennen empfangen und steuern so die Aktivitäten der Zellen. Die Informationen sind also de facto nicht in den Zellen selbst, sondern sie werden von den Zellen empfangen.

MusikMedizin wird auch von den Zellen empfangen

Dieser Mechanismus trifft auf die harmonikalen Informationen ebenfalls zu, die in der MusikMedizin verschlüsselt sind. Es scheint ein universelles Gesetz zu sein, dass so die elektrisch-chemischen Signale der MusikMedizin nicht nur über das Netz der Sinneszellen in unser Gehirn und Nervensystem zu den Zellen gelangen, sondern dass diese über die Zellantennen auch direkt als harmonisierende Information dort ankommen. Das bedeutet, dass sämtliche Körperzellen über ihre Zellantennen von Anfang an auf das universell wirkende Musikfeld eingestellt sind. So gelangen die Musikfrequenzen in den gesamten Körper und unterstützen sämtliche Funktionen in den Zellen, im Körpersystem, Gehirn und Nervensystem. Dadurch wird das ganze Zell- und Körpersystem synchronisiert und harmonisiert, Fehlprogrammierungen können verhindert, zellschädigende Informationen aus der Umwelt gedämpft und bestehende Dysfunktionen reversibel gemacht werden. So kann jede Selbstbehandlung und jede medizinisch-therapeutische Behandlung durch eine passive Therapie sehr wirksam unterstützt werden. Das SoundLife Sleep System® aktiviert zusammengefasst die Selbstsregulations-, Selbstreparatur- und Selbstheilungskräfte. Und dies vorzugsweise vollkommen passiv und während des Schlafprozesses, wo die chronobiologisch gesteuerten Regenerations- und Selbstreparaturprozesse die größten Einflussmöglichkeiten haben!

> Unser Immunsystem und unsere Psyche, bewerten und reagieren auf alle Einflüsse.

Damit entwickelt diese Form der MusikMedizin eine selbstregulierende und epigenetische Heilwirkung. In den Zellen, im Gehirn und Nervensystem kommt es durch die Unterstützung der MusikMedizin samt ihren Frequenzen zu einem Energiegewinn. Dadurch wird der

Schlafprozess verbessert, was wiederum den Pegel der Lebensenergie deutlich ansteigen lässt. Dies sind wichtige Voraussetzungen, das Immun- und Abwehrsystem zu regenerieren und zu stärken.

MusikMedizin als natürliche Brücke zur Spiritualität

Musik ist nach Ansicht der Philosophen die innere oder universelle Sprache des Universums oder der göttlichen Schöpfung. Heute wissen wir – es ist vor allem unser Herz, welches unmittelbar und messbar auf die MusikMedizin reagiert. Sobald wir uns der MusikMedizin hingeben, tritt das Herz in Kommunikation mit dem Herzen der Musik. So entsteht eine Verbindung zwischen den weltlichen (materiellen) und spirituellen (energetischen) Ebenen, zwischen uns als Menschen und uns als Seele sowie der Verbindung zum Universum. Zu den wichtigsten Energiezentren in unserem Körper zählen die Chakren. Der Begriff stammt aus dem Sanskrit und die wörtliche Übersetzung dafür lautet Rad, Diskus oder Kreis.

Die Chakren sind feinstoffliche Energiewirbel inner- und außerhalb des Körpers. Sie sind organisch ebenso wenig wie die Seele vorhanden, aber dennoch haben sie in verschiedenen spirituellen Bereichen wie dem Yoga, Meditation, Tantra, Reiki und in Heilsystemen wie TCM, Ayurveda etc. seit Jahrtausenden ihren Stellenwert. Ohne die Funktion der Chakren wäre unser Energiehaushalt in den einzelnen Körperregionen gestört und bei einer vollkommenen Aufgabe der Energiezentren nicht mehr lebensfähig. Alte indische und tibetische Texte sprechen von 72.000 bis 350.000 solcher Energiezentren im Körper eines Menschen. Selbst in den westlichen Körpertherapien wie Bioenergetik und der Alexander-Technik tauchen sie immer wieder auf, da sie für eine ganzheitliche spirituelle, psychische und physische Gesundheit wichtig sind.

Wenn es überhaupt ein Chakra gibt, das eine besondere Stellung im 7-Chakren-System einnimmt, dann ist es das Herzchakra (4. Chakra, Anahita). Das Herzchakra stellt den Übergang, das Zentrum zwischen den unteren und den höheren Chakren dar – hier transzendieren wir die Persönlichkeit, hier öffnet sich der Mensch für tiefe Erfahrungen der Einheit und Transzendenz. Das Herzchakra ist außerdem der große Heiler unter den Chakren, da es eine besondere Verbindung zur Seele und zum Universum ermöglicht – eine Herzöffnung ist deshalb unerlässlich zu wirklich tiefer und nachhaltiger Selbstheilung. So ist es verständlich, dass die Öffnung des Herzchakras eine zentrale Rolle in vielen spirituellen Traditionen einnimmt und durch das Herzchakra mögliche Erfahrungen, wie bedingungslose Liebe, Mitgefühl und Verbundenheit, zu den höchstgeachteten spirituellen Tugenden zählen. Es scheint ein Naturgesetz zu sein, dass wir durch die MusikMedizin in einzigartiger Weise eine Öffnung genau dieses Herzchakras erfahren!

Seelenvolle MusikMedizin berührt unser innerstes Selbst

Wenn wir uns der MusikMedizin im Schlaf hingeben, berühren wir dadurch unsere innere Existenz, unsere tiefste Seele. Im Schlaf tauchen wir automatisch in einen jenseitigen Bereich ein – es ist genau dieses Jenseitige, das durch die MusikMedizin gefördert wird und welches uns mit der Schöpfung und dem Göttlichen verbindet. Unser Schlafbewusstsein erfährt durch die Musik eine Art Erleuchtung, was uns hilft, uns zu reinigen und zu heilen. Der britische Schriftsteller Aldous Huxley (1894–1963) hat es treffend formuliert: „Was nach der Stille am ehesten das Unsagbare ausdrückt, ist die Musik." Es ist die seelenvolle MusikMedizin, die unsere Herzen unmittelbar erweckt, öffnet und „be-geist-ert", da sie das absolut Höchste im Universum verkörpert. Die seelenvolle MusikMedizin ist ähnlich wie das Licht, das sich ebenfalls auf göttliche Weise ausdrücken will. Genauso wie die Dunkelheit der Nacht ihre Autorität auf Erden manifestieren will, möchte auch das Licht des Tages seine Wirklichkeit und Göttlichkeit auf besondere Weise manifestieren. Die MusikMedizin ist auch eine Form von Licht für die Seele und fördert die Selbstausdehnung unserer Seelenkräfte sowie das Einssein mit dem Universum und dem Göttlichen. Neben intensivem Gebet und intensiver Meditation ist die MusikMedizin das verbindende Glied zu unserem innersten Selbst. Die seelenvolle Musik-

Medizin nährt unser innerstes Leben und Dasein und besitzt daher eine enorme Heilkraft. Wir werden so selbst zu göttlicher Musik und eine neue Vision von Gottes transzendentaler Wirklichkeit wirkt in und durch uns. Das fördert die letztendliche Selbstheilung auf allen Ebenen unseres Seins.

Entscheidender Heilungsfaktor: Psycho-Neuro-Immunologie

Eine junge Wissenschaftsrichtung ist die Psycho-Neuro-Immunologie, die sich mit dem Zusammenhang zwischen unserer Psyche und unserem Immunsystem beschäftigt. Bei ihren Forschungen gehen Vertreter dieser neuen Wissenschaft davon aus, dass auch Teile des Gehirns zum Immunsystem gehören. Alles, was wir sehen, fühlen, hören, riechen, schmecken und wie wir darauf reagieren, wird unserem Gehirn, welches für die Steuerung unserer Gefühle verantwortlich ist, „gemeldet". Die Nahtstellen zwischen unserer äußeren Wahrnehmung und der inneren Verarbeitung im Gehirn bilden die Zirbeldrüse (Epiphyse) und das limbische System. Diese beiden Empfangs- und Verbindungsstationen arbeiten ständig, ohne dass wir es merken.

Die Zirbeldrüse steuert durch die Produktion des Schlaf- und Schutzhormons Melatonin vor allem den Schlaf-Wach-Rhythmus und orientiert sich dabei an den natürlichen Lichtverhältnissen. Deshalb ist es wichtig und notwendig zu verstehen, dass für das ausgeglichene Funktionieren der Zirbeldrüse und damit für die Unterstützung des Immunsystems ausreichender Schlaf in der dunklen Nacht und genügend Licht am Tage ausschlaggebend sind. Das limbische System kümmert sich um alles, was mit unserer Gefühlswelt zu tun hat. Es verbindet neue Erfahrungen und Erlebnisse mit bereits abgespeicherten Emotionen. Sobald etwas für uns Gefährliches, Negatives oder Schädliches wahrgenommen wird, kommt es im limbischen System zu einer Alarmreaktion. Das Immunsystem reagiert sofort und versucht zu verhindern, dass die ausgelösten Gefühle, wie zum Beispiel Angst oder Trauer, körperliche Auswirkungen haben. Da uns solche Gefühle nicht immer bewusst werden oder wir sie nicht beachten, kommt

es zu körperlichen Reaktionen und Symptomen wie Kopfschmerzen, Magendruck, Blutdruckschwankungen oder wir leiden unter Durchfall oder Verstopfung. Das sind Folgen, die aus dem Wechselspiel unserer Psyche und unserem Immunsystem entstehen.
Die Schöpfung bzw. Natur stattet uns normalerweise mit einem starken und widerstandsfähigen Abwehrsystem aus und wir selbst können mit unserer Lebens- und Schlafweise einen wesentlichen Einfluss darauf nehmen, ob und wie das Immunsystem im Gleichgewicht gehalten werden kann.

Die Neurochemie der MusikMedizin

Eine groß angelegte Überprüfung mit über 400 wissenschaftlichen Arbeiten zum Thema der Neurochemie der Musik hat festgestellt, dass die MusikMedizin eine bessere Wirkung haben kann, als verschreibungspflichtige Medikamente! Zudem hat dies zahlreiche Vorteile für Körper, Geist und Seele. Die entsprechenden Forschungen wurden von Prof. Daniel J. Levitin von der McGill-Universität für Psychologie, Montreal/Kanada geleitet. Wie bereits erwähnt, gibt es hunderte von wissenschaftlichen Arbeiten über die Wirkung von MusikMedizin auf Veränderungen in Körper und Geist. Dabei hat die Überprüfung dieser Studien zwei übereinstimmende Wirkungen der MusikMedizin bestätigt: die positiven Reaktionen im Immunsystem und im mentalen Bereich, sowie die deutliche Verringerung von Belastungssymptomen wie Angst und Trauer. Prof. Levitin bestätigt die zahlreichen neurochemischen Mechanismen, welche durch Musik ausgelöst werden. Diese haben einen positiven Einfluss und hohen Nutzen auf die emotionale Stimmung, die Verarbeitung von Stressreizen und die Stärkung des Immunsystems. Zudem unterstützt MusikMedizin die soziale Bindung. Die wichtigsten Schlüsse aus der Studie:

- Das Hören von MusikMedizin hat bei der Reduktion von Stresssymptomen vor Operationen eine bessere Wirkung gezeigt, als verschreibungspflichtige Beruhigungsmedikamente.
- MusikMedizin erhöht die Anzahl der Killerzellen.

- Bei Menschen, die MusikMedizin gehört hatten, konnte eine Erhöhung des Niveaus von Immunglobulin A (IgA) gemessen werden. Das ist eine spezielle Form von Antikörpern, die an Schleimhautoberflächen (Verdauungstrakt, Lunge etc.) vorhanden sind und dem Körper helfen, Infektionen zu verhindern.
- Man unterscheidet zwei Arten von Killerzellen: zytotoxische T-Zelle (CTL) und natürliche Killerzellen (NK-Zellen). Beides sind Zellen des Immunsystems, die veränderte Körperzellen erkennen und zerstören, d.h. Zellen, die von Krankheitserregern befallen sind oder Krebszellen.
- Das Hören von MusikMedizin reduziert das wichtige Stresshormon Cortisol, welches eine Reihe von physiologischen Wirkungen hat. Wird jedoch zu viel Cortisol gebildet, kann es zu gefühltem Dauerstress im Körper kommen. Schlafstörungen, Übergewicht und Fettleibigkeit sind die Folgen.

Die umfassende Überprüfung der über 400 Studien sowie deren Ergebnisse wurden in der Zeitschrift Trends in Cognitive Science veröffentlicht.

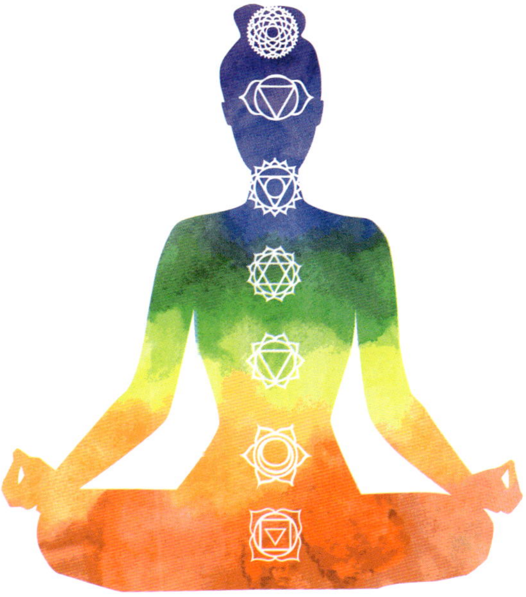

DER MENSCH, EIN WUNDER

DAS ZENTRALE STEUERUNGSSYSTEM

Das Zusammenspiel von Gehirn und Nerven ermöglicht erst den geordneten Ablauf unserer Körperfunktionen, die Wahrnehmung der Sinne und ist für die Entwicklung geistiger Aktivitäten verantwortlich. Wir unterscheiden das zentrale Nervensystem (ZNS), das von unserem Willen beeinflusst werden kann sowie das autonome Nervensystem (ANS), das ohne Einfluss unseres Willens die Funktionen der Organe steuert. Zum zentralen Nervensystem gehören auch Großhirn, Kleinhirn, Hirnstamm, verlängertes Mark und Rückenmark.

Klang und Musik sind physikalisch gesehen Schwingungen, also schwingende Luft. Das Trommelfell im Ohr nimmt über den komplizierten Hörvorgang die feinsten Schwingungen auf und überträgt sie ins Innere des Ohres – von dort werden diese in elektrische und chemische Signale umgewandelt und an das Gehirn und Nervensystem weitergeleitet. Heilende Musik-Kompositionen, welche den harmonischen Verhältnissen der Atome entsprechen, haben so die Kraft, über das zentrale Nervensystem alle Körper-, Zell- und Organstrukturen und über das autonome Nervensystem alle Körper- und Organfunktionen zu beeinflussen. Obwohl diese beiden Nervensysteme eine offensichtliche Verteilung von Aufgaben haben und jedes System für sich arbeitet, ist trotzdem ein vernetztes Zusammenwirken notwendig. Vor allem, um gesund zu bleiben und bei Krankheit wieder gesund zu werden. Musik erzeugt selbstregulierend sowohl über das ZNS als auch das ANS eine harmonische Ordnung in den einzelnen Körpersystemen, die durch Stressreize, Umwelteinflüsse, negative Emotionen oder freie Radikale ins Ungleichgewicht geraten ist.

> Das zentrale Nervensystem ist in unserem Organismus die wichtigste Steuerungszentrale.

MusikMedizin ist also als eine echte „Naturarznei“ zu sehen und sie kann wie ein Medikament auf allen Ebenen der Körper-Geist-Seele-Einheit positive Wirkungen erzeugen. Die einzelnen Funktionen und das Zusammenspiel der zwei Nervensysteme spielen bei der Aufrechterhaltung und Wiedergewinnung der Gesundheit und vor allem bei Heilungsprozessen eine dominante Rolle.

Zuerst wollen wir uns mit den sehr komplexen Aufgaben des ZNS beschäftigen. Wenn auch die Wissenschaft in den letzten Jahren enorme Fortschritte erzielt hat, kann die Funktionsweise dieses ebenso faszinierenden wie geheimnisvollen Nervensystems noch nicht in allen Details erklärt werden. Es ist vor allem zuständig für:

- die Kontrolle der Körpermotorik, also für unsere Körperhaltung und sämtlichen Bewegungsabläufe.
- die kontrollierte Koordination aller lebensnotwendigen Körpersysteme, angefangen von den Organfunktionen über Hormonhaushalt und Atmung bis hin zu unserem wichtigen Schlaf-Wach-Rhythmus.
- die Verarbeitung von eintreffenden Informationen aus dem Körperinneren oder aus der Umwelt.
- alle kognitiven Funktionen wie Bewusstsein, Sprache, Denken, Lern- und Erinnerungsvermögen, Aufmerksamkeits- und Vorstellungsvermögen (Kreativität).
- unsere Emotionen, Gefühle und die menschlichen Triebe (Hunger, Sexualität etc.).

Für den Menschen und seine Gesundheit ist das reibungslose Funktionieren des zentralen Nervensystems von lebenswichtiger Bedeutung. Alle inneren und äußeren Reizsignale werden dort zentral verarbeitet. So werden im ZNS alle Signale, Wahrnehmungen und Empfindungen koordiniert, beantwortet und auch in den Körpersystemen integriert. Es ist somit jenes Zentrum, welches dem Menschen eine bewusste und gezielte Reaktion auf Anforderungen und Reize aus der Umwelt ermöglicht. Auch die willentlich ausgeführte Motorik hat in dieser Region des menschlichen Nervensystems ihren Sitz. Wird eine Bewegung bewusst ausgeführt, dann hat sie ihren Ausgangspunkt im ZNS genauso wie unsere bewussten und unbewussten Denkprozesse. Auch dies ist im Zusammenhang mit unserer Gesundheit und mit der Selbstheilungskraft sehr wichtig. Das ZNS ist in unserem Organismus somit die wichtigste Steuerungszentrale. Für ein gesundes ZNS sind vor allem ausreichender und tiefer Schlaf, Bewegung und Ernährung sowie eine positive mentale Fitness Voraussetzung.

Das autonome Nervensystem ist eine selbstständige Schaltzentrale

Das autonome Nervensystem (ANS) wird auch als das vegetative Nervensystem bezeichnet. Man bezeichnet es deshalb als „autonomes Nervensystem", weil es ohne bewusste Steuerung arbeitet, also unwillkürlich, und weil dadurch die körperlichen Veränderungen automatisch ablaufen. Ob unser Blutdruck steigt, sich die Gefäße und Adern weiten oder ob der Speichel fließt, können wir willentlich normalerweise nicht beeinflussen. Diese Prozesse können nur indirekt beeinflusst werden, z.B. durch Atem- und Entspannungsübungen, autogenes Training, Meditation, Yoga – und natürlich durch Musik!

Das ANS steuert viele lebenswichtige Körperfunktionen wie z.B. Herzschlag, Blutdruck, Atmung, Verdauung, Sexualorgane, Stoffwechselprozesse, Schweißabsonderung oder die Augenmuskulatur. Wir spüren die Aktivität des ANS, wenn wir starke Gefühle wie Ärger oder Angst haben. Übergeordnete Zentren in unserem Gehirn und unterschiedliche Hormone kontrollieren das vegetative Nervensystem. Gemeinsam mit dem Hormonsystem sorgt das ANS dafür, dass unsere Organe weitestgehend reibungslos funktionieren. Über spezielle Nervenimpulse wird die Organfunktion schnell wieder an wechselnde Anforderungen angepasst. Die jeweils notwendigen Hormone werden über den Blutkreislauf zum jeweiligen Zielorgan transportiert.

> MusikMedizin bringt unseren Organismus über das zentrale Nervensystem und das autonome Nervensystem in Balance.

Das autonome oder vegetative Nervensystem besteht aus drei Teilen:

a) Sympathisches Nervensystem

Das sympathische Nervensystem ist zuständig für die Aktivierung und vor allem im Zusammenhang mit Stresssituationen oder bedrohlichen Umständen wichtig. Unser Körper folgt einem Instinkt-

Reflex und wird sofort bereit gemacht für Kampf oder Flucht. Die Nebennierenrinde setzt durch ein aus dem Gehirn einlangendes Alarmsignal einen Adrenalinstoß frei. Die Umstellung des gesamten Körperablaufes auf die körperlichen Bedürfnisse dieser Alarmreaktion erfolgt nahezu zeitverzugslos über das sympathische Nervensystem sowie über den Blutkreislauf. Diese Veränderungen führen zu messbaren physiologischen Reaktionen: die Stresshormone Cortisol und Adrenalin werden vermehrt ausgeschüttet, der Puls sowie die Herz- und Atemfrequenz beschleunigen und der Blutdruck erhöht sich, die Fett- und Zuckeranteile im Blut steigen (erhöhter Blutzucker), die Blutgerinnungsfaktoren erhöhen und die Pupillen erweitern sich, die Muskelanspannung sowie die Milchsäure steigen an, der Hautwiderstand senkt sich und die Immunabwehr wird vermindert. Bei Gefahr oder Angriff folgen diese physiologischen Anpassungen direkt auf die Schrecksekunde. Sie bilden die Haupt- und somit wichtigste Phase der sogenannten Stressreaktion. Der gesamte Organismus stellt sich damit spontan auf die ungewohnte Situation um und ist bereit für eine Kampf- oder Fluchtreaktion. Dafür benötigt der Körper jedoch zusätzliche Energien. Alle Körperfunktionen, die im Moment nicht überlebensnotwendig sind (z.B. Sexualtrieb, Verdauung) werden ausgeschaltet bzw. reduziert. Auf die Phase der Stressreaktion folgt die Erholungsphase, die dem Körper die Gelegenheit gibt, sich wieder auf den aufbauenden (anabolischen) Stoffwechsel einzustellen. Die drei Phasen Schrecksekunde, Haupt- sowie Erholungsphase stellen die wirtschaftliche Nutzung der eigenen Körperkräfte sicher. Dadurch wird die maximale Muskelleistung für Angriff oder Flucht ermöglicht und eine Abwehr gegen Einflüsse aus der Umwelt organisiert. Dieser Prozess ist ein Teil eines beachtlichen evolutionären Überlebensprogramms. Wenn alle drei Phasen durchlaufen werden, kann der Körper einen ausbalancierten Zustand aller Körperfunktionen (Homöostase) wieder herstellen und erhalten.

b) Parasympathisches Nervensystem

Das parasympathische Nervensystem ist sozusagen der Gegenspieler zum sympathischen Nervensystem und ist dafür zuständig, dass wir nach einer Stresssituation wieder in einen entspannten Zustand zurückkehren können. Dadurch normalisieren sich Atmung und Herzschlag, wir sind entspannt und die Verdauung beginnt zu arbeiten. Die zentralen Zellen des parasympathischen Nervensystems liegen im Hirnstamm und im unteren Bereich des Rückenmarks (Sakralmark). Der Parasympathikus (Ruhenerv) ist ebenfalls als Gegenspieler zum Sympathikus (Aktivierungsnerv) an der unwillkürlichen Steuerung der meisten inneren Organe und des Blutkreislaufs beteiligt. Er wird deshalb als „Ruhenerv" bezeichnet, da er dem Stoffwechsel, der Erholung und dem Aufbau körpereigener Reserven dient.

c) Enterisches Nervensystem

Das enterische Nervensystem ist das Nervensystem des Magen-Darm-Traktes. Dieses Nervensystem wird auch als „Eingeweidenervensystem" oder als unser „Bauchgehirn" bezeichnet. Es besteht aus einem Nervengeflecht von etwa 100 Millionen Nervenzellen, das sich zwischen den Muskeln des Verdauungsapparates befindet. Das enterische Nervensystem ist ein eigenständiger Teil des autonomen Nervensystems, wird aber stark von Parasympathikus und Sympathikus beeinflusst.

> Für die Interaktion mit unserer Umwelt ist ein gut funktionierendes Zentralnervensystem wesentlich.

Hauptaktivität sind die Verdauungsprozesse, so sorgt es z.B. dafür, dass die Bewegung der Darmmuskulatur erhöht wird oder dass in das Darmrohr mehr Flüssigkeit ausgeschieden wird, wodurch in der Folge die Durchblutung in der Darmwand erhöht wird. Das „Bauchgehirn" analysiert auch die zugeführte Nahrung auf ihre Nährstoffzusammensetzung, den Salzgehalt und Wasseranteil und koordiniert, was der Körper absorbiert und was er ausscheidet. Außerdem kontrolliert es, dass hemmende und erregende Nervenbotenstoffe im Gleichgewicht sind, genauso wie stimulierende Hormone und schützende Substanzen. Unser Kopf- und Bauchgehirn stehen dabei im ständigen Kontakt.

90 Prozent aller Informationen sendet das Bauchgehirn zum Kopfgehirn. Umgekehrt sind es nur zehn Prozent, wenn beispielsweise das Bauchgehirn Gifte meldet, denn dann veranlasst das Kopfgehirn, dass das enterische Nervensystem motorische Reflexe auslöst und der Mensch erbricht. Von den Informationen, die das Bauchgehirn tagtäglich zum Gehirn schickt, nehmen gesunde Menschen nur die wenigsten bewusst wahr, während Menschen mit Reizmagen oder Reizdarm, die an chronischen Bauchschmerzen, Blähungen, Durchfall oder Verstopfung leiden, viel empfindlicher auf die Informationen reagieren. Diese erhöhte Sensibilität schlägt sich auch in anderen Bereichen nieder, indem Patienten mit Reizmagen oder Reizdarm überdurchschnittlich oft an Migräne, Depressionen, Schlafstörungen oder Angst leiden.

Beide Nervensysteme haben die gleichen Botenstoffe und Rezeptoren, sodass z.B. einige Medikamente auch beide Gehirne beeinflussen. Dies ist auch der Grund, weshalb fast alle Medikamente, die auf Neurotransmitter wirken, auch Rezeptoren im Darm besitzen. Antidepressiva stellen deshalb meist auch die Verdauung ruhig, während Medikamente, die den Serotoninspiegel und damit die Laune heben, gleichzeitig die Motorik im Darm steigern.

Zunehmende Dysfunktionen des autonomen Nervensystems

Es gibt aus Sicht der Wissenschaft keinen Zweifel daran, dass das autonome Nervensystem sowohl in der Erhaltung von Gesundheit als auch an der Entstehung von Krankheiten und deren Heilung maßgeblich beteiligt ist. Vor allem, weil man heute davon ausgeht, dass etwa 80 Prozent aller Gesundheitsstörungen stressbedingt sind und zu Dysfunktionen im ANS führen. Und genauso ist heute gesichert, dass Musik-Therapie und MusikMedizin in der Lage sind, das autonome Nervensystem positiv zu beeinflussen. Die Musikwirkungsforschung ist zwar erst am Anfang, doch vereinzelte Studien belegen die enormen Potenziale der rezeptiven MusikMedizin als unterstützende Behandlungsform, zunehmend jedoch auch als Selbsttherapie in der Gesundheitsvorsorge. Die einzelnen Untersuchungen zeigen immer deutlicher, dass die MusikMedizin vor allem das Zusammenspiel des zentralen Nervensystems und des autonomen Nervensystems begünstigt. Experten sprechen von einer „neurovegetativen Integration", was sich auf die körperliche, emotionale und kognitive Gesundheit des Menschen auswirkt. Deshalb ist die MusikMedizin zur Wiederherstellung der Gesundheit und den dazu notwendigen Selbstregulations-, Selbstreparatur und Selbstheilungsprozessen bestens geeignet. Um diese nachhaltige Wirkung der MusikMedizin auf das ANS wissenschaftlich zu dokumentieren, hat sich die HRV-Technologie mehr und mehr durchgesetzt, zumal die unmittelbare Wirkweise auf das ANS besser messbar ist als jene auf das ZNS. Und es ist ja das ANS, welches das ZNS mit den großen Organen und Organsystemen wie z. B. mit dem Herz, den Blutgefäßen, dem Magen, den Magen-Darm-Drüsen, dem Schließmuskel, den Nieren und der Leber, dem endokrinen Hormonsystem, den Nebennieren, den Schweißdrüsen und der Lunge usw. verbindet.

Die Gesundheitsforschung geht heute davon aus, dass unsere Gesundheit und deren Anpassungsfähigkeit an innere und äußere Einflüsse auf der Komplexitätstheorie beruhen, das heißt, es ist eine dynamische Beziehung zwischen allen Körpersystemen notwendig. Diesbezüglich kommt dem ANS die bedeutendste Schlüsselrolle zu. Nur mit diesem Mechanismus kann der Körper auf sich verändernde Umweltsituationen überhaupt reagieren und so die Gesundheit gewährleisten. Eine funktionierende Selbstregulation setzt auch die Fähigkeit voraus, willkürliche Aktionen wie eigene Gedanken, Gefühle, Motive und Handlungen zielgerichtet in Richtung Gesundheit zu beeinflussen. Dazu ist es notwendig, in den Körpersystemen Ressourcen freizusetzen, vor allem dann, wenn es um Heilungsprozesse geht. Und genau hier hat die MusikMedizin ein großes Potenzial. Das Modell der Homöostase – also das physiologische Streben nach Einhaltung eines Gleichgewichts, das für die Lebenserhaltung und Funktion eines Organismus oder eines Organs notwendig ist – ist diesbezüglich nicht ausreichend, da dadurch vor allem Körperabläufe, die zur Aufrechterhaltung der Grundfunktionen und der Vital- oder Lebensenergie notwendig sind, reguliert werden.

Die Nervensysteme arbeiten in einem Tag-Nacht-Modus

Bei einem gesunden Menschen ist die durchschnittliche Herzfrequenz während des Tages höher, da auch der Energiebedarf höher ist. Im Vergleich dazu sinkt die Herzfrequenz in der Nacht deutlich ab, da der Energiebedarf entsprechend geringer ist. Dies bedeutet, dass das Steuerungssystem des ANS über eine entsprechende Variabilität verfügen muss. Je mehr diese eingeschränkt oder starr wird, umso größer ist die Gefahr einer Erkrankung bis hin zum Tod. Sobald im ANS Variabilität und Flexibilität verloren gehen, kommt es zu Funktionsstörungen in den verschiedensten Bereichen und die selbstregulierenden Gesundheitsprozesse werden beeinträchtigt oder blockiert, was unweigerlich zu einer Vielzahl von Gesundheitsstörungen und Krankheiten führen kann. Dazu zählen vor allem neurodegenerative Krankheiten wie Alzheimer, Demenz oder Parkinson, aber auch neurologische Entwicklungsstörungen wie Autismus, Autoimmunkrankheiten wie Multiple Sklerose (MS), des Weiteren können anhaltende Dysfunktionen im ANS zu psychischen Störungen wie Angst- und Panikattacken führen, Depressionen oder Schizophrenie auslösen. Bluthochdruck, Herzinfarkte und Schlaganfälle haben ihre Ursachen oft in einer durch Stress und Schlafstörungen bedingten Übersteuerung des sympathischen Nervensystems! Sobald im ANS der Sympathikus die Hauptrolle übernimmt und der Parasympathikus zu kurz kommt, kommt es unweigerlich zu Schlafstörungen und zu einem Verlust an Lebensenergie, was wiederum zu vorzeitiger Alterung und zu einer Schwächung des Immunsystems führt. Dadurch wird die Entstehung von Regulationsstörungen und Krankheiten begünstigt.

Das Zusammenwirken von ZNS und ANS und umgekehrt ist der Schlüssel

Das Wissen um die Wirkung von Musik auf den Menschen, seine Gesundheit und die Förderung von Selbstheilungskräften ist schon sehr alt. Zudem gibt es viele Abhandlungen über die Wirkung von Musik auf gesunde Menschen mit einem gut funktionierenden autonomen

Nervensystem. Weniger wissenschaftliche Literatur gibt es in der Musikwirkungsforschung über Menschen, die an Dysfunktionen des ANS leiden.

Interessant ist, dass sowohl bei Gesunden als auch bei Kranken die jeweils physiologischen Veränderungen durch MusikMedizin wie etwa Atem- und Herzfrequenz, Blutdruck oder elektrische Hautleitfähigkeit gut messbar sind. Natürlich ist es bei signifikanten, positiven Veränderungen dieser Parameter durch MusikMedizin nicht möglich, eine seriöse Prognose über eine langfristige Verbesserung einer vorhandenen Störung abzugeben. Allerdings ist es eine fundamentale Voraussetzung, dass überhaupt eine Veränderung eintreten kann und dass auf die Veränderungen wie ein Herabsenken der Herzfrequenz letztendlich auch körperliche und organische Veränderungen stattfinden können.

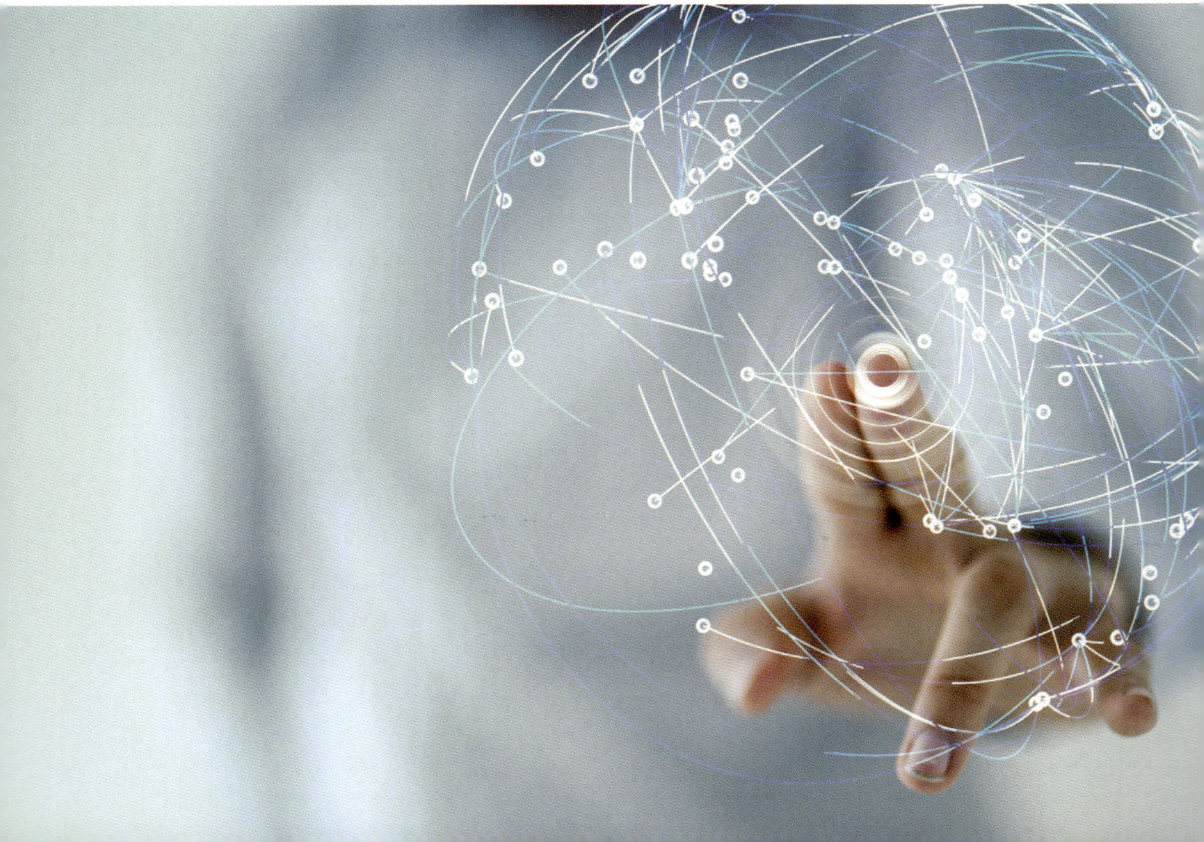

„In Wirklichkeit haben
wir zwei Seelen,
eine linke und
eine rechte Seele."

Verfasser unbekannt

Wie ausführlich behandelt wurde, ist Gesundheit von zahlreichen und komplexen inneren und äußeren Bedingungen abhängig. Eine der wichtigsten ist allerdings, dass die Verbindung und Zusammenarbeit des ZNS mit dem ANS reibungslos funktioniert und so die Körpersysteme, vor allem das Hormon- und Immunsystem, selbstregulierend funktionieren.

Da das ANS sehr viel auch mit unserer körperlichen Gesundheit zu tun hat, wirkt sich der positive Einfluss der MusikMedizin auch körperlich aus und kann daher medizinisch-therapeutisch gesehen sehr nützlich sein. Dies betrifft sowohl die Aufrechterhaltung der Gesundheit als auch ihre Wiedergewinnung. Vor allem die Heilungsprozesse setzen eine gut funktionierende parasympathische Funktion voraus. Umfangreiche Recherchen in der Literatur und im Internet zeigen, dass es in diesem Zusammenhang erstaunlicherweise eine Vielzahl von Studien gibt, welche zahlreiche wissenschaftliche Hinweise aufzeigen und so die wahren Möglichkeiten der MusikMedizin dokumentieren.

Die tatsächlich zugrundeliegenden Mechanismen, welche zu den positiven Veränderungen und Ergebnissen führten, sind wissenschaftlich allerdings noch zu wenig erforscht und waren auch nicht Grund für die Studien. Was aber in jedem Fall unbestritten bleibt, ist, dass MusikMedizin auf Gehirn und Nervensystem wirkt und dort vor allem die Funktionen des ZNS und des ANS samt dem notwendigen Zusammenspiel sehr positiv und in den meisten Fällen sehr rasch unterstützen kann. Beispielsweise, wenn es um die Reduktion von Angst und Schmerzen geht.

Zusammengefasst lässt sich sagen, dass vorhandene Funktionsstörungen des Nervensystems und die dadurch verursachten Störungen von Gesundheit und Wohlbefinden sehr gut auf MusikMedizin ansprechen.

Aus allen alten und neuen Erkenntnissen ergibt sich die Tatsache, dass jedes Leben durch einen hochkomplexen Prozess der Selbsterschaffung, Selbstregulation und Selbstorganisation entsteht. Durch sein eigenes Leben und Denken erschafft sich jeder seine eigene Welt und deshalb nimmt auch jeder seine eigene Wirklichkeit der Welt wahr. Dieser individuelle Wahrnehmungsprozess hat vor allem mit unserem Gehirn zu tun.

Gefühle steuern zentrale biologische Abläufe.

Aus der Gehirnforschung wissen wir nämlich: Je nach Funktion der beiden Gehirnhälften entstehen bestimmte psychisch-emotionale und körperliche Zustände. Wenn die linke Gehirnhälfte nicht richtig aktiv oder durch Verletzung beeinträchtigt ist, führt dies zu emotionalen Verstimmungen, zu Depressionen und Lustlosigkeit.

Durch Messungen und Gehirn-Scans erkannte man, dass die hinteren Bezirke der rechten Gehirnhälfte verstärkt auf die Wahrnehmungen von Gefühlen spezialisiert sind. Als erwiesen gilt heute, dass hierbei vor allem eine Struktur eine große Rolle spielt, die Amygdala. Sie ist Teil des limbischen Systems, dem eine wichtige Funktion bei der Emotionsverarbeitung zugesprochen wird. US-amerikanische Wissenschaftler haben in Laborversuchen mit Mäusen, bei denen die linke Gehirnhemisphäre zeitweise chemisch ausgeschaltet oder betäubt wurde, eine interessante Entdeckung gemacht: Diese Mäuse reagierten auf einen isolierten Abfall von T-Lymphozyten. Die T-Lymphozyten oder T-Zellen stellen eine Zellgruppe der weißen Blutkörperchen dar und sind in Zusammenarbeit mit den B-Lymphozyten für die sogenannte erworbene Immunabwehr des Körpers verantwortlich. Die Mäuse wurden dadurch krank. Da die rechte Gehirnhälfte also sehr auf Gefühle und Emotionen reagiert, führt eine zu starke Aktivität der rechten Gehirnhälfte tendenziell zu einer höheren Bereitschaft krank zu werden oder zu sein. Dies zeigt, dass die Großhirnrinde einen direkten Einfluss auf das Immunsystem hat.

Die Selbstheilungskräfte im Schlaf aktivieren

Die angewandte MusikMedizin zielt nun darauf ab, auf der grobstofflichen Ebene diejenigen Gehirnareale zu aktivieren und miteinander zu vernetzen, die zuständig für die Selbstregulation, Selbstreparatur und Selbstheilung sind. Genau diese Areale sind es auch, in welchen sich der Sitz unserer Intuition und Kreativität befindet. Die heilsame Wirkung der MusikMedizin kann gezielt genutzt werden, indem man individualisierte Musikprogramme zum aktiven (Tag) und passiven (Nacht) Hören sowie zur gleichzeitigen Stressablösung zusammenstellt. Bereits da zeigte sich auf der Weltgesundheitskonferenz 2014 in Genf zum Thema Stress etwas fast Unglaubliches: diese MusikMedizin ist vier- bis achtmal wirksamer als ein herkömmliches Medikament! So greifen immer mehr Ärzte und Therapeuten auf das jahrtausendealte Wissen zurück, um das Gehirn und in der Folge den ganzen Körper und alle Zellen mit Musik-Schwingungen zu beeinflussen. Dies bestätigt auch der renommierte Neurophysiologe Prof. Erwin-Josef Speckmann, der von 1986 bis 2005 Ordinarius für Neurophysiologie am Institut für Physiologie der Universität Münster war: „Es gibt tatsächlich eine Gruppe von Medikamenten mit der Aufschrift ‚Musik'." Genau dies war mein Ansatz und mögliches Wirkmodell der schlafbezogenen MusikMedizin – konkret müsste das Zusammenwirken von Schlaf und MusikMedizin die Potenziale zur Förderung und Aktivierung der Selbstheilungskräfte um ein Vielfaches steigern können.

Unsere psychische Gesundheit spielt zunehmend eine zentrale Rolle

Psychische und psychiatrische Störungen, vor allem Depressionen und das Burnout-Syndrom, haben in den letzten zwei Jahrzehnten sprunghaft zugenommen. Davon sind nicht nur Erwachsene, sondern zunehmend auch Kinder und Jugendliche betroffen. Die tägliche Interaktion mit unseren Familienmitgliedern, Freunden, Arbeitskollegen und Mitmenschen und die daraus entstehende Verstehbarkeit, Sinnhaftigkeit und Beeinflussbarkeit hat auch Folgen für unsere Gesamtgesundheit.

Gefühle werden durch das alltäglich Erlebte erregt und diese Gefühle steuern ihrerseits zentrale biologische Abläufe, zum Beispiel das Immun-, Hormon- und Herz-Kreislauf-System oder den Schlafprozess. Unser psychisches Wohlbefinden wirkt zurück auf unsere Motivation, auf unsere Gedanken, auf unser Verhalten und genauso auf unsere Schlafqualität.

Freude, Glück und Stolz sind Beispiele für positive Gefühle. Angst, Wut und Hilflosigkeit sind Beispiele für negative Gefühle. Jeder Mensch hätte damit grundsätzlich zu einem großen Anteil Einfluss darauf, wie man sich selbst und seine soziale Umwelt einschätzt, genauso auf die eigene Leistungsfähigkeit und Leistungsbereitschaft sowie auf das eigene Sozial- und Gesundheitsverhalten. Wenn also die psychische und seelische Gesundheit so wichtig für die körperliche Gesundheit des Menschen ist, stellt sich die Frage, was wir selbst tun können, um diese zu verstehen, zu schützen und letztendlich zu fördern. Die erste Antwort aufgrund meiner beinahe 30-jährigen Erfahrung lautet: „ausreichend und gesund schlafen“ und die zweite „im Schlaf die Heilkräfte der MusikMedizin nutzen“!

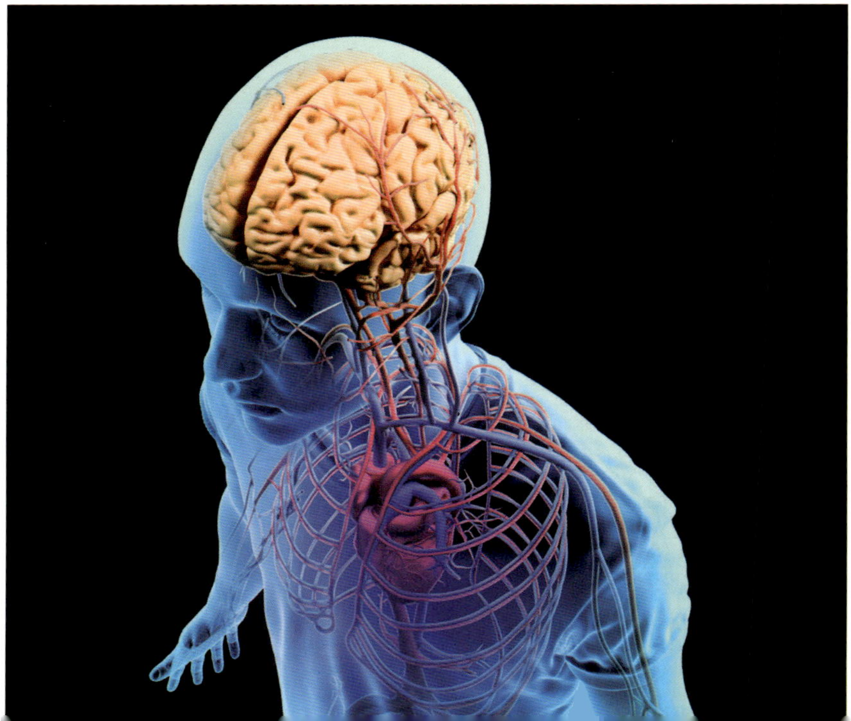

MEDIZINISCHE HEILKUNST UND MUSIK

GESCHICHTLICHE ENTWICKLUNG

„Keine Kunst wirkt auf den Menschen so unmittelbar, so tief, wie die Musik – eben weil keine uns das wahre Wesen der Welt so tief und unmittelbar erkennen lässt.“

Arthur Schopenhauer (1788–1860), deutscher Philosoph

Musik ist, neben Tanz und Gesang, das stärkste Ausdrucksmittel, das der Mensch seit Ewigkeiten zu nutzen weiß. Gefühle, Erlebnisse, Wünsche – alles lässt sich hier darstellen und verbindet ganze Generationen miteinander. Seit der Antike, vielleicht schon seit vorgeschichtlicher Zeit, existieren viele Verbindungen zwischen Musik und Heilkunst. Die früheste Verbindung von Musik und Medizin ist sicher in den archaischen vor- und frühgeschichtlichen Gesellschaften und im Schamanismus zu suchen. Erste bekannte Funde von Musikinstrumenten wie Knochenflöten sind seit der Jungsteinzeit nachweisbar. In diese Zeitepoche fallen auch die ersten nachweisbaren Behandlungsversuche an Menschen. Dies zeigen Knochenfunde, die verheilte Frakturen aufwiesen und damit belegen, dass die frühen Menschen bereits verletzte Gliedmaßen schienten.

Es ist überliefert, dass Encheduanna, Tochter des Königs Sargon von Akkad in der sumerisch-akkadischen Zeit (das ist etwa 4200 Jahre her), 42 Tempelhymnen komponierte und dichtete, mit denen sie Kranke heilen konnte. Behandlungen waren in der Frühzeit des Menschen immer mit kultischen Ritualen bestehend aus Tänzen, Gesängen und akustischen Reizen gepaart. Diese Kulte sind die älteste Form der Musik-Therapie. Die Musik mit ihrer magisch-mystischen Wirkung war fest in jedes Heilritual eingebunden. Die Kranken und teilweise auch die Heiler selbst verfielen in einen tranceartigen, hypnotischen Zustand, in dem Götter beschworen und Dämonen vertrieben werden konnten. Diese ekstatischen Heilungspraktiken dominierten die Frühmedizin bis hinein in die Antike. Auch im Alten Testament finden wir erste Hinweise, dass sich Musik positiv auf Psyche und Seele auswirkt. So wurde Saul durch die Harfenmusik vermutlich von einer Depression geheilt.

Die ältesten Tonsysteme

Als Tonsystem bezeichnet man den in einer Musikkultur verwendeten Tonvorrat und die Ordnungsprinzipien, die den Tonbeziehungen zugrunde liegen und die Funktionen einzelner Töne bzw. Tonstufen bestimmen. Tonsysteme sind somit ein zentraler Gegenstand der Musiktheorie bzw. Musikwissenschaft und stellen ein Mittel dar, verschiedene Musikkulturen miteinander zu vergleichen. Pentatonik ist das älteste nachgewiesene Tonsystem, das man etwa aus Funden von bis zu 3700 Jahren alten Knochenflöten mit drei bis vier Grifflöchern erschließt. Als Pentatonik (griechisch penta = fünf) oder Fünftonmusik bezeichnet man aus fünf verschiedenen Tönen bestehende Tonleitern und Tonsysteme. Sie kennzeichnet seit etwa 3000 v. Chr. – vermutlich ausgehend von Mesopotamien – die Musik vieler indigener Völker Asiens, Afrikas, Amerikas und des frühen Europas. Sie gilt auch als Vorläufer der aus Griechenland stammenden europäischen Heptatonik (griechisch Siebentönigkeit).

> Das tausende Jahre alte Wissen kann heute durch die Wissenschaft bestätigt werden.

Ayurveda und chinesische Medizin

Die ayurvedische Medizin fand vor mehr als 3000 Jahren ihren Ursprung in Indien und ist das älteste noch immer praktizierte Medizinsystem der Welt. Die vedische Wissenschaft befasste sich schon frühzeitig mit den heilenden Klängen der Musik und ihre heilende Wirkung war immer ein wichtiger Teilbereich der ayurvedischen Medizin. Dabei kommen, je nach Behandlungsansatz, unterschiedliche Ragas zur Anwendung. Deren Wirkung ist schon seit der Antike bekannt. Religion und Philosophie sehen den Menschen als harmonische Einheit von Körper und Geist, wobei die indische Musik durch ihren besonderen Klang eine positive Wirkung auf den Organismus hat. In Indien wurde der Musik-Therapie sogar ein eigener Feiertag gewidmet (13. Mai).

In der Antike versuchte man schon frühzeitig, den Pulsschlag des Patienten therapeutisch durch Musik zu beeinflussen.

Diese schon sehr alten Überlieferungen zeigen auf, dass die Heilkunde bereits früh mit der Wirkung von Musik vertraut war. Die auf Musik basierende Heilkunde sorgte so von Anfang an für Schmerzlinderung und Aktivierung der inneren Heilkräfte. Diese Wirkung kann heute, auch tausende Jahre später, durch hochmoderne wissenschaftliche Verfahren reproduzierbar bestätigt werden

Wie die Musik zur Medizin kam und umgekehrt

Hippokrates (460–370 v. Chr.) war bekanntlich der Begründer der griechischen Medizin und der bedeutendste Arzt der Antike. Ihm wird der Hippokratische Eid zugeschrieben. Auch er war davon überzeugt, dass Musik eine heilende Kraft besitzt . Die Auskultation (Abhören des Körpers) war schon in der hippokratischen Medizin bekannt. Dabei wurde der sicht- oder fühlbare Puls an Hand, Schläfen, Hals, Lenden und Knie eindringlich untersucht. Die Pulsdiagnostik wurde erst in der alexandrinischen Zeit entwickelt, hat aber in anderen Medizinsystemen jahrtausendealte Tradition (Ayurveda, Traditionelle Chinesische Medizin).

Dazu gibt es eine weitere Brücke zur Musik, dort meint der Puls neben dem festgelegten Takt auch den inneren Fluss der Musik, der sich wiederum aus dem Taktmaß und dem melodisch-harmonischen Verlauf der Musik ergibt. Diese Begrifflichkeit bestimmt nicht nur das gleichmäßige Taktmaß, sondern schließt auch die Vorstellung des Fließens mit ein, was aus physiologischer Sicht beim menschlichen Pulsschlag ebenso der Fall ist. Das Schlagen des Pulses war also gleichbedeutend mit dem Fließen des Blutes.

In der Antike versuchte man schon frühzeitig, den Pulsschlag des Patienten therapeutisch durch Musik zu beeinflussen. In der Traditionellen Chinesischen Medizin (TCM) hat vor allem die erfolgreiche Kombination der Akupunktur mit der Musik-Therapie eine lange Tradition.

Das Interesse der Heilkundigen und Philosophen an der heilenden Wirkung der Musik wurde in zahlreichen philosophischen und medizinischen Schriften erwähnt. In der klassischen Antike gingen die Gelehrten bereits davon aus, dass sich aus den Musikstrukturen – insbesondere von Rhythmus und Harmonie – eine Kraft aufbaut, die in den innersten Bereich der Seele eindringt und so eine heilende oder erzieherische Wirkung auf den Menschen ausübt. So diente die Musik zur Wiederherstellung geistig seelischer Harmonie, denn kranke Menschen befanden sich in Unordnung, die harmonisiert werden mussten. Neben diesen reinigenden und ordnenden Effekten sollte die Musik gleichzeitig die Seele erziehen. Selbst Aristoteles konstatierte: Musik reinigt die Seele und hat dadurch eine heilende Wirkung (Katharsis). Dadurch ist die Musik in der Lage, einen Zustand wieder zu normalisieren.

Zu der Zeit gab es bei den Gelehrten noch nicht diese heute deutliche Trennung von Naturwissenschaft, Kunst und Philosophie. So konnten sich große Naturphilosophen wie Sokrates und Pythagoras mit den theoretischen und akustischen Fragen rund um die Musik beschäftigen. Auffallend ist, dass man sich schon damals auf die Wirkung von Musik auf die Psyche und Seele des Menschen konzentrierte, also genau auf jenen Bereich, auf den auch heute noch die größte Wirkung der Musik nachgewiesen werden kann. Bereits im zweiten Jahrhundert nach Christus beschäftigte sich der Musikschriftsteller Aristeidis Quintilianus mit der Musiktheorie im antiken Griechenland. Dabei ging es um Erziehung und Heilung durch Musik. Er vertrat die Ansicht, dass sich für jede krankhafte Veränderung der Affekte durch den Einsatz von Musik ein passendes Heilverfahren finden ließe.

Musik-Therapie im Osmanischen Reich

Besonders auffallend ist bei diesen Überlieferungen, dass bei der Behandlung die Musik nicht willkürlich verwendet wurde. Vielmehr wurde jede Krankheit durch verschiedene Arten von Melodien (Makame) und Rhythmen behandelt. Makam ist im Türkischen die Bezeichnung für einen charakteristischen Melodietyp bzw. für die Art eines Musikstückes. Dabei ist der Melodietyp charakterisiert durch eine spezifische Tonleiter, Tonart und weitere musikalische Elemente. Typisch sind auch Eröffnungs- und Endmelodien, gewöhnlich „Taksims", die man mit musikalischer Improvisation vergleichen kann. Über 80 verschiedene Makams sind bekannt, zwölf von ihnen wurden zu therapeutischen Zwecken verschrieben. Der islamische Philosoph Al-Farabi (870–950) fasste in seinem Werk „Musikiul-kebir" einige Makame und deren Wirkungen auf den Menschen wie folgt zusammen:

„Der ‚Rast-Makam' erfreut den Menschen und gibt ihm Zufriedenheit, der ‚İsfahan-Makam' schenkt dem Menschen Beweglichkeit und Selbstvertrauen. ‚Segah' beruhigt und fördert den Schlaf – der ‚Neva-Makam' gibt Appetit und Gelassenheit. Der ‚Uşşak-Makam' (einer der ältesten Makame) lässt den Menschen lachen und die Seele zutiefst erfreuen. ‚Zengüle' fördert den Schlaf. ‚Saba-Makamı' gibt Kraft, und der ‚Hüseyni-Makamı' schenkt dem Menschen Zufriedenheit, Wohlsein und Vollkommenheit."

Der oberste Arzt des Osmanischen Reiches, Hekimbaşı Gevrekzade Hasan Efendi, schrieb in seinem Werk „Neticetül-fikriyeve Tedbir-i veladet-ülbikriye" über die Psychologie des Kindes und darüber, welcher Makam bei welchen Kinderkrankheiten eingesetzt werden sollte. Schon damals war man sich aus Sicht der Heilkunde und Psychologie einig: „Schöne Klänge und harmonische Musik geben den Kindern Freude und Gelassenheit, der Seele Zufriedenheit. Den Kummer und ihre Sorgen lassen sie weit hinter sich und fallen in einen tiefen Schlaf."

Klostermedizin und Musikkultur

Im Mittelalter bauten die Klöster, ihre Gelehrten und die Priesterärzte das wissenschaftliche Erbe der Antike weiter aus. Im Fokus stand nicht nur die Heilkunde, sondern jetzt wurden Kunst und Musik gelehrt. Die daraus entstehenden mittelalterlichen Musiktheorien und der gregorianische Choral bildeten das Fundament der westlich europäischen Musikkultur. Was die Medizin und die Heilkraft der Musik anbelangt, baute man auf den Lehrmeinungen der Antike weiter auf. Diese Zeitepoche machte sich für die Weiterentwicklung der medizinischen Heilkünste nicht besonders berühmt. Aber aus dem Mittelalter und der Renaissance existieren zahlreiche Berichte und Überlieferungen über musiktherapeutische Maßnahmen von Ärzten bis hin aus dem arabischen Raum. Dabei wurde von der Wirksamkeit von Musik bei Schlaganfällen oder gegen Geburtswehen berichtet.

Aus der kulturgeschichtlichen Entwicklung ist ersichtlich, dass die MusikMedizin eigentlich eine sehr alte ärztlich medizinische Behandlungsmethode ist. Dies hängt sicherlich auch damit zusammen, dass es zu der Zeit nur bedingt wirksame Medikamente gegen die verschiedensten Leiden gab. Also lag es nahe, die musikmedizinischen Erfahrungen der Antike weiterzuführen und auch weiterzuentwickeln, um die Kranken in ihrer Heilung zu unterstützen. Es war allerdings schon damals aus Sicht der Medizin und Wissenschaften schwierig, neben den religiös philosophischen Ansätzen die tatsächlichen Wirkmechanismen der Musik auf den Menschen zu benennen.

Die Regulation des Blutes stand auch im späten Barock im Vordergrund des musiktherapeutischen Bemühens.

Anatomie und Musik

Die Renaissance (französisch Wiedergeburt, 1420–1600), welche die Gotik ablöste und somit das Mittelalter von der Neuzeit trennt, hat zu einem allgemeinen Aufschwung in der Wissenschaft geführt, vor allem in Italien, dem eigentlichen Ursprung der Renaissance. Im übrigen Europa begann diese erst im 16. Jahrhundert und reichte bis ins 17. Jahrhundert. Diese Zeitepoche war das Wiederbeleben der Antike sowohl in der Kunst, Literatur als auch Philosophie. Im Gegensatz dazu erlebte im medizinischen Bereich die Anatomie einen wahren Aufschwung. Maßgeblich daran beteiligt waren die anatomischen Forschungen des Italieners Leonardo da Vinci, der es auch verstand, seine Kenntnisse künstlerisch umzusetzen. Die Krönung lieferte der flämische Anatom Andreas Vesalius (1514–1564), der 1543 sein Anatomie-Lehrbuch herausbrachte und den menschlichen Körper in bis dahin nie erreichter Präzision zeigte. Die anatomischen Forschungen rückten das Zusammenwirken der Organe in den Blickpunkt der Künstler. Die Komponisten versuchten dieses Zusammenwirken musikalisch abzubilden, indem sie die Mehrstimmigkeit zur Vollendung brachten. Was die Verbindung von Musik und Medizin anbelangte, stand auch in der Renaissance noch immer die Lehre vom Puls im Vordergrund. Schon vorher hatte der franko-flämische Komponist und Musiktheoretiker Johannis Tinctoris (1435–1511) die Meinung vertreten, dass im menschlichen Puls musikalische Natur vorhanden sei.

In der Renaissance beschäftigten sich die Wissenschaftler mit den Zusammenhängen von Musik und den menschlichen Affekten, vor allem der Melancholie. Durch harmonisierende Schwingungen der Musik wurden die Lebensgeister reaktiviert, das Blut verdünnt und die körpereigenen Säfte in ihrer Konsistenz normalisiert. Die Regulation des Blutes (spiritus animalis) stand auch im späteren Barock im Vordergrund des musiktherapeutischen Bemühens. Voraussetzung hierfür war die Entdeckung des Blutkreislaufes durch William Harvey. Später, als Muskeln, Nerven und Fasern entdeckt wurden, sollten auch diese in das Erklärungs- und Behandlungsmodell der Musik-Therapie und MusikMedizin mit einbezogen werden. Körperliche, Geistes- und Gemütskrankheiten konnten schon damals mit der Arztmusik (= Jatromusik) geheilt werden.

Auf die Anatomie folgte die Neurologie

Nachdem im 16. Jahrhundert der Tübinger Mediziner Professor Samuel Hafenreffer (1587–1660) versuchte, die gesamte schulmedizinische Lehre vom Puls in Form von Noten darzustellen, wurde gleichzeitig die Musiktheorie in das medizinische Curriculum aufgenommen. Gut 100 Jahre später machten die Philosophen auf sich aufmerksam, vor allem René Descartes (1596–1650) und Thomas Willis (1621–1675) prägten die Neurologie und es entstanden die ersten wissenschaftlichen Arbeiten über das Gehirn. Es entwickelten sich in dieser Zeit auch neue Musikgattungen wie zum Beispiel die Oper. Ansonsten verging ein Jahrhundert ohne nennenswerte neue Entwicklungen rund um das Zusammenwirken von Heilkunst und Musik.

Das änderte sich während der Wiener Klassik (1780–1827), als Wien zum Zentrum von Musik und Medizin aufstieg. In dieser Epoche beherrschten Josef Haydn, Antonio Salieri, Wolfgang Amadeus Mozart, Ludwig van Beethoven und Franz Schubert die Musikszene und die medizinische Fakultät erlangte Weltruhm. Die medizinische Forschung trat in den Mittelpunkt des Interesses und in der Neurologie wurden die ersten Versuche mit der Elektrostimulation durchgeführt. Man erkannte unter anderem die Zusammenhänge der elektrischen Stimulation bei der Muskelkontraktion.

Musikbildung prägte die frühere Medizin mit

Im 18. Jahrhundert war der Einfluss der Musikszene so groß geworden, dass diese sogar kulturellen Status errang. Denn die musikalische Bildung gehörte zur Kultur der höheren und adeligen Kreise, insbesondere Ärzte, Juristen, Literaten und Künstler genossen neben ihren Fachgebieten auch eine musikalische Ausbildung.

In jener Zeitepoche waren es gerade Ärzte, die ihre Liebe zur Musik so auslebten, dass sie sogar in die Musikgeschichte eingingen. Beispielhaft sei hier der russische Komponist Alexander Borodin (1833–1887) genannt, er war Arzt an einem Militärhospital. Er begann schon in seiner Kindheit mit einer Musikausbildung und war durch seine Studien in Chemie und Medizin sowohl wissenschaftlich als auch musikkünstlerisch hochbegabt. Er war durch seine doppelte Leidenschaft maßgeblich daran beteiligt, dass sich im 19. Jahrhundert die beiden Wissensgebiete Musik und Medizin gegenseitig befruchteten. Das war auch die Zeit, in der die Neurologie weiter an Boden gewann. Die Musik verlor den Bezug zum klassisch medizinischen Bereich der körper-

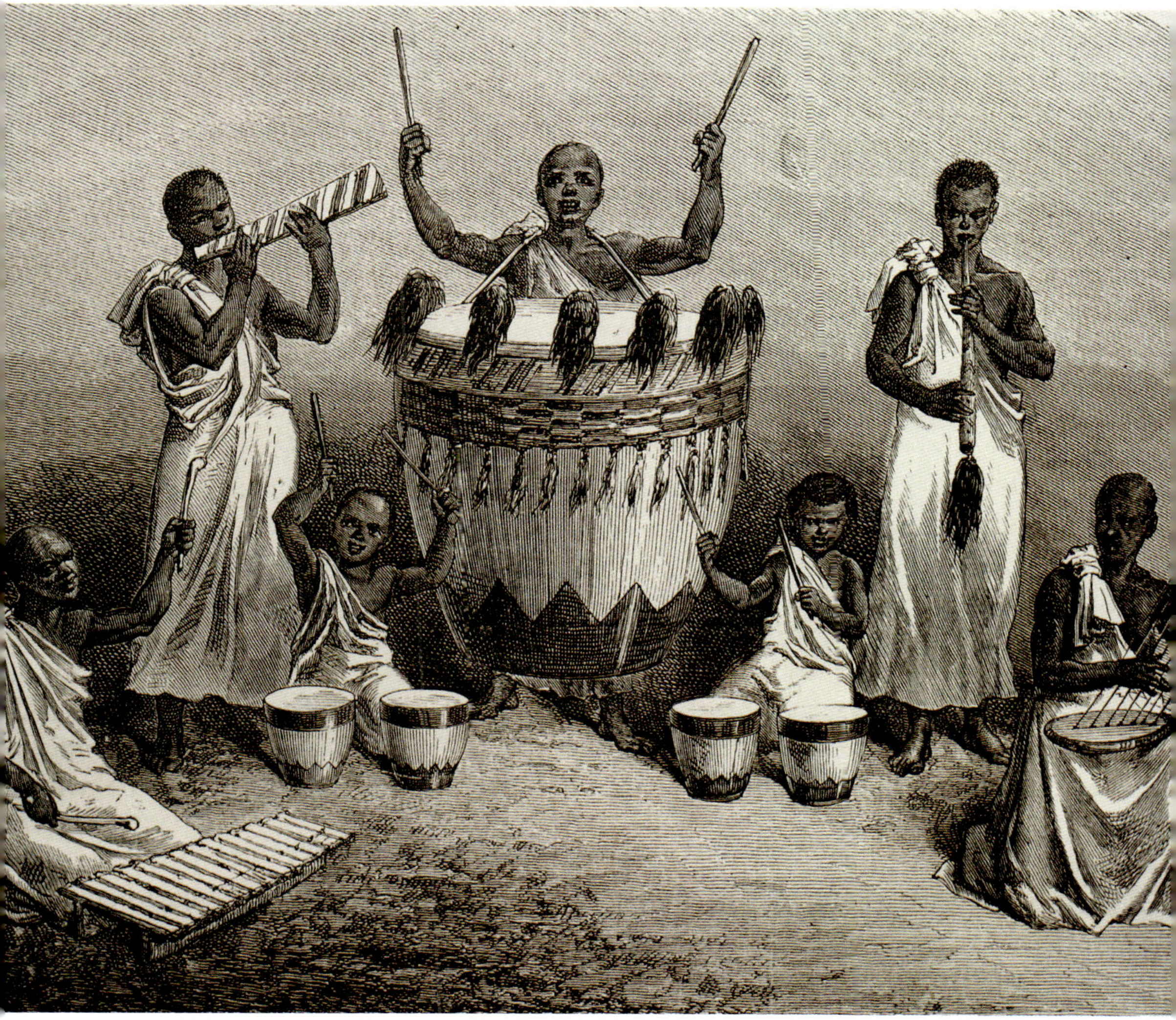

lichen Erkrankungen immer mehr. Der neue Schwerpunkt lag in der Behandlung von psychischen Krankheiten. So wanderte die Musiktherapie in den Bereich der Psychiatrie. Zu Beginn des 20. Jahrhunderts sorgte Sigmund Freud mit seiner Psychoanalyse für Aufsehen, als er konstatierte, dass der Mensch nicht allein seinem Willen, sondern auch Trieben unterworfen sei.

Der Neustart von Musik-Therapie und MusikMedizin

Das alles waren mehr als triftige Gründe, weshalb sich die immer moderner werdende Medizin zu Beginn des 20. Jahrhunderts auf die vielfältigen Wirkungen von Musik zurückbesann. Das war sozusagen der Neustart der Musiktherapie und MusikMedizin, die Musik kam wieder vermehrt innerhalb von Behandlungen zum Einsatz. Einen wesentlichen Beitrag dazu leistete die anthroposophische Heilpädagogik. Erst nach Ende des Zweiten Weltkrieges gab es einen vermehrten Einsatz der Musik im Zuge von medizinischen Interventionen. Es waren zu der Zeit vor allem musikliebhabende Ärzte, die in den 50er Jahren in breiten Studien auf die starke körperliche Wirkung von Musik aufmerksam machten und damit die Musiktherapie wieder aus ihrem Schattendasein herausholten. Dabei wurde Musik vorwiegend dazu benutzt, das Verhalten der Patienten positiv zu beeinflussen. Deshalb kamen maßgebliche Impulse und Erfahrungen aus der Psychiatrie. Der Einsatz von Musik bei der Behandlung Geisteskranker hat eine lange medizingeschichtliche Tradition, vor allem bei depressiven Erkrankungen. Diese Indikation lässt sich im Zusammenspiel von Musik und Medizin lange zurückverfolgen und ist auch noch heute eines der erfolgversprechendsten Einsatzgebiete der Musikt-Terapie.

> Der Einsatz der MusikMedizin hat sich besonders bei chronischen Schmerzpatienten sehr gut bewährt.

Seit den 1980er Jahren hat sich die MusikMedizin im Zusammenwirken mit Musikwirkungsforschern in den verschiedensten Fachgebieten etabliert. Dabei handelt es sich vor allem um praktische Tätigkeitsfelder aus den Grenzgebieten der Medizin wie die klinische Psychologie, die Sonderpädagogik, in der Pflege von Intensivpatienten, in der Traumatologie oder in der pädagogischen Arbeit mit lernbehinderten oder verhaltensauffälligen Kindern. Indikatoren wie Schlafstörungen, Schlafmangel, Schmerzen, Angstzustände, Stimmungsschwankungen, psychische Störungen, Stresssymptome, Burnout etc. sind geradezu prädestiniert für die MusikMedizin.

Zu Beginn des 21. Jahrhunderts sind dann die Gebiete der Krebs-, Demenz- und Alzheimererkrankungen hinzugekommen. Es entwickeln sich immer weitere Einsatzgebiete für die MusikMedizin, dazu zählen Krankheiten oder operative Eingriffe, die direkt auf das Zentralnervensystem (ZNS) einwirken, Störungen der chronobiologischen Abläufe (sozialer Jetlag) oder die zahlreichen Gebiete der Präventivmedizin. Auch hier bietet die MusikMedizin bereits jetzt und vor allem künftig eine kostengünstige Alternative zur Apparatemedizin und zu pharmakologischen Arzneimitteln mit oft unerwünschten Nebenwirkungen. Der Einsatz der MusikMedizin hat sich besonders bei chronischen Schmerzpatienten sehr gut bewährt.

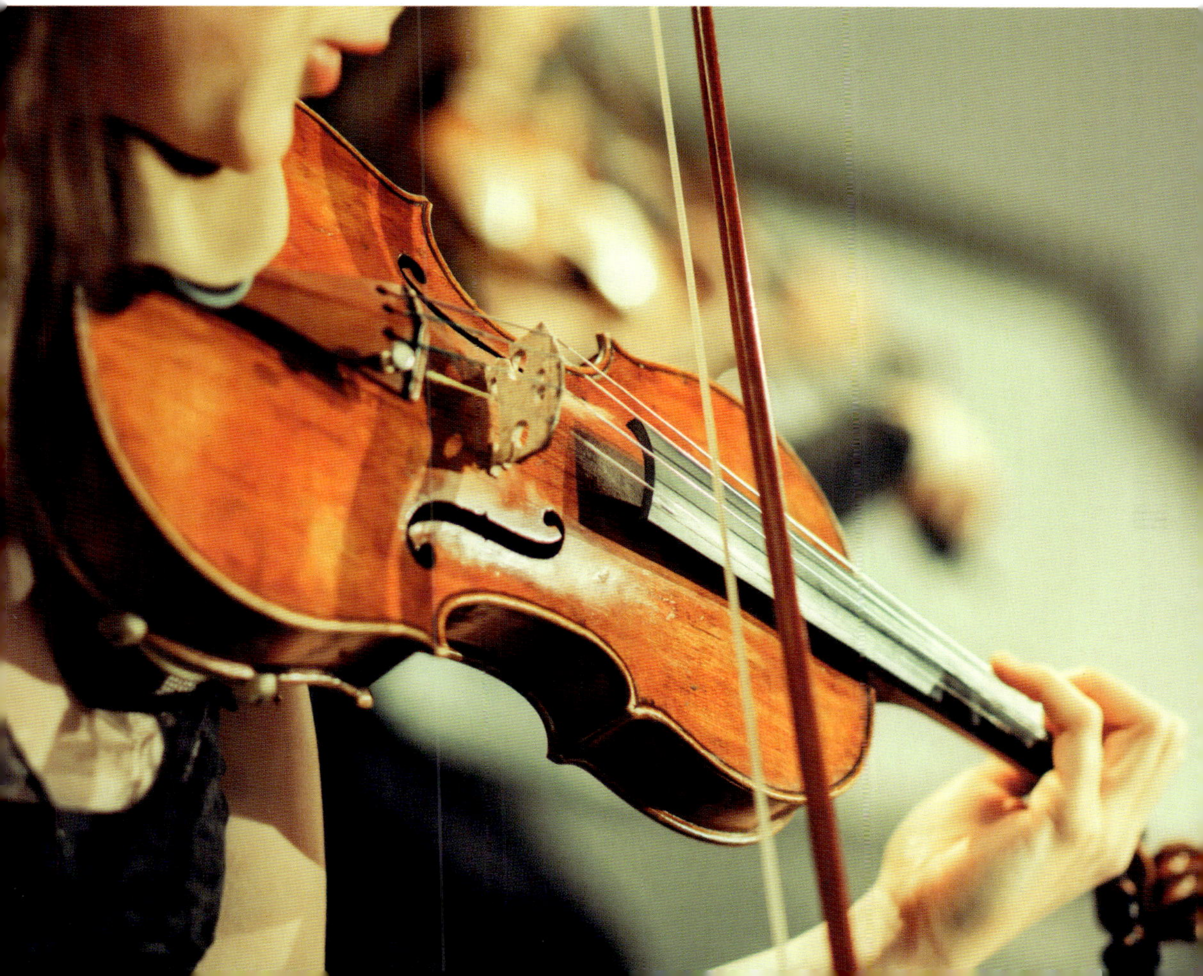

MUSIKMEDIZIN

VON DER MUSIK-THERAPIE ZUR MUSIKMEDIZIN

Ergänzende und nebenwirkungsfreie Möglichkeiten in der Medizin und Heilkunde erscheinen durchaus sinnvoll, das zeigt der aktuelle Gesundheitszustand der Weltbevölkerung. Denn die Entwicklung der allgemeinen Gesundheit und der Schlafgesundheit ist in alle Richtungen mehr als alarmierend geworden. Dies zeigt die bisher weltweit größte Studie (Global Burden of Disease Study, GBD), die bereits 2015 in der Medizinzeitschrift Lancet veröffentlicht wurde. Zur Erinnerung: nur noch jeder 20. Mensch ist medizinisch gesehen gesund! Das verursacht neben dem Leid der Betroffenen auch im Gesundheits- und Wirtschaftssystem enorme Schäden und „verschluckt" bereits etwa 13 Prozent des gesamten Bruttoinlandproduktes.

„Das Schönste, was wir erleben können, ist das Geheimnisvolle.
Es ist das Grundgefühl, das an der Wiege von
wahrer Kunst und Wissenschaft steht."

Albert Einstein (1870–1955)

Aktuell erlebt die Musik-Therapie und vermehrt die rezeptive Musik Medizin einen wahren Boom als begleitende Unterstützung von zahlreichen medizinischen, psychologischen und psychiatrischen oder pädagogischen Behandlungen und Interventionen. Sie ist eine bewusste und geplante Behandlungsform insbesondere von Menschen mit körperlichen, seelischen, intellektuellen und sozialen Störungen und Leidenszuständen. Ihr oberstes Ziel ist es, Symptome zu lindern oder zu beseitigen, behandlungsbedürftige Verhaltensweisen und Einstellungen zu ändern sowie die Gesundheit zu fördern, zu erhalten bzw. wiederherzustellen. Die klassischen musiktherapeutischen Behandlungen finden innerhalb einer Therapeuten-Patienten-Beziehung statt.

Im Laufe der Zeit hat die Musik-Therapie so verschiedene verwandte Wissenschaftsdisziplinen wie Psychotherapie, Psychologie, Musikwissenschaft und Pädagogik erreicht. Sie wird sowohl als Einzel- wie auch als Gruppentherapie angeboten und hat in ihrer Ausprägung viele

Facetten. In der musiktherapeutischen Behandlung kommen je nach Diagnose und Zielsetzung aktives Spielen, Musikhören oder auch die Stimme zum Einsatz. Das Instrumentarium der Musik-Therapie steht dabei als Ausdrucksmittel für die Vielfalt menschlicher Gefühle und Stimmungen zur Verfügung.

Ist der Ausdruck der eigenen Befindlichkeit für die Therapie wichtig, so wird dies vor allem im Einzelspiel erfolgen, während im Zusammenspiel mit dem Therapeuten oder mit Gruppenmitgliedern vor allem kommunikative und interaktive Aspekte zum Tragen kommen. Die verbale Aufarbeitung und Reflexion wird je nach Klientel oder Situation im therapeutischen Prozess sinnvoll oder notwendig sein, um das eben Erlebte bewusst zu machen und es integrieren zu können. Das musiktherapeutische Indikationsspektrum ist entsprechend breit und wird vor allem dort eingesetzt, wo zur Behandlung z.B. die Sprache nicht oder nur beschränkt zur Verfügung steht. Oder auch bei Patienten, welche die Sprache hauptsächlich zur Abwehr von Gefühlen verwenden.

Wesentlich an der Musik in der Therapie sind Aktivität und emotionale Beteiligung, nicht so sehr die Orientierung an Resultaten. Es bedarf daher keiner musikalischen Vorbildung des Patienten wie Notenlesen, Beherrschen eines Instrumentes oder musikalische Begabung. Innerhalb der Therapie ist ein wichtiger Aspekt, dass Musik ein wertvolles Instrument ist, um Aktivität und Spannung regulieren zu helfen und die Stimmungslage positiv zu beeinflussen.

Die passive, rezeptive MusikMedizin

Während die klassische Musik-Therapie eine aktive Intervention zwischen Patienten und Musiktherapeuten voraussetzt, handelt es sich bei der MusikMedizin um sogenannte rezeptive Musik, die also vor allem durch das passive Zuhören ihre Wirkung entfaltet. Die Musik-Therapie hat sich im Laufe der Zeit zu einer eigenständigen Heilmethode entwickelt. Daraus ist eine Zusammenarbeit der medizinischen Bereiche mit

Musiktherapeuten entstanden, die Musik-Therapie konnte sich im stationär klinischen Bereich inzwischen gut etablieren. Die dort gemachten evidenzbasierten klinischen Erfahrungen, welche die Wirkungen immer deutlicher zeigten, haben dazu geführt, dass die Musik-Therapie auch im ambulanten Bereich zu einer wichtigen Unterstützung medizinischer Behandlungen geworden ist.

In der MusikMedizin wird – wie die Bezeichnung auch ausdrückt – Musik als Medizin oder als ein Musikmedikament verstanden. Sie wird dem Patienten auch wie ein Rezept verordnet. Dabei hat sich in den letzten 20 Jahren die erwähnte rezeptive MusikMedizin (der Name Rezept leitet sich von rezeptiv = aufnehmend, empfangend ab) als wirkungsvolle Unterstützung von zahleichen medizinischen oder therapeutischen Behandlungen bewährt. Die Indikationsbereiche sind sehr breit, dennoch ist die MusikMedizin selbst und deren Verabreichung samt den Zeiten und Zyklen sehr unterschiedlich und individuell. Dies hängt damit zusammen, dass es nur wenige Entwickler von spezieller MusikMedizin gibt. Aktuell findet sie im klinischen Bereich immer mehr Akzeptanz, da die Ergebnisse sehr beeindruckend sind. Diese Erfahrungen haben dazu geführt, dass auch die häusliche Anwendung immer mehr zunimmt. Darüberhinaus findet man Musik Medizin auch im sogenannten Medical-Wellness-Bereich immer öfter, wo es um mehr geht, als um das reine Wohlfühlen. Entstressungs- und Wohlfühlprogramme werden hier in Gesundheitszentren oder Wellnesskliniken auf einem teilweise hohen medizinischen Niveau angeboten und das immer häufiger auch mit rezeptiver Musik.

Universitäres Forschungsprogramm: Rezeptive MusikMedizin

Die Paracelsus Medizinische Privatuniversität Salzburg (A) war eine der ersten Forschungseinrichtungen weltweit, die sich mit der Musik Medizin wissenschaftlich auseinandergesetzt hat. Bereits 1994 wurde dazu unter der Leitung der Musikwirkungsforscherin und Musiktherapeutin Vera Brandes (MSc/IHS) ein interdisziplinäres Forschungsprogramm für die Erforschung, Entwicklung und Evaluierung neuer musiktherapeutischer Konzepte mit dem Schwerpunkt auf auditiver Stimulation gestartet. Dabei ging es vor allem um den Bereich psychischer Störungen und psychosomatisch bedingter Erkrankungen. Daraus haben sich zukunftsorientierte Forschungskooperationen zur Entwicklung und dem Einsatz spezieller MusikMedizin-Programme für stationäre Patienten in Krankenhäusern und Reha-Kliniken ergeben.

In den letzten Jahren war es das Ziel, diese positiven Erfahrungen auch vermehrt im ambulanten und privaten Bereich als unterstützenden Heilfaktor sowie präventiv einzusetzen. Auch die Bereiche Unternehmensgesundheit (Arbeitsmedizin) oder Privatpflege zu Hause sollen integriert werden. Als Unterstützung medizinisch-therapeutischer Behandlung sind vor allem die Bereiche psychosomatische Störungen, Schlafstörungen, chronobiologische Störungen (sozialer Jetlag), geriatrische Beschwerden, chronische Schmerzen, Bluthochdruck, Depression, Burnout u. v. a. im Fokus. Spezifisch darauf abgestimmten Musikkompositionen sollen auch vermehrt präventiv eingesetzt werden.

Die vielfältigen Wirkungen von passivem Musikhören sind faszinierend und nach wie vor aus wissenschaftlicher Sicht geheimnisvoll. In den letzten 100 Jahren hat sich die Wissenschaft mit Wirkungen und Mechanismen von Musikstimuli auf den Menschen beschäftigt. Dabei sind z.B. in über 20 Studien fast alle Organe neben elektrischen oder chemischen auch in Verbindung mit musikalischen Reizen untersucht worden. Die Veränderungen der Atem- und Herzfrequenz, des Blutdrucks oder des Hautwiderstandes sind die am häufigsten gemessenen Reaktionen auf Musik. 2010 wurden 67 Untersuchungen, die z.B. durch Musik eine Veränderung der Herzfrequenz nachgewiesen haben, nochmals detailliert geprüft. 32 Studienergebnisse waren sehr signifikant, zehn haben eine Mischung aus signifikant und weniger signifikant ergeben und bei 15 konnten keine signifikanten Ergebnisse berichtet werden. Damit wird sowohl die Wirkung als auch der therapeutische Nutzen der MusikMedizin, speziell auf die Herzfrequenz, wissenschaftlich gut gestützt.

Das wissenschaftliche Fundament der MusikMedizin ist breit

Es wurden immer Erfahrungsberichte, Studien und Forschungsergebnisse beschrieben und zitiert, wie die Wirkung von MusikMedizin auf Schlafqualität, Chronobiologie sowie auf Gefühle und Emotionen wirkt. Es würde den Rahmen sprengen, wollte man hier sämtliches zur Verfügung stehende Material im Detail veröffentlichen. Deshalb werden im Anhang zur Vertiefung und stellvertretend für das enorm große Wirkungsspektrum der Musik-Therapie und Musik Medizin die wichtigsten Studien und Forschungsquellen angeführt.

MusikMedizin und Schlafqualität

Seit 2004 leitet Vera Brandes an der Paracelsus Medizinischen Privatuniversität Salzburg das Forschungsprogramm für MusikMedizin. Bereits 2005 führte sie eine Studie zur Wirkung speziell komponierter Musik auf die Schlafqualität durch. Bei 77,78 Prozent der Studienteilnehmer wurde eine Verbesserung der Schlafqualität festgestellt. 96 Prozent der Probanden beantworteten die Frage, wie ihnen die Musik gefallen hat, mit „Gut" bis „Sehr Gut". Alle gaben an, dass sie die Schlaftherapie wiederholen würden. Die Wirkung bei Schlafstörungen wird durch die Entwicklung der MusikMedizin im Schlaf in Kombination mit dem speziellen Soundkissen weiter erhöht.

> Wir schlafen pro Nacht durchschnittlich eine Stunde weniger als vor 20 Jahren.

MusikMedizin und Chronobiologie

Forscher finden immer mehr Indizien dafür, dass eine aus dem Takt geratene innere Uhr (sozialer Jetlag) ein frühes Alarmsignal für eine Vielzahl von zu erwartenden gesundheitlichen Problemen sein kann. „Moderne Menschen haben oft schlecht synchronisierte innere Rhythmen und schlafen im Durchschnitt etwa eine Stunde weniger als vor 20 Jahren", sagte Anna Wirz-Justice, Leiterin des Zentrums für Chronobiologie der Universität Basel gegenüber GEO Wissen. „Vielleicht sind viele unserer so genannten Zivilisationskrankheiten langfristige Folgen eines Lebens gegen die innere Uhr", führte sie weiter aus.

Im Rahmen dieser Betrachtung ist das Leben ein fortlaufender periodisch schwingender Regulationsprozess. Aktivierungsvorgänge stehen in ständigem Wechsel mit Deaktivierungsvorgängen. Dabei wird die Arbeitsweise biologischer Systeme durch ihre Periodenvariabilität charakterisiert, welche Zeitabschnitte mit stabilen und instabilen, kurzen oder längeren Perioden aufweist.

Eine Krankheit beginnt, wenn der Körper die selbstregulatorischen Funktionen nicht mehr in ausreichendem Maße aufrechterhalten kann. Selbstregulation ist jedoch keine statische, lineare Reiz-Reaktions-Beziehung, sondern basiert auf flexiblen Regelkreisen, die, physikalisch betrachtet, schwingende Eigenschaften haben.

Die meisten physiologischen und psychologischen Störungen sind demnach durch Störungen der biologischen Rhythmen bedingt oder werden von diesen begleitet. Dieses gilt insbesondere auch für Schlafstörungen, da der Schlaf selbst eine rhythmische Abfolge verschiedener Schlafphasen darstellt. Häufig gehen Schlafstörungen mit einem Erschöpfungssyndrom (Burnout) einher oder werden durch dieses ausgelöst.

Neben den sympathischen und parasympathischen können heute bei der Musikrezeption auch die kognitiven und emotionalen Anteile ermittelt werden. Musik ist eine durch den Menschen kreativ erzeugte und interpretierte Form der Natur, denn wie in der Musik, findet man in biologischen Systemen rhythmische Prozesse, beim Menschen etwa den Wechsel von Wachen und Schlafen, von Aktivität und Entspannung, von Systole und Diastole und auf einer noch feineren periodischen Ebene, von Depolarisation und Repolarisation der Zellmembran. Zeitlich strukturierte Vorgänge sind somit ein universales Prinzip in der Natur.

Chronobiologische Messungen können zeigen, ob sich der Rhythmus der Musik mit dem der Körperfunktionen der Testperson deckt. Ist das der Fall, stellt sich über die Synchronisation eine Harmonie ein und die Musik wird als angenehm empfunden. Es ist ein nicht sehr bekanntes Phänomen, dass z.B. Richard Wagner Musik nur von relativ wenigen Menschen geschätzt wird, interessanterweise von jenen mit neurotischen Anlagen. Die Übereinstimmung liegt in chaotischen Phänomen, sowohl in der Musik als auch in der psychischen Struktur dieser Personen. In der rezeptiven Musik-Therapie und MusikMedizin wird versucht, über musikalische Rhythmen zu einer Harmonisierung der körperlichen Rhythmen beizutragen. Der Begründer der Chronobiologie, Prof. Franz Halberg (Halberg Chronobiology Center, University of Minnesota), konnte in einer Untersuchung der Wirkung der von SANOSON produzierten Musikprogramme nachweisen, dass bereits nach wenigen Wochen regelmäßiger Anwendung ein chronobiologischer Grundrhythmus wiederhergestellt worden war. Dies ist eine elementare Voraussetzung für sowohl die Aufrechterhaltung als auch für die Wiedergewinnung (Heilung) der Gesundheit.

MusikMedizin beeinflusst Gefühle und Emotionen

Prof. Patrik N. Juslin von der Universität Uppsala (SWE) beobachtete seine Versuchspersonen zwei Wochen zum Einfluss von Musik auf deren Gefühle, wobei diese auf einer kleinen Handheld-Konsole, die mehrmals täglich einen Signalton abgab, einige Fragen zu der sie eventuell gerade umgebenden Musik und zu ihren Gefühlen beantworten mussten. In 37 Prozent der über 2000 Fälle wurde Musik gehört, in 64 Prozent dieser Zeiten mit Musik gaben die Versuchspersonen positive Emotionen wie Freude und Sehnsucht zu Protokoll, die mit Musik häufiger vorkamen als negative und auch häufiger auftraten als ohne Musik. Ärger, Angst und Langeweile hingegen breiteten sich ohne Musik stärker aus. Glück, Vergnügen aber auch Ärger traten hingegen oft dann auf, wenn die Probanden mit Freunden oder Bekannten zusammen waren. Ruhe, Sehnsucht, Nostalgie, Traurigkeit und Melancholie traten indessen eher auf, wenn die Person allein war.

Wie ein hochwirksames Musikmedikament entsteht

Es ist selbsterklärend, dass wahllos ausgewählte Musik nicht automatisch alle diese Vorteile bringt. Im Gegenteil, es sind langjährige Versuche und Forschungen notwendig, um wirksame MusikMedizin zu entwickeln. Dabei haben innere Struktur der Musik, Tongeschlecht, harmonische Komplexität und rhythmische Artikulation den stärksten Einfluss auf die Valenz der Musik, während Tempo, Akzentuierung und rhythmische Artikulation sich auf den Grad der Erregung auswirken und am stärksten mit den physiologischen Werten korrelieren: Schnelle, akzentuierte und staccato gespielte Musik führt beispielsweise zu beschleunigter Atmung, höheren Hautleitwerten und Herzraten. Soll eine gezielte Musikintervention zuverlässig und vorhersehbar wirken, so muss die eingesetzte Musik in ihrer inneren Struktur, d.h. bezogen auf Parameter wie Rhythmus, Tempo, Dynamik, Verlauf und Tonfolgedichte, den Körperrhythmen entsprechen, die an der jeweiligen Krankheits- bzw. Gesundheitsentstehung beteiligt sind.

Die im obigen Beispiel durch Stress verursachten psychosomatischen Beschwerden, in deren Folge es häufig zu Schlafstörungen kommt, bauen sich in der Regel über einen längeren Zeitraum auf. Ursache ist dabei oft ein komplexes Netz von Überforderungen. Wird der Stress chronisch, weist das Regulationssystem fast nur noch schnelle Regulationsvorgänge auf. Wenn das System in einem solchen Zustand weiter über Gebühr belastet wird, kommt es zu einer Dominanz des Sympathikus gegenüber dem Parasympathikus. Die notwendige Entspannung tritt nicht mehr ein, der körpereigene Rhythmus gerät aus dem Gleichgewicht und verliert seine Regulationsfähigkeit, in den Nächten treten meistens als erste wahrnehmbare Beschwerden die verschiedensten Formen von Schlafstörungen auf. SANOSON hat deshalb gezielt wirksame schlaffördernde und schlafunterstützende Musikprogramme produziert, die diese Regulationsstörungen wieder auflösen können und so die Selbstregulations-, die Selbstreparatur- und die Selbstheilungskräfte gezielt fördern Diese werden im SAMINA SoundLife Sleep System® ein- und umgesetzt.

MUSIKMEDIZIN

MUSIKWIRKUNGSFORSCHUNG

Alle vorher und im Anhang genannten Studien, Beobachtungen und Hinweise, wie sich aus der Musik-Therapie die MusikMedizin entwickelt hat, haben zur Entstehung der neuen, rezeptiven MusikMedizin geführt, die sich bei ganz bestimmten Gesundheitsstörungen einsetzen lässt, zudem hat sie eine große präventive Wirkung. Daraus ist die junge Wissenschaft der Musikwirkungsforschung entstanden, die sich mit folgenden Hauptthemen wissenschaftlich auseinandersetzt:

1. Mit den zahlreichen Musikformen, die uns umgeben, mit denen wir kulturell leben, die wir gestalten und die wir auch medizinisch-therapeutisch nutzen können.
2. Mit den Wirkungen spezieller MusikMedizin, wie wir diese fühlen, registrieren, wahrnehmen und bewerten und wie wir diese messbar machen können.
3. Dies zentriert sich in der wissenschaftlichen Aufgabe, die körperlich-seelisch-geistigen Wirkungen der MusikMedizin auf den Menschen und Patienten zu erforschen und entsprechende Erklärungsmodelle zu präsentieren.

Die bisherigen Ausführungen und wissenschaftlichen Studien zeigen deutlich auf, dass die rezeptive MusikMedizin einen enorm großen Einfluss auf unsere Gesundheit und auf unser Wohlbefinden haben kann. Sie steigert die Leistung und Intelligenz und kann auch einen wichtigen Beitrag bei der Heilung von Krankheiten leisten. Doch wie die MusikMedizin beispielsweise genau hergestellt und zusammengesetzt werden muss, wann, wie und wie oft diese am besten verabreicht wird, um die bestmögliche Wirkung zu erreichen, dazu braucht es einen eigenen Wissenschaftsbereich: die Musikwirkungsforschung.

Dass Musik nicht nur der Aufnahme auditiver Informationen dient, sondern auch auf verschiedene Körperfunktionen des Menschen Einfluss nimmt sowie den zirkadianen Rhythmus, also die innere Uhr, synchronisieren kann, ist zwischenzeitlich nachgewiesen. Allerdings sind die Anforderungen, wie MusikMedizin in Komposition, Länge, Lautstärke, Technologie etc. für ganz bestimmte Beschwerden, Symptome und Krankheiten aufgebaut sein muss, keinesfalls standardisiert. Diese Vielzahl an möglichen erforderlichen Parametern hat in der Forschung zu unterschiedlichen Untersuchungsansätzen geführt, deren Ergebnisse sich nur schwer miteinander vergleichen lassen. Vor allem hat die MusikMedizin auch nicht-auditive Wirkmechanismen, die großteils nicht bekannt und auch nicht erforscht sind. Natürlich wünscht man sich in diesem Zusammenhang gesicherte wissenschaftliche Erkenntnisse über die MusikMedizin. Wie der Philosoph Laozi schon vor tausenden Jahren erkannte: Alles was wir vermeintlich zu wissen meinen, muss nicht unbedingt wahr sein.

Umgekehrt, alles was wir noch nicht exakt und nur in Form einer Ahnung oder Idee wissen, muss nicht unbedingt unwahr oder unrichtig sein. Und obwohl man über die Wirkung und mögliche Wirkmechanismen der MusikMedizin schon einiges weiß, ist noch vieles offen. Im Moment kann die Wissenschaft zu diesem Thema aufgrund der Komplexität über die tatsächlichen Wirkmechanismen in vielen Bereichen nur spekulieren. Möglicherweise lässt sich das Geheimnis, wie und warum MusikMedizin einen so enormen Einfluss auf unsere Gesundheit und auf Heilungsprozesse hat, wie vieles andere im Leben, nie endgültig klären. Doch dies ist absolut kein Grund, die MusikMedizin deswegen nicht zu nutzen. Die Menschen haben z.B. exakt 74 Jahre lang Aspirin geschluckt, um diverse Schmerzen, Fieber, Entzündungen u. v. a. loszuwerden, ohne dass man den genauen Wirkmechanismus gekannt hat! Wissenschaftler haben sich immer wieder die Frage gestellt: „Wie und wo wirkt Aspirin eigentlich im Organismus?" Der Pharmakologe Sir John Vane lieferte erst 1971 den Schlüssel für das klassische Wirkprofil der Acetylsalicylsäure (ASS): Sie hemmt die Biosynthese sogenannter Prostaglandien. Dabei handelt es sich um körpereigene Substanzen, die als hormonähnliche Botenstoffe vielfältige Funktionen im Organismus übernehmen. Mit seiner Entdeckung läutete Sir John R. Vane eine neue Ära ein, über alle Grenzen und Anwendungsgebiete hinweg, wird ASS nun von Heerscharen von Forschern unter die wissenschaftliche Lupe genommen. Für seine Pionierarbeit erhielt Vane 1982 den Nobelpreis für Medizin und die englische Königin erhob ihn dafür in den Adelsstand! Ähnliches könnte mit der Musikwirkungsforschung passieren, die erst ganz am Anfang steht und nach der Antwort sucht, wie genau MusikMedizin wirkt und weshalb diese eine so hohe Heilwirkung hat.

Gleichzeitig zeichnet sich bei Ärzten, Patienten und Menschen, die auch gesund schlafen und leben wollen, ein zunehmendes Interesse an der MusikMedizin ab. Denn die rasante Entwicklung der Computer- und Kommunikationstechnologie hat zu einer allgemeinen Technisierung aller unserer Lebensprozesse geführt, welche die Gesundheit immer mehr gefährdet. Die Medizin hat zwar enorme Fortschritte und Erfolge aufzuweisen, entwickelt aber auch immer modernere, kompliziertere Instrumente und Apparaturen zur Diagnose und Behandlung von Krankheiten. Gleichzeitig steigt der Verbrauch von Psychopharmaka und Schlafmitteln weltweit rasant an. Immer öfter wenden sich Patienten deshalb von der modernen Gerätemedizin ab und suchen nach alternativen und unterstützenden Behandlungsmethoden. Und genau hier hat sich für die MusikMedizin als ergänzende und vor allem prophylaktische, medizinisch-therapeutische Unterstützung in den letzten Jahren eine große Türe geöffnet.

Grundlagen der modernen Musikwirkungsforschung

Die zahlreichen Untersuchungen und Studien belegen mittlerweile wissenschaftlich, dass Musik auch unsere physiologischen Abläufe massiv beeinflusst. Stoffwechselvorgänge, Atmung und Hormone lassen sich so durch spezielle musikalische Kompositionen gezielt beeinflussen. Jene Disziplin, die die Zusammenhänge zwischen Musik und Physiologie untersucht, ist die mehrfach erwähnte Musikwirkungsforschung. Aus ihr entstanden zwei weitere Denkschulen, die Musik-Therapie und die MusikMedizin. Die Musik-Therapie setzt stark auf die Beziehungsebene zwischen Therapeut und Klient und großteils auf aktives Musizieren. Die MusikMedizin hingegen funktioniert nur passiv über Musik, also rezeptiv.

In den an der Universität Mozarteum in Salzburg durchgeführten Grundlagenstudien des von Prof. Roland Haas und Vera Brandes initiierten Forschungsnetzes „Mensch und Musik“ konnten Zusammenhänge zwischen elf strukturellen Musikmerkmalen und verschiedenen physiologischen Parametern, wie z.B. Atmung, Hautleitwert und Herzratenvariabilität, sowie den subjektiven Empfindungen bzw. Erregungen beim Hören nachgewiesen werden.

Das autonome Nervensystem lässt sich unter Einwirkung speziell komponierter Musik positiv beeinflussen, wenn Musik nach bestimmten chronobiologischen Kriterien strukturiert und eingesetzt wird. Die Wirkprinzipien eines solchen periodengerechten Einsatzes speziell komponierter Musik auf das autonome Nervensystem lassen sich unter anderem anhand der signifikanten Steigerung der Herzfrequenzvariabilität nachweisen, die eine Folge der Stärkung der sympathischen sowie vor allem bei Stress und Schlafmangel der parasympathischen Aktivität ist.

Messungen des Hautwiderstandes

Der Hautwiderstand wird zur Messung der Reaktionen des autonomen Nervensystems genutzt und kann dokumentieren, wenn z.B. das Stress- oder Angstniveau verstärkt oder vermindert wird. In den Grundlagenstudien im Bereich der Musikwirkungsforschung an den Salzburger Universitäten standen deshalb nach 2001 besonders die an der Hautoberfläche messbaren Parameter Hautwiderstand und Hautpotenzial sowie EMG Messungen im Vordergrund. Die Elektromyografie (EMG) ist eine elektrophysiologische Methode in der neurologischen Diagnostik, bei der die elektrische Muskelaktivität gemessen wird. Denn die elektrische Aktivität in den Muskeln sinkt, sobald man sich entspannt. Diese Parameter erwiesen sich bei den Untersuchungen der Forschungsgruppe um den Physiker und Mathematiker Hans-Ulrich Balzer aus dem Team des Chronobiologen Prof. Karl Hecht (Stressforschungsinstitut an der Berliner Charité) als besonders aussagekräftig.

In der Folgezeit kam es im Bereich der MusikMedizin an weiteren Universitäten zu einer Intensivierung der Forschungstätigkeit. So untersuchte z.B. Claudius Conrad die Wirkung von Musik auf Intensivpatienten. Dabei stellte er fest, dass sich der Einsatz von Musik positiv auf die Herzfrequenz, den Blutdruck, den Narkosemittelbedarf und die Sedierungstiefe der Patienten auswirkte. Darüber hinaus hat Conrad die Parameter der Stressreaktionen des Körpers (Zytokine, Hormone etc.) bei den Patienten analysiert und konnte erstmals nachweisen, in welcher Weise Musik im Körper Stress reduziert. Nach seiner Theorie beruht die beruhigende Wirkung von Musik auf der vermehrten Ausschüttung von Wachstumshormonen aus der Hypophyse. Eine erhöhte Wachstumshormonproduktion führt zu einer verminderten Freisetzung des Interleukin-6 (IL-6), das sind körpereigene Botenstoffe der Zellen des Immunsystems. Das IL-6 seinerseits fördert die Entzündungsreaktionen des Körpers und trägt wesentlich zur Aktivierung der HPA-Achse (Stressachse) bei. Speziell die akute Blutdruckerhöhung bei psychosozialem Stress scheint wesentlich von IL-6 bestimmt zu werden. Weniger IL-6 bedeutet also eine Verminderung der unspezifischen Entzündungsreaktionen und der körperlichen Stressreaktionen. Aufgrund der Ergebnisse dieser Untersuchungen geht man davon aus, dass die beruhigende und blutdrucksenkende Wirkung von MusikMedizin durch die Verminderung der IL-6-Ausschüttung verursacht wird, welche wiederum durch die Hochregulation der Wachstumshormonproduktion hervorgerufen wird, die durch Musikeinwirkung ausgelöst wird. Dies wirkt sich besonders positiv im Schlaf aus, da das Wachstumshormon (HGH) während der Tiefschlafphasen speziell die Reparatur und Wachstumsprozesse im Körper anregt.

> Die speziell komponierte SANOSON Musik hat einen weitreichenden positiven Einfluss.

Prof. Ulrica Nilsson vom schwedischen Centre for Health Care Sciences konnte nachweisen, dass Musik die Oxytocinkonzentration erhöht. Oxytocin wird auch als Bindungshormon bezeichnet, es wirkt aber auch als ein Neurotransmitter. Die Ausschüttung von Oxytocin wird außer durch Musik auch durch angenehmen Hautkontakt veranlasst, weshalb es umgangssprachlich auch als Kuschelhormon bekannt ist. Auch die Aktivität neuronaler Netzwerke des Gehirns, vor allem des Stammhirns, regt diese Ausschüttung an. Die Vorgänge im Stammhirn haben die urzeitlich entstandene Aufgabe, Angst- und Fluchtverhalten zu steuern. Hier ist z.B. die Amygdala (Mandelkernkomplex) zu nennen, aber auch andere Neuronenverbände im Stammhirn, die den Herzkreislauf kontrollieren. Dies sind Teile des limbischen Systems, die Emotion und Erinnerung in vielfältiger Weise beeinflussen. Vor allem, wenn Angst und Wut auftreten, sind diese Bereiche aktiv. Das Oxytocin spielt eine wichtige Rolle bei der Stressregulierung. Gleichzeitig mit dem Anstieg der Oxytocinkonzentration kam es bei der Studie von Prof. Nilsson zu einer Verbesserung des Sauerstoffpartialdrucks. Dieser kann als ein Indikator für den individuellen energetischen Status eines Menschen gelten, ein für das jeweilige Alter zu niedriger Wert kann u. a. auf zu hohe Belastungen und Stress hindeuten.

Ein weiterer Neurotransmitter der auf Musik reagiert, ist das sogenannte Glückshormon Dopamin, das für Antrieb, Motivation und Belohnungsempfinden sorgt. Durch intensiven Dauerstress wird die Dopaminregulation empfindlich beeinträchtigt. Leichter Stress löst normalerweise über mehrere Stufen ein Belohnungsgefühl aus. Zunächst kommt es zu einem vermehrten Ausschütten des Neuropeptids CRF (corticotropin-releasing factor). Das Hormon aktiviert dann die beiden Rezeptoren CFR1 und CFR2 gleichzeitig, was zur erhöhten Dopaminausschüttung führt. Schwerer Stress dagegen zerstört das Dopaminregulationssystem. Anstelle von Belohnungsgefühlen führt die Kaskade unter Stress letztendlich zu abneigendem Verhalten. Bei anhaltendem Stress verliert das Hormon CRF die Fähigkeit, eine Dopaminausschüttung zu stimulieren. Das Gehirn erholt sich von übermäßigem Stress erst nach Monaten. In der Zwischenzeit leiden die Betroffenen unter Desinteresse und eingeschränkter Leistungsfähigkeit. In diesem Zustand reagiert das Gehirn auch nicht mehr auf das Hören der Lieblingsmusik. Im gesunden, unbelasteten Zustand löst schon die Erwartung auf das Hören von Musik, die mit positiven Erinnerungen verbunden ist, eine Dopaminausschüttung aus. Die Ergebnisse jüngerer Untersuchungen zeigen, dass bei einem derart psychisch belasteten Zustand, das Belohnungssystem, durch die im SAMINA SoundLife Sleep System® eingesetzte SANOSON MusikMedizin, jedoch wieder angeregt werden kann.

MusikMedizin – weitere Forschungsprogramme

Auch in anderen internationalen musikmedizinischen Grundlagen- und Anwendungsstudien konnte nachgewiesen werden, dass sich physiologische Parameter, biochemische Parameter und psychische Beeinträchtigung unter der Einwirkung von Musik verändern. Diese innerkörperlichen Abläufe gehen dabei den Weg von Neocortex, limbischem System, Hypothalamus und Hypophyse. Eine zentrale Rolle des Wirkmechanismus kommt dabei der Synchronisation des Menschen mit der Musik zu. In Untersuchungen der an der Universität Mozarteum in Salzburg gestarteten Forschungsinitiative „Mensch und Musik" konnte anhand von Messungen verschiedener physiologischer Paramater und der Korrelation mit mathematischen Musikdatenanalysen nachgewiesen werden, wie sich der menschliche Organismus mit den sogenannten biologischen Informationen in der Musik synchronisiert.

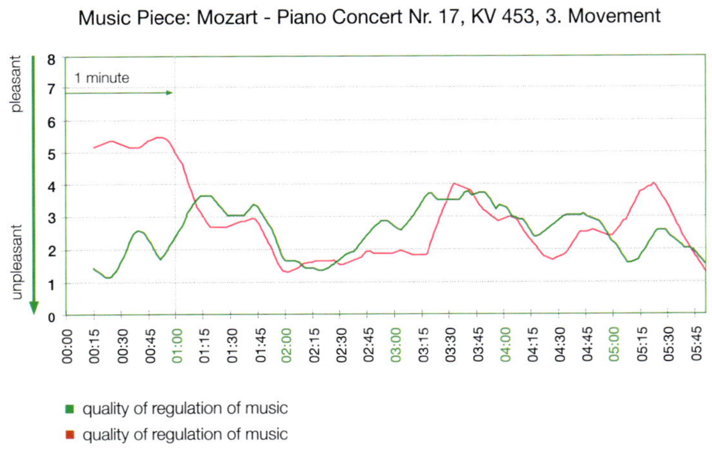

MUSIKMEDIZIN

MUSIKMEDIZIN IST WISSENSCHAFTLICH ETABLIERT

„Eine neue wissenschaftliche Erkenntnis lässt sich gewöhnlich nicht so darstellen, dass ihre Gegner überzeugt sind. Diese sterben vielmehr aus und eine nachwachsende Generation ist von Anfang an mit der Wahrheit vertraut."

Max Planck (1858–1947), Physik-Nobelpreisträger und Begründer der Quantenphysik

Die Ausgangssituation sowie die Grundlagen für die Entwicklung der MusikMedizin im Schlaf waren nahezu perfekt. Die MusikMedizin kann heute auf internationale Forschungsgrundlagen und -ergebnisse verweisen. Auch die im SoundLife Sleep System® eingesetzten Musikprogramme, die federführend von Vera Brandes unter Mitwirkung zahlreicher Experten entwickelt wurden. So stehen die hochwirksamen Musikkompositionen, die seit vielen Jahren auch klinisch eingesetzt werden, repräsentativ für die aktuelle MusikMedizin.

Die absolute Innovation ist der explizite Einsatz der MusikMedizin vor und während des Schlafprozesses. Neben Einschlaf- und Durchschlafkompositionen wurde dafür ein spezielles Langzeitmusikprogramm (ca. acht Stunden) entwickelt. Diese Form der rezeptiven MusikMedizin verbessert den gesamten Schlafprozess – vom Einschlafen bis zum Durchschlafen – und bei nächtlichen Aufwachphasen wird das Wiedereinschlafen erleichtert. So entsteht eine hohe Schlafqualität, die wiederum die Selbstregulierungs-, Selbstreparatur- und Selbstheilungskräfte fördert und synchronisiert. Dies ist die eigentliche Grundlage für mehr Gesundheit, Wohlbefinden, Vitalität, Leistungskraft, Kreativität, Intuition und Lebensfreude. Das Langzeitmusikprogramm bildet dabei das musikalische Herzstück des SoundLife Sleep System®. Das Wirkprinzip beruht unter anderem auf einer direkt auf das autonome Nervensystem einwirkenden auditiven Stimulation.

Aus aktueller wissenschaftlicher Sicht sind das Gehirn, das zentrale Nervensystem sowie das autonome Nervensystem zusammen das komplexeste Gebilde im ganzen Universum. Dadurch wird auch erst unsere Körper-Geist-Kommunikation sowohl mit der inneren (Seele) als auch der äußeren Welt (Umwelt) möglich. Neben gesundheitsschädlichen Faktoren sind es vor allem unsere Gedanken, Gefühle und Erwartungen, die unsere Anfälligkeit für Krankheiten deutlich erhöhen können. Im Vorfeld von körperlichen und psychischen Beschwerden und Gesundheitsstörungen kommt es zu einer Dysfunktion des autonomen Nervensystems. Die eigens dafür entwickelten Musikkompositionen und speziellen musikalischen Abläufe sind in der Lage, diese Dysfunktionen des Organismus wieder auszugleichen. Die Grundlage ist eine Verschiebung des Ungleichgewichtes zwischen Sympathikus und Parasympathikus zugunsten einer stärkeren Aktivität des Parasympathikus. Dies lässt sich anhand der Verbesserung der Herzfrequenzvariabilität (HRV) dokumentieren.

Bei Fehlsteuerungen des vegetativen Nervensystems sprach man früher von vegetativer Dystonie, heute von autonomer Dysregulation oder somatoformen Beschwerden. Bei zahlreichen akuten Erkrankungen wie viralen Infekten, Schmerzzuständen, Unwohlsein, Schwindel und dergleichen genügt es oft, die vegetative Fehlsteuerung aufzuheben, um eine schnelle Besserung zu erreichen. Dabei ist eine ausreichende Parasympathikusaktivität die Grundvoraussetzung. Dies betrifft auch einen erholsamen Schlafprozess. Im Schlaf werden durch Nachthormone wie das Melatonin oder Wachstumshormone die Mechanismen der Selbstregulation, Selbstreparatur und Selbstheilung aktiviert. In einem körperlich geistigen Zustand von Ängstlichkeit, Stress, Sorgen und Anspannung wird sowohl der Ein- und Durchschlafprozess gestört, als auch die Fähigkeit der Selbstregulation und Selbstheilung auf allen Ebenen stark eingeschränkt. Hier hat sich der Einsatz der Musik Medizin sehr bewährt. Selbstheilungsprozesse geschehen als physiologische Entspannungsantwort, weshalb ein gesunder, ausreichender Schlaf das größte Potenzial der Regeneration und Heilung hat.

MUSIKMEDIZIN

EIN QUANTENPHYSIKALISCHES PHÄNOMEN

„Die Quantentheorie lässt keine völlig objektive Beschreibung der Natur mehr zu."

Prof. Werner Heisenberg (1901–1976), Nobelpreisträger in Physik

Über die direkt und indirekt messbaren Wirkungen der MusikMedizin hinaus hat diese auch einen rein energetischen Wirkmechanismus. Der Elementarteilchenphysiker Hans-Peter Dürr (1929–2014), ehemaliger Mitarbeiter des Physik-Nobelpreisträgers Werner Heisenberg, war dafür bekannt, dass er die Erkenntnisse der Quantenphysik auch in andere Forschungs- und Lebensbereiche übertrug. Er betonte immer wieder, wie wenig die Einsichten aus der Quantenforschung tatsächlich in den Köpfen der Wissenschaftler und Menschen angekommen sind. Seiner Meinung nach hängt der Großteil der Menschen einer Idee von Physik nach, die bereits in den 30er Jahren des letzten Jahrhunderts überholt war. So stellte er immer wieder fest, dass Menschen glaubten, Dinge bestünden einfach aus fester Materie und nahezu jeder technische Prozess müsse erklärbar und voraussagbar sein. Dabei haben die Quantenphysiker längst bewiesen, dass genau das nicht der Fall sei.

Anschauliches Beispiel Handywellen

Bei seinen Vorträgen benutzte Prof. Dürr zur Veranschaulichung öfters ein Pendel, dessen Weg ab einem bestimmten Punkt nicht mehr berechenbar ist oder er wies auch immer wieder auf das Telefonieren mit dem Mobiltelefon hin: Ein Gespräch werde zwar in Handy eins codiert und in Handy zwei wieder decodiert, aber was passiert zwischen beiden Geräten mit dem Gespräch? Es gibt laut Dürr eigentlich gar keinen Äther und Handywellen gibt es auch nicht, sondern ein Beziehungsgefüge zwischen Prozessen, welche man sich eben nicht wirklich vorstellen, sie zumindest nicht klar erfassen kann. Erst die Anzahl und Häufung dieser hoch flexiblen Prozesse und Wirkungen erzeugt die von uns als klar definierbar wahrgenommene Welt.

Der Zusammenhang mit der MusikMedizin

Es ist wichtig zu verstehen, dass alle Technologien, welche wir Tag für Tag nutzen, letztendlich auf quantenphysikalischer Forschung beruhen. Die Zusammenhänge sind aber großteils zu paradox, sodass es bisher weder der Wissenschaft noch dem Einzelnen gelingt, dies entsprechend zu akzeptieren und zu berücksichtigen. Damit haben wir Menschen uns in der naturwissenschaftlichen Forschung quasi selbst überholt. Denn die herkömmliche Sprache reicht nicht mehr aus, um die komplexe Naturwissenschaft vollumfänglich zu begreifen oder gar zu beschreiben. Erst die Erkenntnisse der Quantenphysik zeigen ganz neue Möglichkeiten und ganz neue Sichtweisen auf. Wirklichkeit und Realität sind aus Sicht der Quantenphysik weder linear noch konstant. Dies zeigen auch die Forschungen der Epigenetik ganz deutlich auf. Alles lebt, befindet sich im ständigen Wandel und ist am Ende trotzdem miteinander verbunden, die Quantenphysiker sprechen von verschränkt. Es ist auch nicht erstaunlich, dass genau diese Grundannahmen an sich keineswegs neu sind, denn diese werden seit immerhin mehr als 2500 Jahren, z.B. im Buddhismus oder Taoismus, genau so gelehrt.

So gesehen trifft das Quantenprinzip auch auf die praktischen und wissenschaftlichen Erfahrungen in Bezug auf Musik und im Besonderen auf die MusikMedizin zu. Für Musik verwendet man bekanntlich zur Vereinfachung die Sprache der Noten. Wir Menschen können diese lesen, können uns die Musik quasi vorstellen, sie spielen, sie variieren und vieles andere. Die Wahrnehmung der Musik und die Erfahrung damit sind aber etwas ganz Anderes. Etwas, das nicht jederzeit und beliebig verbalisiert, vervielfältigt oder wiederholt werden kann. Ganz besonders trifft dies auf die MusikMedizin zu. Es geht also in der MusikMedizin gar nicht um die Musik selbst, sondern vielmehr darum, was hinter den verbindenden Kräften dieser speziellen Musikkompositionen steckt. Gerade die unbewusste Wahrnehmung und Wirkung der MusikMedizin im Schlaf lässt erahnen, dass hier auch quantenphysikalische Phänomene vorliegen. Diese kennt man bereits aus der Epigenetik oder der Psychologie. Ein Mensch gilt in seiner Person, seinem Verhalten, seinem Erleben, seinen Emotionen und Kognitionen nicht als ausschließlich im Voraus bestimmtes, unveränderbares Wesen. Genetische Ausstattung, Umwelt, Situation und Zufall erzeugen die Eigenschaften, welche in der Psychologie beobachtet und erklärt und auch – wo notwendig – verändert werden können. Auch, dass die bewusste Beobachtung den beobachteten Prozess beeinflusst, ist seit Längerem bekannt.

Bewusste Beobachtung verändert den Verlauf des Experiments

Speziell in der Quantenphysik lässt sich der Beobachter vom Experiment nicht immer sauber trennen, das führt zu seltsamen (unwissenschaftlichen) Konsequenzen. Wenn wir nämlich etwas glauben sollen, wollen wir es genau beobachten können. In der Quantenphysik ist das allerdings nicht ganz so einfach.

Quantenteilchen können verschiedene Zustände gleichzeitig annehmen, man nennt das Superposition. Beobachten lässt sich das so direkt aber nicht, der Beobachtungsprozess beeinflusst nämlich das Experiment. In der Quantenphysik muss man sich von der wissenschaftlichen Vorstellung eindeutig festgelegter Eigenschaften verabschieden.

Das ist der Grund, weswegen die Quantenphysik selbst Eingeweihten nach wie vor verwirrend und schwer verständlich erscheint. Dabei müsste man sich nur damit abfinden, dass winzig kleine Quantenobjekte, wie etwa Elementarteilchen, Atome oder Moleküle, eben auch verschiedene Zustände gleichzeitig annehmen können. So kann sich z.B. ein Elektron gleichzeitig rechtsherum und linksherum um den Atomkern drehen oder ein Atom kann gleichzeitig ganz und zerfallen sein. Nach demselben Prinzip kann ein Lichtteilchen sich gleichzeitig links und rechts an einer Trennwand vorbeibewegen. Das klingt für uns seltsam, weil sich die Gegenstände, mit denen wir es im Alltag zu tun haben, nicht so benehmen, für Quantenteilchen hingegen ist das aber ganz normal.

Hier und gleichzeitig woanders

Im sogenannten Doppelspaltexperiment wird ein einziges Quantenteilchen, z.B. ein Lichtteilchen, ein Elektron oder ein Atom, auf eine Platte mit zwei Schlitzen geschossen. Erstaunlicherweise zeigt sich, dass das Teilchen durch beide Schlitze gleichzeitig dringt und sich dahinter wellenartig mit sich selbst überlagert. Dadurch entsteht hinter den Schlitzen ein Wellenmuster, das sich nur durch die Annahme erklären lässt, dass das Teilchen zwei verschiedene Wege gleichzeitig zurückgelegt haben muss. Es liegt sowohl in einer Überlagerung des Zustandes rechts als auch des Zustandes links vor.

Der Beobachter hat einen Einfluss auf die Beobachtung.

Das klingt tatsächlich seltsam und verwirrend, denn in der Wissenschaft bekommt man auf eine klare Frage normalerweise eine klare Antwort. Vor allem dann, wenn man alle Fehlermöglichkeiten ausschaltet, sauber arbeitet und ganz genau misst. Und auf die konkrete Frage, durch welchen der zwei Schlitze sich ein Teilchen bewegt hat, soll es nun plötzlich keine klare Antwort geben? Es muss doch mit den heutigen Möglichkeiten realisierbar sein, dass man genau dieses Teilchen ganz genau beobachten kann und dann müsste man auch genau sehen, was dieses Teilchen tatsächlich tut.

Das ist eine der vielen unbeantworteten Schlüsselfragen in der Quantenphysik. Versucht man nämlich genau zu beobachten und zu vermessen, durch welche Öffnung das Teilchen gegangen ist, verändert sich der Verlauf des Experiments! Sobald man den Weg des Teilchens genau verfolgt, legt das Teilchen nicht mehr beide Wege gleichzeitig zurück, sondern jedes Mal nur noch einen. Das Wellenmuster, das durch Überlagerung von zwei möglichen Wegen entstanden ist, verschwindet dann. Durch die Entscheidung des Experimentators, den Weg des Teilchens zu beobachten, wird das Experiment also verändert. Die Beobachtung zwingt das Teilchen dazu, sich für eine der Möglichkeiten zu entscheiden.

Geheimnisvolle Kräfte unseres Bewusstseins

Das Experiment beweist reproduzierbar: Der Beobachter hat einen Einfluss auf die Beobachtung. Dies bedeutet weiter, dass eine bewusste Entscheidung am Beispiel des Doppelspaltexperiments, den Weg des Teilchens genau zu beobachten und zu messen, das Verhalten genau dieses Teilchens verändert. Da stellt sich die berechtigte Frage, ob unser Denken, unser Bewusstsein auf bisher nicht bekannte Weise mit den Quantenteilchen verbunden ist? Wir können viele Quanteneffekte nicht direkt beobachten und mit unseren Sinnen erleben, doch umso wichtiger wird es, diese erstaunlichen Verknüpfungen von Beobachtung und Experiment als real anzuerkennen. Allein der durch die Quantentheorie erklärbare Umstand, dass ein Mensch im nächsten Moment nicht mehr der sein muss oder kann, der er im vorigen war, sollte man sich in der Medizin, Heilkunde und Psychologie öfter deutlich vor Augen führen und sich ausführlicher damit beschäftigen. Die Quantenphysik eröffnet die Einsicht, dass wir aktive Gestalter unseres Universums sein können und kein Mensch so fest in seinem Sein und Erleben (Gesundheit oder Krankheit) verankert ist, dass er keine Chance mehr zur Veränderung hätte.

Außerdem lehrt uns die Quantentheorie, dass Prozesse, Beziehungen und Interaktionen auf einer Ebene erfasst werden können, die unserer sprachlichen Begrifflichkeit nicht mehr zugänglich sind. Dieses Wissen eröffnet neue Möglichkeiten und größere Erfahrungsdimensionen auf allen Ebenen. Eine rein naturwissenschaftliche Medizin und Psychologie, die sich aus Sicht der Quantenphysik meistens unflexibler Modelle und starrer Experimentalvorgaben bedient, eignet sich nur bedingt, um das komplexe System Mensch überhaupt vollumfänglich erfassen und verstehen zu können. Ein unumstößlicher Glaube an die gelernten und nur noch schwer veränderbaren Muster von Kognition und Emotion verhindert so in vielen Fällen die Aufrechterhaltung oder Wiederherstellung der Selbstregulations-, Selbstreparatur- und Selbstheilungskräfte.

Alles ist eins und schwingt

Schritt für Schritt hat die Quantenphysik begonnen uns zu bestätigen, was die Gelehrten und Eingeweihten, Naturärzte und Heiler vor Jahrtausenden allem Anschein nach bereits schon gewusst haben: Alles ist eins und mit allem durch Schwingung und Vibration verbunden. Noch vor einigen Jahrzehnten war die Hochschulwissenschaft davon überzeugt, dass in unserer Welt alles von allem getrennt sei. Man war davon überzeugt, dass zwei voneinander getrennte und unabhängige Dinge keinen Einfluss aufeinander haben können. Heute wissen wir durch diese Erkenntnisse der Quantenphysik, dass genau das Gegenteil der Fall ist. Alles ist mit allem verbunden und beeinflusst sich daher gegenseitig.

Der französische Atomphysiker und Philosoph Jean Émile Charon (1920–1998), der sich in der Nachfolge Albert Einsteins mit der Vereinheitlichung der wesentlichen physikalischen Theorien im Sinne einer Weltformel beschäftigte, fasste dies aus wissenschaftlicher Sicht in einem einzigen Satz zusammen: „Jedes Atom kommuniziert mit jedem anderen Atom im Universum und zwar über die Substanz der Antimaterie (Geist)."

Insbesondere wenn wir schlafen, verfeinert sich unsere Fähigkeit, mit den universell vernetzten Kräften und Feldern in Resonanz zu gehen, um so unsere inneren Heilkräfte im Schlaf zu empfangen. In diesem Zusammenhang gibt es aus meiner Sicht eine Art kosmisches Fenster, das sich für uns öffnet, um schöpferische Informationen (Codes) zur Aufrechterhaltung und Wiedergewinnung unserer Gesundheit empfangen zu können.

Und genau bei diesem Prozess kann uns die MusikMedizin unterstützen oder, um es mit den Worten von Novalis zu sagen: „die Krankheit musikalisch aufzulösen". Denn die Musik ist die größte Verbindungskraft zwischen Himmel und Erde sowie zwischen unserem Geist und der Schöpfung. Auch für alle großen Komponisten, die ja meistens selbst spirituell ausgerichtet waren, ist die Musik vor allem eine Lobpreisung an die Schöpfung (Gott) und symbolisiert die Vielfältigkeit und Fülle für das (unendliche) Leben.

„Jede Krankheit ist ein musikalisches Problem, die Heilung eine musikalische Auflösung."

Novalis alias Georg Philipp Friedrich von Hardenberg (1772–1801), deutscher Schriftsteller und Philosoph

Gehirn und Geist gehen in Resonanz

Aus der klinischen Psychologie und Neuropsychologie weiß man, dass Krankheiten auch einer zerebralen Dominanz unterliegen. Dies bedeutet, dass unser Gehirn als Koordinationszentrale des Körpers an jedem Krankheitsprozess automatisch mitbeteiligt ist. Umgekehrt lässt sich daraus ableiten, dass das Gehirn auch bei sämtlichen Heilungsprozessen eine zentrale Vermittlerrolle spielt. Es ist ja genau das Gehirn, welches die größte Resonanzfähigkeit mit natürlichen und künstlichen Schwingungen und Frequenzen aufweist.

Dies betrifft in gleicher Weise Naturfelder wie z.B. das Erdmagnetfeld, die Schwerkraft oder die technisch erzeugten elektromagnetischen Felder, Wellen und Schwingungen (Elektrosmog). Deshalb ist die Musik eine der ältesten Methoden, über diese Resonanzfähigkeit körpereigene Heilungsprozesse anzuregen. Töne und Klänge wirken über die Nervenverbindungen unserer Ohren direkt auf die verschiedenen Areale unseres Gehirns und setzen so selbstregulierende, selbstreparierende und selbstheilende Mechanismen in Gang.

Musik ist Energie und nährt die Lebensenergie

Über das Resonanzprinzip kann jedes biologische System mit einem anderen kommunizieren. Auch innerhalb bestehender Systeme kann in bestimmten Regionen die Kommunikation durch innere und äußere Impulse und Reize beeinflusst werden. Die Musik spricht die Kommunikationssprache aller Systeme und hat deshalb eine Wirkung auf jedes biologische System, angefangen vom Menschen über Tiere bis hin zu den Pflanzen. Dazu gibt es in der Zwischenzeit zahlreiche internationale Studien. Gleichzeitig ist damit auch festgelegt, dass biologische Systeme die gleiche Sprache sprechen, da ja z.B. auch die Beeinflussung von Pflanzen und Tieren durch Menschen und umgekehrt experimentell vielfach nachgewiesen wurde.

So sind alle Lebensprozesse miteinander vernetzt und beeinflussen sich gegenseitig. Das hat auch zu den Erkenntnissen der Chaosforschung geführt, dass nämlich kleine Änderungen der Ausgangsdaten bei einem komplexen System völlig unterschiedliche Endergebnisse verursachen können und deshalb nicht genau voraussagbar sind. Diese sensitive Abhängigkeit von den Anfangsbedingungen wird mit dem sogenannten Schmetterlingseffekt beschrieben. Demnach kann ein einziger Schmetterlingsschlag in China einen Hurrikan in der Karibik auslösen.

Damit darf auch die grundlegende philosophische Auffassung, dass alle Geschehnisse vorbestimmt sind, angezweifelt werden. Bereits die notwendig gewordene Akzeptanz des Zufalls und der Quantentheorie haben das mechanistische Weltbild neuerdings sehr stark eingeschränkt. Aus dieser Sichtweise heraus werden erst die tatsächliche Kraft und Magie, die faszinierende Informationsenergie der Musik erkennbar. Diese Kraft der Musik, die Massen von Menschen bewegen kann, wird nicht nur von der Musikindustrie genutzt, sondern in zunehmendem Maße auch von Medizin, Therapie und Heilkunde.

So bestätigt uns auch die moderne Gehirnforschung, dass tatsächlich alle Prozesse in unserem Körper, auch die biochemischen und elektromagnetischen, von unseren Gedanken, Gefühlen und Vorstellungen mitbestimmt und durch eigenes oder fremdes Bewusstsein (Arzt, Therapeut, Heiler etc.) beeinflusst werden können. Es gibt in Wirklichkeit keine Trennung von Körper, Geist und Seele, im Gegenteil, in unserem Körper finden wir eine perfekte Vereinigung von Materie und Energie. Alles in unserem Universum, organische und auch anorganische Strukturen und Verbindungen bis hin zu uns Menschen, werden laufend und unaufhörlich von energiegeladenen Informationsfeldern durchdrungen.

Durch diese konstante, präsente Form der universellen Lebensenergie (Biofeld) sind alle Lebewesen und biologischen Systeme miteinander verbunden und laufend in Kontakt, Austausch und Interaktion. Und genau deshalb hat die Musik, die alle Sprachen des Lebens kennt, einen so großen, verbindenden Einfluss auf alle Lebensformen, auf alle biologischen Systeme und im Besonderen auf uns Menschen.

Das Biofeld als Brücke zwischen Mensch und MusikMedizin

Im Universum gibt es grundsätzlich nichts, das keinen Einfluss auf einzelne Systeme oder das gesamte System hat. Für dieses verbindende Element, das in Wirklichkeit nichts anderes als ein Energiefeld ist, gibt es seit Längerem verschiedene Begriffe wie Quantenwelt, Quantenfeld, göttliche Matrix oder Quantenhologramm. Das Besondere an diesem Energiefeld ist, dass es mit keiner bekannten Energieform vergleichbar und auch physikalisch direkt nicht messbar ist. Dieses energetische Biofeld, welches wie ein dicht gewobenes Netz zu funktionieren scheint, stellt eine Art Verbindungsbrücke zwischen den inneren und äußeren Welten dar.

> Die herkömmliche Sprache reicht nicht mehr aus, um die komplexe Naturwissenschaft vollumfänglich zu begreifen oder gar zu beschreiben.

So wie die Schallwellen der Musik die Luft als Träger benutzen, benötigt unsere eigene Energie, die aus Gedanken, Gefühlen, Worten und Umweltfaktoren besteht, ein entsprechendes Medium. Denn nur dadurch können biochemische Reaktionen in den 100.000 verschiedenen Proteinen der Zelle ausgelöst werden und dadurch können wir im besten Fall auch unsere Gene verändern.

Im Grunde genommen löst jede einzelne Erfahrung genetische Veränderungen in der DNA unserer Zellen aus. Unsere Gene und unser Bewusstsein interagieren miteinander und durch einen erhöhten Informationsfluss im Körper steigen die Neuronenverbindungen. Verschiedene Areale werden so miteinander verknüpft. Überzeugungen, und harmonische Resonanzen verändern Hormone, Nervenverbindungen, Gene und das elektromagnetische Feld der Interaktion.

Darüber hinaus haben das soziale Netz, das ökologische System samt den elektromagnetischen Naturfeldern, die Schwerkraft, der Schlaf und der Schlafplatz, das Bett, Ernährung, Bewegung, Umweltgifte, Elektrosmog bis hin zu unseren persönlichen Ritualen und Gefühlen eines gemeinsam: Sie alle sind gesundheitswirksame Faktoren. Diese Erkenntnis bildet das Fundament für die tiefgreifende und heilende Wirkung der MusikMedizin.

Selbstheilung ist jederzeit möglich

Die spontane Heilung von psychischen und körperlichen Störungen wird durch die neuesten Entdeckungen in Biologie und Physik und durch die gezielte Aktivierung der Selbstregulations-, Selbstreparatur- und Selbstheilungskräfte erklärt. Die Wissenschaft, Ärzte und Patienten haben bisher dazu geneigt zu glauben, dass unser Leben und damit auch Krankheit und Heilung nur an die wahrnehmbare und messbare Wirklichkeit sowie Überzeugungen gebunden sei. Damit haben wir unseren Fähigkeiten und Möglichkeiten immer strikte Grenzen gesetzt. Was bedeutet dies, wenn diese Wirklichkeiten und Überzeugungen sich als unrichtig herausstellen, und was würde sich ändern, wenn die Wissenschaft uns noch nachhaltiger beweisen könnte, dass wir im Innersten über eine Kraft verfügen, die uns schneller wieder gesund machen könnte? Eine solche radikale Entdeckung wäre eine Revolution für die Wissenschaft und unser Leben. Die neuesten Enthüllungen aus Biologie und Quantenphysik gehen genau in diese Richtung! Die Forschungen zeigen auf, dass wir nicht durch die Gesetze der Physik und Biologie begrenzt sind, wie wir diese bisher gekannt haben.

Die Epigenetik beruht auf der Quantentheorie

Dazu beigetragen haben die Forschungen um die DNA und die neuen Wege der Epigenetik, nämlich, dass wir einen Einfluss auf diesen genetischen Code haben. Die Auswirkungen dieser wissenschaftlichen Entdeckungen sind so groß, dass die Möglichkeiten noch gar nicht richtig absehbar sind, für manche wirken sie im Moment eher beängstigend und bedrohlich. Die quantenphysikalischen Prinzipien zeigen uns deutlich die Möglichkeiten auf, dass wir selbst in der Lage sind, den Verlauf von Beschwerden und Krankheiten zu beeinflussen. Wir können nicht nur unser Leben, sondern die Wirklichkeit unseres Lebens verändern. Vor allem, wenn es um die Aufrechterhaltung unserer körperlichen und psychischen Gesundheit und um die Heilung von Störungen und Krankheiten geht, gleicht diese Erkenntnis einem Wunder.

Der Ursprung für diesen vermutlich heilsamen und nützlichen Schock liegt schon viele Jahre zurück. Im Jahr 1944 schockierte nämlich der deutsche Ausnahmephysiker und Begründer der Quantentheorie, Max Planck, die Welt der Wissenschaft, indem er sagte, dass es in unserem Universum eine geistige Energie (Gott/Schöpfungsenergie) gäbe, die für unsere physische Welt den Bauplan zur Verfügung stelle. Und das scheint genau diese geistige Energie zu sein, mit der auch letztendlich die Selbstheilung erfolgt. Damit hat Max Planck das bisher fehlende Bindeglied geliefert, welches unseren spirituellen Erfahrungen, unserem Gottesbewusstsein zugrunde liegt und unserem Glauben und unseren Hoffnungen durch Gebete, Meditation und Rituale die Kraft für die Aufrechterhaltung und Wiedergewinnung (Heilung) der Gesundheit gibt.

DIE WAHRNEHMUNG DER MUSIKMEDIZIN

AUDITIVE WAHRNEHMUNG

Aus wissenschaftlicher Sicht ist es wichtig, auch die Wirkmechanismen der MusikMedizin zu erforschen. Um die Wirkung von Musik und im Besonderen der SANOSON MusikMedizin besser nachvollziehen zu können, ist es förderlich, sich mit den Aspekten der menschlichen Wahrnehmung auseinanderzusetzen. So erforschen Wissenschaftler der NASA seit Langem die verschiedenen Töne und Frequenzen, die in unserem Weltall zu hören sind. Die verschiedenen Frequenzen im Hertz-Bereich (Hz) haben die verschiedensten Auswirkungen auf unseren Körper. Die Bekanntesten sind die Beta-, Alpha-, Theta- und Delta-Hirnwellen, die in unseren diversen Bewusstseinszuständen wie im Wachbewusstsein oder Tiefschlaf ihre Aufgaben erfüllen. Auch der japanische Wissenschaftler Masaru Emoto beweist mit seinen Experimenten, dass Schwingungen (Musik, Sprache) auf Wasser unterschiedlichste Auswirkungen haben können.

In Gegenwart von Musik wippen wir unvermittelt mit dem Fuß oder nicken mit unserem Kopf im Takt.

Der Wahrnehmungsablauf spielt sich dabei nicht eindimensional ab, sondern basiert auf einem komplexen Zusammenspiel zwischen körperlich-seelisch-geistiger Disposition sowie psychologischen Einflüssen und prägenden Umweltfaktoren. Die Grundlage unserer auditiven Wahrnehmung gewährleistet unsere biologische Ausstattung (Hör- und Wahrnehmungsorgane), zusätzlich sind die vielfältigen Funktionen des zentralen Nervensystems notwendig. Dass Musik sehr rasch in eine erstaunliche Interaktion mit unserem Körper tritt, kennen die meisten aus eigener Erfahrung: In Gegenwart von Musik wippen wir unvermittelt mit dem Fuß oder nicken mit unserem Kopf im Takt. Wir trommeln sogar Rhythmen nach, ohne dass wir uns dessen bewusst wären. Gerade wenn es um die spezifischen Wirkungen von MusikMedizin geht, ist es interessant nachzuvollziehen, welchen Weg ein Audiosignal auf seiner Reise durch den menschlichen Körper zurücklegen muss, welche Stationen entscheidend für die Verarbeitung und Speicherung der MusikMedizin sind und in welchen Arealen welche Reaktionen ausgelöst werden.

Wie akustische Signale vom Gehör zum Gehirn kommen

Das Hören zählt zu den allerwichtigsten Sinnen des Menschen. Wie könnte es anders sein: Unser Gehör ist ein wahres Wunderwerk der Natur. Das Ohr ist ein sehr wichtiges Organ im menschlichen Körper und immer aktiv – auch im Schlaf. Es hilft uns einerseits das Gleichgewicht zu halten als auch durch verschiedene Stimm-, Ton- und Klangfrequenzen unsere Gesundheit aufrechtzuerhalten und bei Störungen die Selbstheilungsprozesse zu fördern. Zwischen dem 28. und 41. Tag der embryonalen Entwicklung gleicht der heranwachsende Mensch erstaunlicherweise dem Ohr eines erwachsenen Menschen – „Ich bin ganz Ohr", sagt auch ein bekanntes Sprichwort. Die Ohren sind das wichtigste Sinnessystem, was die zwischenmenschliche Kommunikation anbelangt.

Auch anatomisch gesehen hat das Ohr einiges zu bieten. Es besteht aus der äußeren und sichtbaren Ohrmuschel, die Form ist übrigens bei jedem Menschen genauso einzigartig wie sein Fingerabdruck. Die Ohrmuschel geht über in den Gehörgang, der etwa 2,5 cm lang ist und einen Durchmesser von nur 0,7 cm hat. Der vordere Teil des Gehörgangs besteht ebenfalls aus Knorpelgewebe. Hier sorgen feinste Härchen zusammen mit dem Ohrenschmalz dafür, dass Staub und Fremdkörper wieder nach außen transportiert werden. Der Gehörapparat besteht somit aus Außenohr, Mittelohr und Innenohr. Das Außenohr und Mittelohr sind durch das Trommelfell, einer hauchdünnen Membran von nur 0,1 mm Dicke und mit einer winzig kleinen Fläche von 85 mm^2 getrennt. Im Mittelohr übernehmen drei winzige Knöchelchen, die kleinsten im ganzen Körper, die Übertragung der Schallenergie aus der luftgefüllten Außenwelt ins flüssigkeitsgefüllte Innenohr. Über die Tube (tuba auditiva) hat das Mittelohr einen Verbindungskanal zum Nasen-Rachen-Raum und bekommt so genügend frische Luft.

Technisch spricht man bei diesem Prozess von einer Impedanzanpassung. Unter Impedanz werden alle Widerstände zusammengefasst, die der Ausbreitung von Schwingungen in einem bestimmten Umfeld entgegenwirken. Einflüsse auf die Impedanz haben die Eigenschaften des Ausbreitungsmediums, Hindernisse, Übergänge zu anderen Ausbreitungsmedien sowie Gegenstände, Flächen bzw. Bereiche mit bestimmten akustischen Eigenschaften. Durch den höheren Druck kann die Schallwelle sich trotz des höheren Widerstands weiter ausweiten. Das Ausgangssignal wird bei diesem Vorgang um etwa das 22fache verstärkt. Das schneckenhausförmige Innenohr (Cochlea) ist der eigentliche Sitz unseres Hörorgans, man nennt es auch Cortisches Organ. Dort erfolgt die mechano-elektrische Transduktion, also die Umformung der mechanischen Schallenergie in elektrische Nervenzellsignale. Im Cortischen Organ sitzen im linken sowie im rechten Ohr jeweils ca. 16.000 kleine Haarsinneszellen, die aufgrund ihrer haarförmigen Schöpfe so genannt werden. Durch die hohe Anzahl dieser Sinneszellen ist es dem Menschen möglich, Tonlagen zwischen 16 Hz und 16.000 Hz zu hören. Mit dieser High Tech Konstruktion können wir etwa 600 (!) einzelne Töne voneinander unterscheiden.

Die Haare (Stereozilien), etwa 100 pro Zelle, sind Ausstülpungen der Zellmembran und sind durch ihre Steifheit eher borstig und nadelartig. Diese Haarzellen verfügen über ein spezielles Organisationsprinzip mit einer inneren und drei äußeren Reihen. Die inneren Haarzellen, also nur 4.000 Zellen pro Hörschnecke, sind die eigentlichen Sinneszellen, mit denen wir hören. Verglichen zu anderen Sinnessystemen in unserem Körper ist deren Anzahl verschwindend klein. In der Netzhaut (Retina) unseres Auges haben wir beispielsweise etwa 120 Millionen Sinneszellen. Würden dort 4.000 ausfallen, hätte dies keinen großen Einfluss auf die Sehkraft. Werden dagegen die 4.000 inneren Haarzellen in der Hörschnecke stark geschädigt, so führt dies zur vollständigen Taubheit des betroffenen Ohrs. Vor allem durch häufigen lauten Lärm werden diese Hörsinneszellen oft geschädigt (Verkehrslärm, Diskothek, zu laut eingestellte Kopfhörer etc.).

Unser Innenohr – eine unnachahmliche High Tech Konstruktion

Das Innenohr ist eine sehr subtile High Tech Konstruktion der Schöpfung und Natur und deshalb auch empfindlich. Was die Messgenauigkeit anbelangt, verfügt unser Hörorgan über Eigenschaften, die bisher technisch unerreichbar blieben. Hier ist vor allem der Dynamikbereich zu nennen, also jener Bereich der Schalldrucke, die wir erkennen und unterscheiden können. Im Hörschwellenbereich, wo wir die leisesten Töne gerade noch wahrnehmen können, haben die Schallschwingungen eine Intensität, die nur ein Milliardstel (10^9) des atmosphärischen Luftdrucks beträgt. Am oberen Ende des Hörbereichs, wenn die Schallenergie so groß geworden ist, dass die menschliche Schmerzschwelle erreicht wird und Hören starke Schmerzen verursacht, ist die Intensität 10.000.000.000.000fach (10^{13}) größer. Das sind unglaubliche Fähigkeiten! Um das gehirngerecht einordnen zu können, ist ein Vergleich des Hörorgans mit einer Waage eine gute Möglichkeit. Im Vergleich dazu wäre ein und dieselbe Waage in der Lage, Gewichte von einem Milligramm bis zu einer Tonne zu erkennen! Zur Veranschaulichung: eine Briefmarke wiegt ca. ein Milligramm, ein Kleinwagen wiegt ca. eine Tonne. Es ist noch niemandem gelungen, eine solche Waage zu entwickeln.

Präziser als jede Technik

Die Stereozilien der Haarzellen spielen beim Hörvorgang eine entscheidende Rolle. Sie werden durch die ins Innenohr übertragenen Schallschwingungen rhythmisch ausgelenkt. Wie kleine Stäbe bewegen sich die Stereozilien um ein Drehgelenk, über welches sie mit dem Zellkörper der Haarzelle verbunden sind. Die Auslenkung ist dabei winzig klein: Bei der Hörschwelle bewegen sich die Stereozilien nur um 0,003 Grad, an ihren oberen Spitzen entspricht das einer Amplitude von 0,1 Nanometer (1 Nanometer = 1 Milliardstel Meter) und somit weniger als dem Durchmesser eines einzelnen Wasserstoffatoms. Übertragen auf den 312 Meter hohen Eiffelturm bedeutet dies, dass seine Spitze um etwa zwei Zentimeter ausgelenkt würde. Allein durch den Wind schwankt die Spitze jedoch schon um ein Vielfaches davon. Heute wissen wir, dass eine weitere Erhöhung der Sensitivität im Innenohr aus physikalischen Gründen nicht sinnvoll wäre, da wir sonst die Brown'sche Molekularbewegung und so das thermische Rauschen hören könnten. Die Intelligenz der Schöpfung und Natur haben also auch daran gedacht. Der Vorgang des Hörens ist wahrlich ein Wunder!

Die äußeren Haarzellen haben eine wichtige Funktion beim Hörvorgang im Hörschwellenbereich. Sie können aktiv ihre Länge verändern und pumpen dadurch Energie bei der Umwandlung der Schallenergie. Die Längenveränderung erfolgt nicht so wie in den Muskelzellen, sondern sie ist wesentlich schneller und arbeitet nach einem völlig anderen Prinzip. Ein kürzlich entdecktes Protein, wegen seiner Geschwindigkeit Prestin benannt, scheint an der Längenveränderung mitzuwirken. Der hohen Sensitivität des Hörorgans liegt also ein aktiver Verstärkungsmechanismus zugrunde, der bei lauten Signalen abgeschaltet wird und so einen von mehreren Schutzmechanismen bildet, der das Innenohr vor schädigender Übererregung bewahren soll.

Unser Hörvorgang ist nicht nur auf die Prozesse im Innenohr beschränkt. In der zentralen Hörbahn im Gehirn werden Leistungen möglich, die durch die Peripherie nicht erreicht werden können. Eine davon ist die Möglichkeit der Schalllokalisation. Darunter versteht man das Erkennen der Richtung, aus der der Schall kommt. Unser Gehirn vergleicht dazu Zeit- und Pegelunterschiede, die im Schall zwischen beiden Ohren auftreten. Die mit dieser Aufgabe betrauten neuronalen Strukturen liegen im Hirnstamm und sind stammesgeschichtlich sehr alt. Anatomisch wurden sie als superiorer Olivenkomplex identifiziert. In ihm erfolgen Verarbeitungsschritte, die das exakte Eintreffen von Eingängen aus beiden Ohren erfordern. Zeitverarbeitung im Mikrosekundenbereich sowie das Zusammenspiel verschiedener Transmittersysteme sind hierfür Voraussetzung. Es gäbe noch viel Interessantes zu berichten, doch bereits diese Ausführungen zeigen, dass unser Hörsystem eines der ausgeklügeltsten Körpersysteme darstellt.

MusikMedizin über unsere Hörorgane wahrnehmen

Noch ein weiteres interessantes Detail am Rande: Gerade Musik hören bedeutet viel mehr, als nur bloßes Hören. Denn neben der angenehmen Wahrnehmung beeinflusst sie auf geheimnisvolle Art und Weise unseren Körper und Geist und besitzt eine starke selbstheilende Wirkung. Zur Erinnerung: der griechische Philosoph Pythagoras, der vor etwa 2500 Jahren lebte, bezeichnete die Musik als geordnetes System, welches die Kraft besitzt, eine erkrankte Seele zu heilen. Er vertrat die Auffassung, dass Krankheiten und negative Gemütszustände auf eine Unordnung im Körper zurückzuführen sind und Musik die heilende Wirkung besitzt, diese Ordnung wiederherzustellen, und dies ohne ein weiteres Zutun. Auch unsere bewusste Wahrnehmung ist dazu nicht notwendig, deshalb wirkt Musik auch im Schlaf.

Schon Pythagoras erkannte also, dass das Tonsystem eine mathematisch berechenbare Struktur besitzt und der Mensch unbewusst hören kann, ob dieses mathematische System eingehalten wird. So wird z.B. eine Sinfonie von uns Menschen als sehr angenehm wahrgenommen, weil die Töne aufeinander abgestimmt sind und der Tonstruktur entsprechen. Doch hören wir die Sinfonie im Radio und der Empfang ist schlecht, kann man spüren, wie das Rauschen als unangenehm empfunden wird – die Tonstruktur ist gestört. Deshalb ist das Wiedergabesystem (Player) samt den Lautsprechern in der MusikMedizin von großer Bedeutung für den Erfolg. Dies ist der Grund, weswegen dieser Aspekt bei der Entwicklung des SoundLife Sleep System® so viel Expertenwissen erforderte.

Musikwahrnehmung mit dem ganzen Körper

Im modernen Alltag sind wir den ganzen Tag von verschiedensten Geräuschen, Klängen, Tonfrequenzen und Rhythmen umgeben, die wir gar nicht mehr bewusst wahrnehmen. Oft verschmilzt alles zu einer undefinierbaren Geräuschkulisse und unser Körper reagiert mit Stresshormonen (Lärmstress).

Sprache, Geräusche und Musik bilden so die Welt des Hörens. Bei gesunden Menschen funktionieren diese drei Bereiche gemeinsam. In diesem Zusammenhang ist es interessant, sich mit der Frage zu beschäftigen: Wie nehmen z.B. Gehörlose Musik wahr und wie kommt es trotz ihrer Gehörlosigkeit zu einer positiven Wirkung der Musik Medizin? Untersuchungen mit Gehörlosen haben eindrücklich bestätigt, dass alle Menschen, Hörende und Gehörlose, Musik mit dem ganzen Körper wahrnehmen. Wir sind in der Lage, die Schwingungen der Musik zu spüren, zu visualisieren und zu fühlen. „Musik wird von Menschen ganzheitlich wahrgenommen, nicht nur mit den Ohren", bestätigt Prof. Jan Hemming, Leiter des Instituts für Musik an der Universität Kassel. So nimmt jeder Mensch Töne auch als Vibrationen mit dem ganzen Körper wahr.

Wer einmal in der Nähe einer angeschlagenen Glocke gestanden hat, weiß aus eigener Erfahrungen, dass man Tonschwingungen mit dem ganzen Körper fühlen kann und der Ton der Glocke durch den ganzen Körper geht. Klang berührt also den ganzen Menschen, seinen Körper, seinen Geist und auch seine Seele. Genau dieses Phänomen nutzen Gehörlose, die Musik mit ihrem ganzen Körper empfangen und wahrnehmen können. Ihnen ist es so möglich zu lernen, feine Vibrationen der Töne in ihrer Umgebung zu erfühlen und zu unterscheiden.

Über diese Forschungsergebnisse wurde der Nachweis erbracht, dass wir mit unserem ganzen Körper hören können. In diesem Zusammenhang haben inzwischen Teilchenphysiker harmonische Verhältnisse im Mikrokosmos der Atome gefunden, die belegen, dass Musikhören einer mikrostrukturellen Ordnung unterliegt. Je nach Ton verändern sich die mit dem Elektroenzephalographen (EEG) messbaren Gehirnströme. Der gesamte Organismus reagiert auf diese Wahrnehmung mit Wohlbefinden oder Unbehagen. Forscher, die die Biophysik des Hörens untersuchen, fanden heraus, dass auch ein messbarer Stromfluss in den Organen und Zellen vorhanden ist. Die Wahrnehmung der Musik findet also im ganzen Körper, nicht nur im Ohr - dem eigentlichen Hörsinnorgan - das mit unserem Gehirn verbunden ist, statt.

Vibrationen stimulieren das Gehirn

Anfang 2000 hat Prof. Dean Shibata an der University of Washington erforscht, wie man Musik ohne Gehör wahrnehmen und genießen kann. Er hat seine Erkenntnisse auf einem Kongress für Radiologen vorgestellt. Sein wichtigstes Forschungsergebnis war, dass Gehörlose Vibrationen exakt in jenem Teil des Gehirns empfinden und wahrnehmen, welchen auch Hörende zum (Musik-) Hören nutzen! Daraus ist einmal mehr ersichtlich, wie anpassungsfähig unser Gehirn ist – bei Gehörlosen gibt es sogar eine messbare Aktivität in der Hörrinde. Dabei scheinen die Hände eine wichtige Rolle zu spielen, welche die Vibrationen besonders gut an das Gehirn weiterleiten. „Die Hand ist der sichtbare Teil des Gehirns", stellte schon der Philosoph Immanuel Kant fest. Aus der Gehirnforschung ist bekannt, dass unter allen Organen unsere Hände in ganz besonders enger Beziehung zum Gehirn stehen.

Apropos Gehirn: ursprünglich hatte man angenommen, dass das Gehirn schon bei der Geburt fest verdrahtet sei. Das internationale Forscherkonsortium ENIGMA (Enhancing Neuro Imaging Genetics through Meta-Analysis) hat im Rahmen einer groß angelegten Analyse fünf neue Genregionen entdeckt, welche die Größe von Schlüsselregionen im Gehirn beeinflussen. Damit kennt man derzeit acht Abschnitte im Erbgut, die einen Einfluss darauf haben, wie stark einzelne Bereiche im Gehirn ausgeprägt sind.

Außerdem dachte man, dass dadurch bestimmte Gehirnareale immer nur eine einzige Funktion haben, ganz gleich, was passierte. Die Forschungen von Prof. Shibata haben bestätigt, dass unsere Gene nicht direkt die Verdrahtung des Gehirns diktieren. Sie liefern eine Entwicklungsstrategie: alle Teile des Gehirns werden im Bedarfsfall maximal effizient genutzt. Dies könnte künftig ein weiteres interessantes Gebiet für die Musikwirkungsforschung sein, um die Wirkweise von Musik auf Körper und Geist noch besser zu verstehen.

Musik-Therapie für Hörgeschädigte

Bereits bewährt hat sich die Musik-Therapie für Träger des Cochlea-Implantats (CI). Das ist eine Hörprothese für Gehörlose, deren Hörnerv noch funktionsfähig ist. Dies hat eine Studie des Deutschen Zentrums für Musiktherapieforschung (Viktor Dulger Institut, DZM) in Heidelberg in einer deutschlandweiten Pilotstudie zur Optimierung des Hör- und Sprachtrainings durch Musiktherapie für CI-Träger gezeigt. Es verbesserten sich die differenziertere Hörfähigkeit von Klängen und Geräuschen im Alltag wie Musik hören, Radio hören, Fernsehfilme und Fernsehnachrichten verstehen, Unterhaltung in größeren Menschengruppen etc. sowie die zufriedenstellende akustische Orientierung in Alltagsumgebungen und Räumen wie öffentliche Verkehrsmittel, Kirchen, Straßenverkehr etc. Auch der emotionale Ausdruck in der Sprache, die sogenannte emotional unterlegte Prosodie, konnte verbessert werden. Und ein besonders positiver Nebeneffekt der Musik-Therapie war eine schnelle und emotional stabile Akzeptanz bezüglich des Ohrimplantats, was das Aussehen bzw. das Gefühl, sich behindert zu fühlen, anbelangt. So gesehen birgt die rezeptive MusikMedizin in vielen Spezialbereichen bis hin zu Gehörlosen oder Gehörgeschädigten ein sehr großes Potenzial. Vor allem was die Verbesserung des allgemeinen Wohlbefindens oder die positive Beeinflussung von psychisch emotionalen Defiziten oder die Beseitigung von psychosomatischen Störungen anbelangt. Denn die Musik-Therapie und MusikMedizin könnten auch für psychisch belastete Gehörlose ein großes Thema sein.

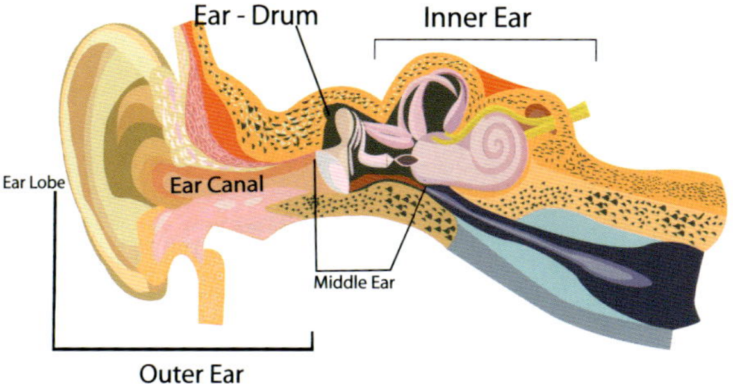

DIE WIRKUNG DER MUSIKMEDIZIN

MUSIK WIRKT AUF DAS GESAMTE SYSTEM MENSCH

Musik wirkt auf biologische Systeme und kann deshalb zur Wiederherstellung, Erhaltung und Förderung psychischer und körperlicher Gesundheit einen sehr großen Beitrag leisten. Durch bildgebende Verfahren wie die funktionelle Magnetresonanztomografie (fMRT) kann heute auch gezeigt werden, was in unserem Gehirn beim Musikhören passiert. Erst diese Bilder lassen erahnen, wie viele Hirnareale beim Musizieren und Musikhören beteiligt sind und dass es dadurch zu physiologischen Veränderungen im Gehirn kommt. Dies beweisen Hirn-Scans von Berufsmusikern sehr eindrücklich. Bei Musikern ist nicht nur eine Anpassung der Neuronen im motorischen und somatosensorischen Kortex messbar. Auch das Hörzentrum in den Schläfenlappen reagiert anders als bei musikalischen Laien.

Bis in die 1980er Jahre hinein nahm man in der Forschung an, dass Sprache vorwiegend im linken und Musik im rechten Schläfenlappen verarbeitet wird. Diese Annahme ist inzwischen widerlegt worden. Wissenschaftler stellten fest, dass die Unterscheidung von Tonhöhen und Lautstärke zum Beispiel grundsätzlich in der Hörrinde beider Hirnhälften stattfindet. Auch wenn es um die Wahrnehmung von Melodien geht, unterscheidet sich die Gehirnaktivität von Berufsmusikern und Laien voneinander. Bei Laien wird hier vor allem die Hörrinde auf der rechten Seite des Gehirns aktiv, bei Berufsmusikern dagegen konnten Wissenschaftler eine verstärkte Aktivität auf beiden Seiten feststellen. Musiker scheinen also die Arbeit des Musikhörens im Gehirn auf beide Hirnhälften zu verteilen.

Gehirne von Musikern sind anders

Mithilfe von Schnittbildern des menschlichen Gehirns zeigt sich noch etwas Überraschendes: Bei Gehirnen von professionellen Musikern ist die Verbindung zwischen der rechten und linken Gehirnhälfte (Corpus callosum) deutlich kräftiger ausgebildet. Insgesamt ist mehr graue Substanz in den Regionen vorhanden, die für die Motorik, die auditive und die räumlich visuelle Wahrnehmung zuständig sind.

Ein Wissenschaftsteam der Universität Jena hat in Zusammenarbeit mit dem Neurologen Prof. Gottfried Schlaug von der Harvard Medical School in Boston herausgefunden, dass sich Gehirne von Berufsmusikern im Vergleich zu jenen von Nichtmusikern tatsächlich deutlich unterscheiden. So waren bei Berufsmusikern jene Bereiche, die für das Hören, das räumliche Sehen und das Umsetzen von Bewegung zuständig sind, entsprechend vergrößert. Die Wissenschaftler vermuten, dass dies damit zusammenhängt, dass Musiker in ihrem Spiel nicht nur vorausdenken und die passenden Bewegungen zur Musik ausführen müssen, sondern gleichzeitig auch überprüfen sollen, ob sie richtig gespielt haben.

Musik setzt Hormone frei

Forscher haben schon vor Längerem herausgefunden, dass beim Musizieren oder Musikhören ganz bestimmte Hormone und Botenstoffe wie Dopamin, Oxytocin, Immunglobuline oder schmerzlindernde Endorphine ausgeschüttet werden. Diese körpereigenen Hormone werden vermehrt auch bei gutem Essen, intensivem Sport oder Sex sowie durch Drogen produziert. Sobald ein Mensch Musik hört, werden die Strukturen zuerst im Hirnstamm verarbeitet, wobei sie auf dieser Ebene noch gar nicht in das Bewusstsein gedrungen ist. Dazu kommt es erst, wenn die Reize das Hörzentrum (Hörkortex) erreichen. Erst dort können Instrumente, Töne oder Stimmen unterschieden werden. Das Gehirn reagiert in jedem Fall auf das Hören von Musik, das zeigen die Veränderungen in den Gehirnarealen bei Gehirnscans oder speziellen EEG Messungen.

Dass und wie Musik auf das Gehirn wirkt, hat 2013 ein Forscherteam der Universität von Iyväskylä in Finnland untersucht. Bei dieser Studie wurden den Probanden mehrere unterschiedliche Musikstücke aus einem Vivaldi Konzert, ein Jazzstück von Miles Davis, Blues, ein argentinischer Tango und ein Stück von den Beatles vorgestellt. Dabei wurden die Hirnaktivitäten der Versuchspersonen mittels fMRT aufgezeichnet. Einige Areale wurden von allen Musikarten aktiviert, darunter waren Bereiche in der Hörrinde, im limbischen System (zuständig für die Verarbeitung von Emotionen) und im motorischen Cortex, der mit der Steuerung der willkürlichen Motorik beschäftigt ist. Aber es gab auch deutliche Unterschiede. Insbesondere komplexe Musikstücke lösten eine höhere Aktivität im rechten Schläfenlappen aus. Dessen bekannteste Funktion ist das Hören. Dieser Teil vereinnahmt im Verhältnis zu anderen Funktionen eine größere Fläche. Damit ist das Hören eines der flächengreifendsten Systeme unseres Großhirns – Sprache und Musik erfordern offenbar einen hohen Rechenaufwand. Auch für das Gedächtnis und die Erinnerung spielt der Frontallappen eine wichtige Rolle. Zudem hatten Musikstücke mit Text (Lieder) einen Extraeffekt: Bei diesen verschob sich nämlich die Aktivität von der linken überwiegend in die rechte Hirnhälfte.

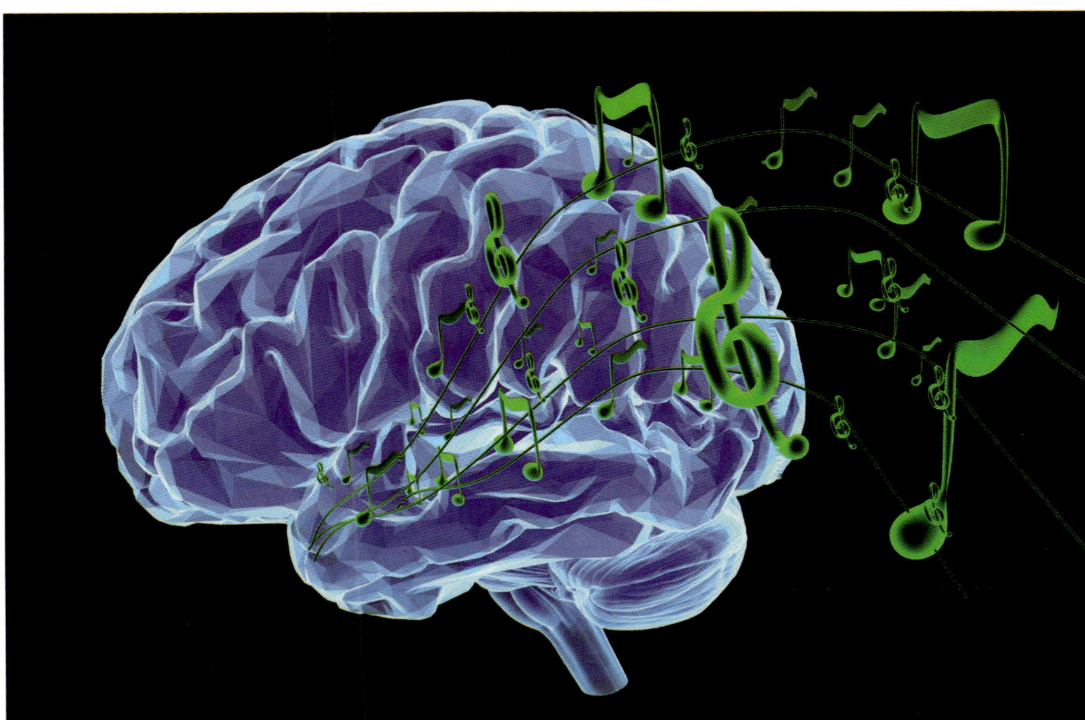

DIE WIRKUNG DER MUSIKMEDIZIN

MUSIKMEDIZIN WIRKT ÜBER GEHIRN UND NERVENSYSTEM

Musik ist physikalisch gesehen nichts anderes als bewegte Luft, im Rhythmus schwingende, vibrierende Luftmoleküle, die gegen eine spezielle Haut, nämlich unser Trommelfell, stoßen. In Form von elektrischen Impulsen gelangen sie ins Gehirn. Erst dort entsteht eigentlich die Musik und dazu werden weite Teile unseres Gehirns beansprucht. Die Musik wird sozusagen in ihre Einzelteile zerlegt: Tempo, Rhythmus, Harmonie, Melodie, Tonhöhe oder Lautstärke. Andere Gehirnareale mischen diese Informationen wieder zusammen und wir hören die Musik.

Das Max-Planck-Institut in Leipzig hat untersucht, dass beim passiven Musikhören jene Hirnzentren aktiv sind, die für die Steuerung der Stimme oder von Bewegung wichtig sind. Dieser Effekt steht in direkter Verbindung mit dem Ohr und dem limbischen System, dem Gefühlszentrum im Gehirn. Deshalb kann Musik auch sehr emotional wirken. Die Psychiatrie- und Neurologieprofessorin Anne Blood von der Harvard Medical School konnte nachweisen, dass bei dem durch Musikerfahrung ausgelösten Gänsehauterleben dieselben neuronalen Systeme aktiviert werden, die sonst nur durch Stimuli wie Schokolade, Sex oder Drogen reagieren. Das gehirneigene Belohnungssystem kann durch Musik sehr effizient aktiviert werden. In diesem Fall werden Neurotransmitter wie Dopamin und körpereigene Opiate ausgeschüttet. Gleichzeitig wird die Aktivierung des Mandelkerns (Amygdala), das Angstzentrum im Gehirn, extrem gehemmt. Beim Hören von Musik singt unser Gehirn unbewusst mit, dabei springen Spiegelneuronen an, wodurch unbewusste Vorgänge, die unser Nerven-, Hormon- und Immunsystem positiv beeinflussen, aktiviert werden. Alles sehr wichtige Aspekte für die Aufrechterhaltung unserer Gesundheit und notwendigen Heilungsprozesse!

Wie die Wissenschaft Musikwirkungen messbar macht

Musik hat deshalb einen so starken Einfluss auf den menschlichen Körper und Geist, weil sie in der Lage ist, eine direkte Verbindung mit unseren Gefühlen und inneren Stimmungen aufbauzubauen. Deshalb kann das Medium Musik Emotionen in alle Richtungen auslösen. Die genauen Mechanismen, die dahinterstecken, versucht die Musikwirkungsforschung seit Längerem zu entschlüsseln. In diesem Zusammenhang ist es eine zentrale Frage herauszufinden, wie Musik konkret auf das zentrale und autonome Nervensystem wirkt. Dabei ist es zusätzlich interessant, die entsprechenden Gehirnareale zu lokalisieren, da bereits sichergestellt ist, dass unser Gehirn auf Musik signifikant und reproduzierbar reagiert. Deshalb hat sich die Wissenschaft in den letzten Jahren sehr auf die physiologische, messbare Wirkung von Musik konzentriert. Die direkte Wirkung von MusikMedizin auf das zentrale Nervensystem ist viel schwieriger zu erforschen, vor allem ist dies messtechnisch eine große Herausforderung. Denn um die Gehirnaktivitäten beim Hören von Musik störungsfrei messen zu können, benötigt es eine ganz spezielle Mehrkanal-EEG-Analyse. Damit sollen Fehlmessungen (Artefakte) und Fehlinterpretationen ausgeschaltet werden. Besonders problematisch sind während solcher Messungen die Augenbewegungen, Blinzeln, Muskelbewegungen oder ein störendes Rauschen der Muskel- oder Herzaktivitäten.

Speziell interessant ist in diesem Zusammenhang auch die Frage, wie sich der Einfluss der MusikMedizin auf das ZNS überhaupt messen lässt. An der physiologischen und heilenden Wirkung von Musik besteht kein Zweifel, interessant ist jedoch, die genauen Zusammenhänge und messbaren Parameter zu erforschen. Einen entscheidenden Schritt weitergekommen sind indische Forscher und Ingenieure. Sie haben in einer Studie mit einer neuartigen EEG Signalanalyse die Wirkung von Musiksignalen auf das ZNS von gesunden Versuchspersonen untersucht. Die Studie wurde unter Leitung des Elektronik-Ingenieurs Anilesh Dey, einem der besten indischen Experten für Mess- und Regeltechnik, durchgeführt. Hier hat sich die Verwendung eines speziellen, 19kanaligen EEG-ICA Messsystems (Independent Component Analysis), welches Störungen in der Analyse beim Hören spezieller Musikreize ausfiltern kann, bewährt. Damit können die unterschiedlichen aktiven Gehirnareale samt den unterschiedlichen Einflüssen verschiedener Musikrichtungen ebenfalls identifiziert werden. Dabei wurde reproduzierbar bewiesen, dass z.B. Instrumentalmusik im Vergleich zu Heavy Metal oder Rockmusik eine ganz andere Wirkung zeigte. Insgesamt ließ sich jede Musikrichtung, auch Walzer und Radetzky-Marsch, einem entsprechenden EEG Muster oder bestimmten Gehirnareal zuordnen. Bei solchen Messungen geht es auch darum, welche Emotionen und Gefühle die eingesetzte Musik in den Versuchspersonen erzeugt. Damit ergibt sich eine neue Option bezüglich der noch zu erforschenden Wirkung der MusikMedizin auf das zentrale Nervensystem.

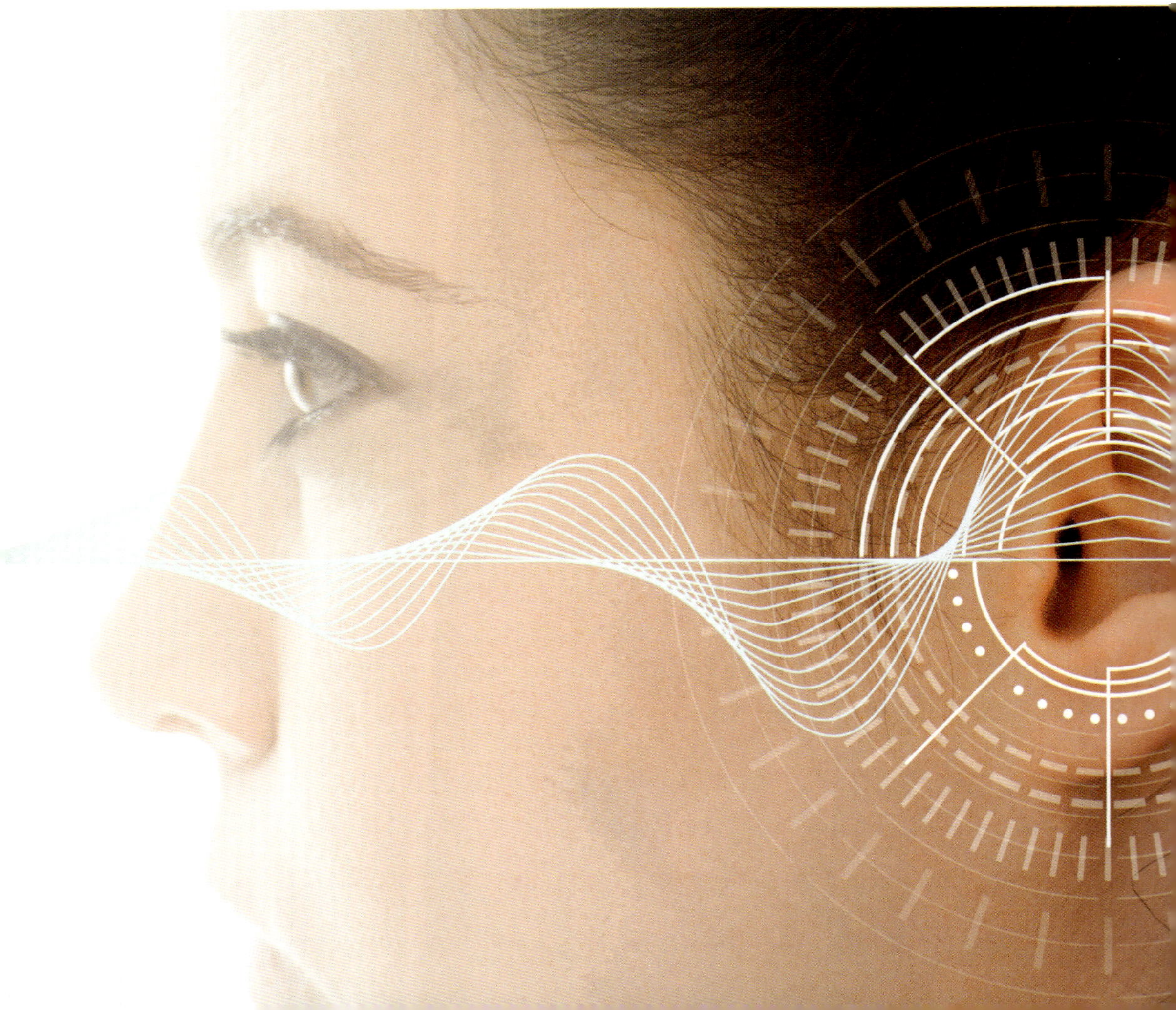

Viel einfacher und effizienter hingegen ist der Nachweis der Wirkung der MusikMedizin auf das autonome Nervensystem. Gerade was insgesamt die Messbarkeit der Funktionen und Reaktionen des autonomen Nervensystems anbelangt, haben sich HRV Messungen durchgesetzt und sind wissenschaftlich gut anerkannt.

Bereits im 3. Jahrhundert erkannte der chinesische Arzt Wang Shu-he, dass ein variabler Herzschlag ein Zeichen für Gesundheit sei. Er dokumentierte dies in seinen Schriften. Da es keine Messinstrumente wie ein Stethoskop oder EKG gab, musste der Arzt sich sehr sensibel auf die Erfassung des Zusammenspiels der Körpersignale eines Patienten einstellen, um eine Krankheit daraus diagnostizieren zu können.

Die HRV ist also eine exakte Messgröße der neurovegetativen Aktivität und autonomen Funktion des Herzen und gibt auch Hinweise auf kardiovaskuläre Funktionen. Dabei werden die Schwankungen der Herzfrequenz idealerweise über einen 24stündigen Zeitraum bei der Analyse aufeinander folgender Herzschläge aufgezeichnet und ausgewertet. Bei gesunden Menschen schlägt das Herz nicht regelmäßig wie ein Uhrwerk, sondern der Abstand zwischen zwei Herzschlägen ändert sich ständig. Bei einem Ruhepuls von z.B. 60 Herzschlägen/Minute erfolgt nicht jeder Schlag nach exakt einer Sekunde bzw. 1.000 Millisekunden. So können Schwankungen von über 100 Millisekunden in der Herzschlagfolge als natürliche Funktion des Herzens auftreten.

Mögliche Einsatzbereiche der HRV

Die Herzratenvariabilität ist ein unmittelbares Maß dafür, wie gestresst wir jetzt gerade sind und wie unsere Reservekapazität aussieht. Je gestresster wir sind, umso regelmäßiger beginnt unser Herz zu schlagen. Diese Veränderungen bewegen sich im Bereich von Millisekunden und sind für uns nicht spürbar. Erst durch eine genaue Messung und mathematische Analyse des Herzschlags können diese Parameter berechnet und grafisch dargestellt werden. Schon in einer Messung, die nur wenige Minuten dauert, kann man so eine erste Aussage über den

Stresszustand eines Menschen treffen. Goldstandard ist jedoch in jedem Falle eine 24 Stunden Messung. Dadurch kann man auch messen, wie gut sich der Organismus durch die Aktivierung des Parasympathikus im Schlaf erholen kann. Aktuell existiert ein breites Forschungsspektrum zur Herzfrequenzvariabilität, das z.B. im klinischen Bereich für eine Risikoabschätzung und zur Gesundheitsprognose eingesetzt wird oder in der Reha- oder Stressmedizin Anwendung findet. Ebenfalls wird HRV zur Leistungsdiagnostik und Belastungssteuerung im Bereich der Sport- und Trainingswissenschaften verwendet.

Der Einsatz der HRV Analyse hat sich in der Herz-Kreislauf-Forschung und in der Medizin rasant verbreitet und wird zunehmend in einer Reihe von klinischen Zusammenhängen verwendet. In der Forschung hat sich die HRV Analyse als sensible, nicht invasive Messung der neurokardikalen Funktion etabliert, die die Herzinteraktionen und die Dynamik des vegetativen Nervensystems widerspiegelt. Des Weiteren wird die HRV heute zur Diagnostik der diabetischen Neuropathie genutzt. Eine reduzierte HRV gilt als ein erstes Anzeichen einer kardiovaskulären, autonomen diabetischen Neuropathie. Bei Patienten mit Depressionen ließ sich, neben einer erhöhten Herzfrequenz, eine verminderte HRV nachweisen. Es scheint also so zu sein, dass eine Depression mit einer Störung der Herzfunktion einhergeht.

Es scheint also zu sein, dass eine Depression mit einer Störung der Herzfunktion einhergeht.

Hierfür spricht auch, dass das Häufigkeitsrisiko (Morbidität) bezüglich einer Herz-Kreislauf-Erkrankung bei Depressiven im Vergleich zu Normalpersonen deutlich erhöht ist. Ebenso weisen Herzkranke bei zusätzlicher depressiver Erkrankung ein erhöhtes Sterberisiko auf. Innerhalb von Therapien eignet sich die HRV Analyse demzufolge als biologischer Indikator zur Diagnosestellung, Therapieauswahl und Therapiekontrolle.

Seit einigen Jahren finden sich verstärkte Forschungsaktivitäten bezüglich der HRV im Bereich der Sportmedizin. Ein Schwerpunkt liegt dabei auf der Klärung des Einflusses körperlicher Aktivität auf die HRV in Ruhe und unter Belastung. Hier wird die HRV Analyse derzeit zur Feststellung eines möglichen Übertrainingszustands herangezogen.

So hat sich die HRV Analyse auch in der Musiktherapie und Musik Medizin als Indikator zur Wirkung etabliert. Neben experimentellen HRV Messreihen und Pilotstudien wurde die Wirksamkeit der SANOSON Musikprogramme darüber hinaus in einer Reihe von mehrarmigen, randomisierten Placebo- und Wartelisten kontrollierten Doppelblindstudien mit insgesamt über 900 Teilnehmern belegt. Neben der signifikanten Zunahme des HF (High Frequency Power), also dem körperlich-geistigen Energiepegel, zeigt der Frequenzbereich zwischen 0,15 und 0,40 Hz ausschließlich den parasympathisch bestimmten Schwingungsanteil der atemsynchronen Herzfrequenzveränderungen an. Dies ist als ein sicheres Zeichen für die Aktivierung des Parasympathikus zu interpretieren und es kam zu einer deutlichen Verbesserung der vegetativen nervalen Regulationsfähigkeit so wie der subjektiven Steigerung der Lebensqualität.

HRV Messungen beweisen die nachhaltige Wirkung der MusikMedizin

Bereits Anfang der 1990er Jahre entdeckte Dr. J. Andrew Armour im Herz ein komplexes Netzwerk von Neuronen, Neurotransmittern, Proteinen sowie Helferzellen und nannte dieses „kleines Gehirn im Herzen“. Das menschliche Leben wird über ein multidimensionales Netzwerk gesteuert, das molekulare, zelluläre und organische Strukturen einschließt und alle körperlich-geistigen Abläufe organisiert. Der wichtigste Taktgeber ist dabei unser Herz. Die HRV hat sich daher in der Praxis auch als faszinierender Biomarker für die Erfassung komplexer Steuerungsmechanismen erwiesen. Dazu zählt ebenfalls die Wirkung von MusikMedizin. Denn die HRV Messungen spiegeln die Regulationsfähigkeit des Herzens und so kann die Funktionalität des autonomen Nervensystems als entscheidendes Steuerungsinstrument für alle Organfunktionen messtechnisch erfasst werden. So können vor Einsatz der MusikMedizin Dysfunktionen und Störungen des autonomen Nervensystems durch HRV Messungen erfasst und mit den Ergebnissen bei regelmäßiger Anwendung der MusikMedizin verglichen werden. Es besteht absolut kein Zweifel darüber, dass das neu entwickelte Audiosystem mit der MusikMedizin im Schlaf das autonome Nervensystem sehr positiv beeinflusst und daher über HRV Messungen die nachhaltige Wirkung sehr gut nachweisbar ist.

Die Messtechnik samt der Auswertungssoftware wird immer genauer und erlaubt zwischenzeitlich bei einer 24-Stunden-Messung eine relativ gute Bewertung der Schlafarchitektur, der Erholungsqualität, des persönlichen Tag-Schlaf-Rhythmus bis hin zu Hinweisen auf eine mögliche nächtliche Atemstörung (Schlafapnoe). Ausgeprägte Erholungsphasen werden durch einen dominanten Parasympathikus bei gleichzeitiger Sympathikusreduktion dargestellt. Dies ist die Grundvoraussetzung für eine optimale psychophysiologischen Regeneration. Und genau diese Selbstregulations-, Selbstreparatur- und Selbstheilungskräfte während dem Schlaf werden durch das SoundLife Sleep System® in einzigartiger Art und Weise unterstützt.

In diesem Zusammenhang ist in Kooperation mit führenden Spezialisten geplant, ein mobiles, hochpräzises HRV Messsystem samt automatischer digitaler Auswertung (PC, Tablet, Smartphone) anzubieten. Dadurch kann durch regelmäßige 24 -Stunden-Messungen die Wirkung der MusikMedizin im Schlaf auf die Regenerationsfähigkeit und biologische Schlafqualität ganz einfach nachgewiesen werden. Die Messergebnisse werden für weitere wichtige Parameter ausgewertet, die durch das SoundLife Sleep System® verbessert werden. So zeigen die Auswertungen, dass die Erholungsfähigkeit automatisch die Schlafqualität verbessert. Die Erhöhung der Widerstandsfähigkeit setzt körperliche und psychische Reserven frei, die Stärkung der Regulationsfähigkeit erhöht unsere Anpassungskräfte an die Umwelt und die deutlich erhöhte Leistungsfähigkeit erhöht die körperlich und mentale Fitness.

Zusammengefasst gilt die HRV Analyse heute als zuverlässige Methode. Das vegetative Screening dient als etabliertes und validiertes Verfahren zur Stress- und Risikobewertung bei Gesunden und Herz-Kreislauf-Erkrankungen sowie zur diagnostischen Begleitung im Therapieverlauf. Die vegetative Adaptationsfähigkeit ist eng verbunden mit der Entstehung und Progression diverser kardiovaskulärer und psychosomatischer Erkrankungsbilder. Dass die HRV Messungen sehr vielfältig nutzbar sind, wird in einer Vielzahl neuer Studien bestätigt. Daher wird die Bedeutung der HRV auch im klinischen Alltag weiter zunehmen. Insgesamt bekommt man eine sehr wertvolle Methode in die Hand, Regulationsstörungen des autonomen Nervensystems bereits zu einem Zeitpunkt zu erkennen, lange bevor sich entsprechende Symptome zeigen. Dadurch kann optional rechtzeitig professionelle Hilfe und Unterstützung in Anspruch genommen werden.

Musik als Medizin hat enorme Potenziale

Die MusikMedizin geht weit über die Möglichkeiten von oft damit in Zusammenhang gebrachten Biofeedback Verfahren hinaus. Wissenschaftlich gesehen, steht die MusikMedizin, obwohl ihre Wirkungen schon seit Jahrtausenden bekannt sind, erst ganz am Anfang. Es ist vor allem die verbindende, synchronisierende und harmonisierende Wirkung der MusikMedizin auf alle körperlich-geistig-seelischen Systeme und Prozesse.

Stellvertretend steht dafür der Einfluss auf das zentrale und das autonome Nervensystem. Wir Menschen interagieren mit Musik, sowohl bewusst als auch unbewusst, was sich auf der körperlichen wie auf der psychisch emotionalen Ebene auswirkt. Dass die zugrundeliegenden Mechanismen sehr komplex sind und offene Fragen noch zu beantworten sind, ist Aufgabe künftiger Musikwirkungsforschungsprogramme. Dabei wird es möglich werden, die psycho- und neurophysiologischen Wirkungen der Musik genauer zu erfassen und für die MusikMedizin für weitere Indikationsbereiche einsetzbar zu machen. Vor allem die durch spezielle MusikMedizin-Kompositionen ausgelösten Rückkopellungsprozesse zwischen autonomem und zentralem Nervensystem werden so noch mehr in den Mittelpunkt des Interesses stoßen. Dies ist schon heute die Grundlage dafür, dass Angst, Schmerzen, Depression, Schlafstörungen, vegetative Dysfunktionen, Stresssymptome und vieles andere mit Hilfe der MusikMedizin sehr positiv beeinflusst und das Entstehen vieler Krankheiten vermieden werden kann. Die MusikMedizin hat also einen therapeutischen Effekt sowohl auf die Gesundheit als auch auf die Krankheit des Menschen.

Eine zusätzliche „Schlaf- und Gesundheits-Coaching-App" macht es in einzigartiger Art und Weise möglich, die eigene Gesundheit selbst besser zu bilden (Salutogenese). Diese Innovation wird künftig auch die Arbeit von interessierten Ärzten, Psychologen, Therapeuten, Heilpraktikern, Trainern und Coaches unterstützen.

„Wir haben die Fähigkeit, uns selbst zu heilen und
haben den Schlüssel in Händen, ein Leben voller Gesundheit,
Glück und Liebe zu erschaffen!"

Prof. Bruce Lipton,
US-amerikanischer Entwicklungsbiologe und Stammzellforscher

DIE WIRKUNG DER MUSIKMEDIZIN

MÖGLICHE FÖRDERUNG DER GESUNDHEIT

Die Forschungsergebnisse über die Wirkung von Musik auf die Gehirne von Profimusikern zeigen, dass Musik die einzigartige Fähigkeit hat, auf das gesamte Gehirn zu wirken und dieses sogar physiologisch zu verändern. Je nach Musikkomposition werden auch ganz bestimmte Hirnareale verstärkt angesprochen und aktiviert. Musik war und ist für alle Kulturen wichtig. So helfen uns spezielle Musikprogramme, Vokabeln und Sprachen schneller und besser zu lernen, die Leistung unseres Gedächtnisses zu verbessern, für eine erhöhte Aufmerksamkeit zu sorgen und die körperliche Koordination unseres Körpers zu unterstützen. Zudem fördert die Musik die Entwicklung von Kindern auf allen Ebenen, da rezeptive Musik neben dem Gehirn auch auf das zentrale und autonome Nervensystem wirkt.

Es haben logischerweise nicht alle Musikrichtungen und Kompositionen die gleiche oder insgesamt eine günstige Wirkung. Musik kann für Menschen genauso störend sein, sie kann z.B. zu laut sein, Vibrationen im Körper auslösen oder uns ablenken. Insgesamt gute Wirkungen auf Wohlbefinden und Stimmungslage haben verschiedene Formen der klassischen Musik, was durch Studien gut belegt ist.

Indikationen für die MusikMedizin

Gerade in den letzten 10-15 Jahren wurden international zahlreiche Studien über die Wirksamkeit der Musik-Therapie und MusikMedizin durchgeführt, die sich zur unterstützenden Behandlung von verschiedenen Krankheiten und Symptomen bewährt haben. Explizit wurde dabei der Einsatz in folgenden Bereichen in Studien untersucht:

- bei Schlafstörungen
- zur Entspannung und Schmerzkontrolle
- zur Reduktion der Nebenwirkungen von Medikamenten
- bei Müdigkeit und Erschöpfung
- bei Angststörungen und Depressionen
- bei psychiatrischen Störungen
- bei verschiedenen Rückenbeschwerden

- während und nach Krebserkrankungen
- vor und nach chirurgischen Eingriffen und in der Tageschirurgie
- in der Intensivmedizin
- bei chronobiologischen Rhythmusstörungen
- bei Menstruationsbeschwerden und Hitzewallungen
- zur Förderung von Heilungsprozessen
- zur Schmerzreduktion und -kontrolle
- und einiges mehr

Die MusikMedizin hat nicht nur bei Gesundheits- und Befindlichkeitsstörungen, Krankheiten und Schmerzen einen positiven Einfluss. Es können sowohl Gedächtnis- und Denkleistungen, emotionale Intelligenz, körperliche Leistungen, Ausdauer und Regeneration (Sport), Konzentration, allgemeine Produktivität u.v.a. gesteigert werden. Einige der Erfahrungen, Experimente und wissenschaftlichen Studien werden nachfolgend kurz behandelt. Damit sollen die zahlreichen möglichen Einsatzbereiche der MusikMedizin aufgezeigt werden.

Die SANOSON MusikMedizin fördert ausgeglichene Aktivität, Entspannung und Erholung.

MusikMedizin synchronisiert innere Rhythmen

Synchronisation findet dann statt, wenn mindestens zwei oszillierende Körpersysteme im gleichen Zeitraum durch einen Einflussfaktor – in unserem Fall durch MusikMedizin – miteinander zu einem inneren Rhythmus finden und in Resonanz gehen. Der Mensch verfügt über eine Reihe solcher innerer Rhythmen, die mehr oder weniger einem immer gleichen periodischen Zeitraum entsprechen. Die Steuerung dieser inneren (endogenen) Rhythmen ist auch von äußeren (exogenen) Faktoren abhängig, wie z.B. Licht oder Dunkelheit. Dazu zählen ebenfalls der Schlaf-Wach-Rhythmus, REM Traumschlaf, Herzschlag, Atmung, Blutdruck, Menstruationszyklus etc. So zeigt sich in Studien, dass beispielsweise der Blutdruck und die Atemfrequenz beginnen, mit dem Rhythmus (Tempo) der Musik mitzuschwingen.

Allerdings lassen sich aus diesen Untersuchungen keine allgemein gültigen Parameter für die breite Palette von Möglichkeiten über die Taktzahl, im Speziellen die Schläge pro Minute (bpm), der Musik ableiten. Entsprechend langsame Musiktakte senken die Atemfrequenz, was sich sowohl auf den systolischen als auch den diastolischen Blutdruck auswirkt und somit einen positiven Effekt auf Bluthochdruck hat.

MusikMedizin für Herz und Blutdruck

Dass Musik gut für unser Herz ist, ist schon fast eine Volksweisheit. So zeigten auch Forschungen von italienischen und britischen Wissenschaftlern, dass sich je nach Musikart, Tempo und Lautstärke dies auf Atmung, Herzfrequenz und Blutdruck der Versuchspersonen positiv auswirkt. Anlässlich einer Tagung in New Orleans berichtete die American Society of Hypertension (Amerikanische Gesellschaft für Bluthochdruck), dass ein täglich 30minütiges Anhören klassischer, keltischer oder Raga Musik den Bluthochdruck deutlich senken kann. Die Ergebnisse waren im Übrigen unabhängig davon, ob den Studienteilnehmern die Musik gefiel oder nicht. Das Tempo der Musik hatte den größten Einfluss auf den erreichten Entspannungsgrad.

Schlaganfallpatienten erholen sich rascher

Der tägliche Konsum von Lieblingspopmelodien, Klassik oder Jazz kann die Erholung nach einem Schlaganfall beschleunigen. In Finnland wurde eine Studie mit Schlaganfallpatienten, die täglich mehrere Stunden Musik hörten durchgeführt. Deren Sprachgedächtnis verbesserte sich durch das Musikhören ständig. Zudem konnte die Aufmerksamkeit im Vergleich zu Patienten, die keine Musik hörten oder denen nur Geschichten vorgelesen wurden, viel länger aufrechterhalten werden.

Neuere Forschungen haben gezeigt, dass MusikMedizin nach einem Schlaganfall nicht nur die körperliche Wiederherstellung fördert, sondern, dass sich die durch den Schlaganfall entstandenen neuroanatomischen Veränderungen im Gehirn erholen.

MusikMedizin zur Verbesserung der Schlafqualität bei akuten und chronischen Schlafstörungen

Nachdem bereits über 50 Prozent der Menschen an Schlafstörungen leiden und daraus eine Reihe von chronischen Krankheiten sowie psychischen und psychiatrischen Störungen entstanden sind und noch immer entstehen, sind nichtmedikamentöse Behandlungsformen zur Schlafverbesserung immer öfter gefragt. Neben den schlafbiologisch relevanten Schlüsselfaktoren wie Schlafunterlage, störungsfreiem, dunklem Schlafplatz sowie schlafförderndem Schlafraumklima, ist die klassische Musik seit Längerem ein Weg zu besserer Entspannung sowie um besser ein- und durchschlafen zu können. Wissenschaftler haben gezeigt, dass eine 45minütige Entspannung mit Musik vor dem Zubettgehen hilft, besser zu schlafen. So konnte Musik von J. S. Bach zahlreichen Menschen bei der zunehmenden Problematik Schlafstörungen bereits in der Vergangenheit helfen.

Entspannende Musik reduziert die Sympathikusaktivität, verringert die Muskelanspannung und dadurch auch Angstzustände. Blutdruck, Herz- und Atemfrequenz werden gesenkt, was wiederum auch sehr positive Auswirkungen auf den gesamten Schlafprozess haben kann. Zudem hilft MusikMedizin, die Gedanken des Tages besser loszulassen. Eine Metaanalyse von zehn randomisierten Studien mit gesamt 557 Teilnehmern weist die Wirkung von rezeptiver MusikMedizin auf die Schlafqualität eindeutig nach. Rezeptive MusikMedizin hat also bei der Verbesserung der Schlafqualität der Patienten mit akuten und chronischen Schlafstörungen einen hohen Wirkungsgrad. Zudem verringerten sich depressive Symptome statistisch signifikant in der Musikgruppe ($p < 0,0001$) im Vergleich zur Kontrollgruppe, die nur Hörbücher hörte.

MusikMedizin bei Schlafstörungen von Krebspatienten

Patienten mit Krebserkrankungen berichten häufig von Schlafstörungen, Müdigkeit und Energiemangel, wobei die Prävalenzeinschätzung von 30-73 Prozent bei allen Krebspatienten, die über verschiedene Formen von Schlafstörungen sowie Ermüdungserscheinungen, Angst, Depression und insgesamt über eine verminderte Lebensqualität berichten, reicht. Die Weltgesundheitsorganisation geht davon aus, dass bis zum Jahr 2020 weltweit bis zu 50 Millionen neue Krebserkrankungen pro Jahr auftreten werden. Gerade für diese Patientengruppe ist der Schlaf psychisch und physisch sehr wichtig. Ein gesunder erholsamer Schlaf würde die Heilungschancen wesentlich verbessern und könnte die Nebenwirkungen von pharmakologischen Therapien (z.B. Chemotherapie) beträchtlich verringern. Auch nach erfolgreicher Krebsbehandlung halten die Schlafstörungen sehr oft weiter an. Mehrere Studien haben gezeigt, dass der gezielte Einsatz der MusikMedizin den Schlaf verbessert.

> Die SANOSON MusikMedizin erhöht die parasympathischen, beruhigenden, harmonisierenden und heilenden Anteile des autonomen Nervensystems.

Aus Klinikstatistiken ist zudem ersichtlich, dass sich die Schlafqualität bei Klinikaufenthalten zusätzlich verschlechtert und meistens eine erhöhte Dosis, oft um bis zum Dreifachen der Zuhausedosis, von Schlafmedikamenten notwendig ist. Professor Cukurova von der University Health College of Adana, Türkei, hat 2008 eine entsprechende Studie mit 60 Brustkrebspatientinnen mit Schlafstörungen (Alter zwischen 27 und 69 Jahren) durchgeführt. Dabei wurde über einen Zeitraum von sieben Tagen zwischen 21.00 und 01.00 Uhr vor dem Schlafengehen MusikMedizin in Form von sanfter Instrumentalmusik eingesetzt. Bei der Kontrollgruppe wurde keine Intervention vorgenommen. Die Ergebnisse wurden mit dem international gängigen PSQI Fragebogen (Pittsburgh Schlafqualitätsindex) zur Erfassung der Schlafqualität erfasst. Die MusikMedizin wirkte sich gesamthaft positiv aus und die Qualität des Schlafes verbesserte sich deutlich. In der Kontrollgruppe verschlechterte sich der Schlaf im Laufe des Aufenthaltes im Krankenhaus. Zusammenfassend wird festgehalten, dass MusikMedizin eine effektive Intervention zur Verringerung von Schlafproblemen ist.

Pilotstudie mit Patienten, die Krebs überlebten

Durch weitere Studien in den letzten Jahren entwickelt sich die Musik Medizin zu einer der innovativsten und erfolgreichsten Zusatztherapien bei stationären Aufenthalten von Krebspatienten und wird dem Krankenhauspersonal deshalb von Fachexperten empfohlen. In der Folge ist der Einsatz von MusikMedizin auch eine sehr gute Unterstützung zur Nachbehandlung von Krebspatienten und in der häuslichen Pflege.

Dazu gibt es eine Studie aus dem Jahre 2010, bei der man mithilfe von HRV Messungen die autonomen Reaktionen des sympathischen und parasympathischen Nervensystems auf MusikMedizin Anwendungen bei Patienten erfasst hatte, die ihre Krebskrankheit überlebt hatten. Dabei erhielten 23 Patienten im Alter von 30-67 Jahren, die an Krebs erkrankt waren und sich in Behandlung befanden, sechs Monate lang eine MusikMedizin von täglich zwei Stunden verordnet. Dies erhöhte die körperlich-psychische Entspannung signifikant, verbesserte das Wohlbefinden und verringerte die Müdigkeit. Darüber hinaus zeigten die HRV Parameter, dass die Parasympathikusaktivität erhöht und die Sympathikusaktivität deutlich verringert wurde. Diese Studie zeigt eindrücklich, dass gut konzipierte MusikMedizin klinisch nützlich ist und die körperlich-psychisch wichtige Entspannung bei Krebsüberlebenden fördert.

MusikMedizin stärkt das Immunsystem

Wissenschaftler bestätigen auch, dass spezielle Musikkompositionen eine tiefgreifende emotionale Erfahrung auslösen und dadurch immunstärkende Sekrete und Hormone ausgeschüttet werden. Dies trägt erheblich zu einer Reduzierung jener Faktoren bei, die für eine Krankheit verantwortlich sind. Dass das regelmäßige Hören von MusikMedizin auch messbar den Level des Stresshormons Cortisol senkt, wird in Studien immer wieder berichtet. Dieser Effekt ist besonders wertvoll, da eine erhöhte Konzentration von Cortisol zu einer verminderten Immunreaktion führen kann.

MusikMedizin zur Schmerzlinderung

Das passive Hören von bestimmten Musik-Kompositionen, also die rezeptive MusikMedizin, wirkt sich positiv bei schmerzhaften Zuständen aus und wird deshalb in der Schmerztherapie vermehrt eingesetzt. Besondere Erfolge wurden in Untersuchungen bei Osteoarthritis, Bandscheibenproblemen oder rheumatoider Arthritis erreicht, die Schmerzen konnten um über 20 Prozent reduziert werden.

Deshalb wird die MusikMedizin immer öfter in Krankenhäusern angewendet, um den Einsatz von Medikamenten zu reduzieren. Zudem hilft dies, postoperative Schmerzen nach Geburten oder auch den Einsatz von Narkosemitteln während Operationen zu senken.

Die Musikwirkungsforschung hat verschiedene Theorien entwickelt, wie MusikMedizin sich auf wahrnehmbare Schmerzen auswirken kann. Diesbezüglich wurde schon erwähnt, dass Musik unter anderem die Ausschüttung von Endorphinen fördert und so den Schmerzen entgegengewirkt wird. Musik wirkt genauso auf der psychischen Ebene und vermittelt dem Patienten ein Gefühl der Kontrolle. Und nicht zuletzt ist schon aus den Anfängen der MusikMedizin bekannt, dass vor allem langsame Musik auch zu einer Verlangsamung von Atmung und Herzschlag führt.

MusikMedizin reduziert Kopfschmerzen und Migräneattacken

Weitere Untersuchungen zeigen, dass rezeptive MusikMedizin hilft, Migräneattacken und chronische Kopfschmerzen sowohl in der Schmerzintensität, Häufigkeit als auch Dauer positiv zu beeinflussen.

Angst und Schmerzen werden reduziert

Neben Studien über die Senkung von Atem- und Herzfrequenz durch Musik, gibt es zwischenzeitlich eine Reihe von randomisierten, kontrollierten Studien. Dabei handelt es sich um wissenschaftliche Studien, die sowohl eine Experimentalgruppe, als auch eine Kontrollgruppe haben. An den Mitgliedern der Experimentalgruppe (Verumgruppe) wird Musik eingesetzt, die Mitglieder der Kontrollgruppe erhalten dagegen eine Scheinintervention (Placebo), also z.B. keine Musik hören oder lesen.

Im Vergleich zur Scheintherapie oder Nichtbehandlung lassen sich Unterschiede der beiden Gruppen hinsichtlich des eintretenden Effekts direkt auf die getestete Intervention zurückführen. Diese Studien zeigen, dass die MusikMedizin angstlösende und schmerzstillende Eigenschaften hat, die mit einer Senkung der Atem- und Herzfrequenz sowie des Blutdrucks einhergehen. Dies wurde vor allem in Zusammenhang mit chirurgischen Eingriffen (vorher und nachher) untersucht. Dabei ist es weniger um die messbaren körperlichen Veränderungen durch Musik und MusikMedizin gegangen, sondern vielmehr um die Reduktion von Angst und Schmerzen, die vor allem psychisch bedingt sind.

MusikMedizin heilt die Seele und hilft bei Depressionen

Diese Erfahrung innerhalb der Musiktherapie und MusikMedizin ist schon sehr alt und ist in vielen Kulturen zu finden. Die aktuelle Forschung findet diesbezüglich immer mehr Möglichkeiten, MusikMedizin ganz gezielt bei Depressionserkrankungen einzusetzen. Bereits bestehende Kompositionen (Mozart, Vivaldi) sind gute Gegenspieler von Niedergeschlagenheit oder depressiven Verstimmungen. Diese Wirkung lässt sich durch spezielle Musikkompositionen wesentlich steigern.

MusikMedizin baut Stress ab und hilft zu entspannen

Bereits seit einigen Jahren registrieren die Krankenversicherungen eine Zunahme psychischer Erkrankungen. Der DAK Gesundheitsreport 2017 zeigt auf, dass seit 2017 die stressbedingten Schlafstörungen in Deutschland um fast 70 Prozent gestiegen sind. So klagen bereits 80 Prozent der Erwerbstätigen zwischen 35 und 65 Jahren über einen schlechten und nicht mehr erholsamen Schlaf. „Diese Ergebnisse zeigen eindrucksvoll, wie unsere Gesellschaft das Thema Schlaf in eine Nebenrolle drängt", sagt Prof. Ingo Fietze von der Charité-Schlafmedizin. „Der Körper braucht aber Zeit, um nach einem stressigen Tag abzuschalten und sich auf den Schlaf einzustellen. Diese Zeit müssen wir ihm gönnen."

Gleichzeitig haben psychische und psychiatrische Störungen, Depressionen, Burnoutsyndrome, Panikattacken etc. massiv zugenommen. Eine der Hauptursachen sind neben den Stresseinflüssen und den unbewältigten emotionalen Konflikten die Schlafstörungen, der nicht erholsame Schlaf und der Schlafmangel! Denn gerade die psychische aber auch mentale Regeneration ist zu 100 Prozent von einem ausreichenden und erholsamen Schlaf abhängig.

Allein diese Statistiken zeigen, dass es dringend neue und medikamentenunabhängige oder medikamentenunterstützende Möglichkeiten benötigt, um diese sehr kostenintensive Entwicklung einzudämmen und künftig auch viel gezielter präventiv dagegen vorgehen zu können. Diesbezüglich haben zahlreiche Studien und Beobachtungen in der Vergangenheit nachgewiesen, dass das passive Hören von langsamer, leiser und vorzugsweise klassischer Musik Stresssymptome deutlich reduzieren kann. Dies trifft im Übrigen auf alle Altersgruppen zu, von Neugeborenen bis zu älteren Personen.

Dabei kommt es durch rezeptive MusikMedizin zu Entspannungseffekten auf mehreren Ebenen. MusikMedizin entspannt die Muskeln, was wesentlich ist, da der Muskeltonus unter Stresseinfluss deutlich zunimmt. MusikMedizin reduziert zudem negative Emotionen und verbessert die emotionale und kognitive Konfliktverarbeitung. Dadurch wird die innere Stimmungslage verbessert, was sich wiederum auf die allgemeine Lebensqualität und Leistungsfähigkeit auswirkt. Zudem wird durch regelmäßige Anwendung der MusikMedizin das Stresshormon Cortisol im Körper messbar verringert bzw. rascher abgebaut.

MusikMedizin und Epilepsie

Eine aktuelle Studie von 2014 beweist, dass das Hören der Mozart-Sonate für zwei Klaviere D-Dur epileptische Anfälle sowie Rückfälle bei Kindern reduziert. Diese Wirkung wurde schon in einer früheren Studie von taiwanesischen Wissenschaftlern nachgewiesen.

Nachgeburtliche Probleme werden reduziert

Die Anwendung der MusikMedizin verringert nachgeburtliche Angst- und Schmerzzustände bei Mutter und Kind und erhöht die Zufriedenheit mit der Geburt. Gleichzeitig wird das Risiko für eine nachgeburtliche (postpartale) Depression deutlich verringert.

MusikMedizin verhindert Chronifizierung von Tinnitus

Wenn die MusikMedizin in einem frühen Stadium einer Tinnituserkrankung eingesetzt wird, kann das Abgleiten in einen chronischen Zustand verhindert werden. Es gibt zahlreiche Hinweise und Berichte, dass MusikMedizin auch bei einem bereits chronischen Tinnitus sehr hilfreich sein kann.

MusikMedizin fördert Lernen, Intelligenz und Gedächtnisleistung

Das ist ein Forschungsgebiet, an dem Wissenschaft, Bildungseinrichtungen und Öffentlichkeit immer mehr Interesse zeigen. Musik hat erstaunliche Wirkungen auf das Gehirn und seine Leistungsfähigkeit. So wird die Lese-, Schreib- und Aufnahmefähigkeit verbessert. Aber auch mathematische Fähigkeiten können gesteigert werden. Die kognitiven Fähigkeiten können ebenfalls deutlich verbessert werden.

Forschungen zeigen, dass MusikMedizin mit Mozart- oder Barockmusik mit einem Rhythmus von 60 Schlägen die Gedächtnisfähigkeit des Gehirns steigert. Durch diesen Rhythmus wird sowohl die rechte als auch die linke Gehirnhälfte aktiviert, was die Lernkapazität und Gedächtnisleistung erhöht. Der zu lernende Stoff aktiviert die linke und die Musik gleichzeitig die rechte Gehirnhälfte.

MusikMedizin zur Steigerung der körperlichen Leistungsfähigkeit (Sport)

Spezielle Musikprogramme steigern die Motivation, sich zu bewegen, verbessern die Ausdauer und steigern die Performance von Sportlern und Athleten. Dabei spielen sich Effekte sowohl auf der körperlichen als auch psychisch-psychologischen Ebene ab: das Ermüdungsgefühl wird verringert, die physische Spannung wird angehoben und die Bewegungskoordination verbessert. Zudem erfolgt nach der Anspannung eine bessere körperliche Regeneration. MusikMedizin verbessert insgesamt die Abläufe und Koordination von Körperbewegungen. Die MusikMedizin kann daher bei der Entwicklung, Erhaltung und Wiederherstellung körperlicher Funktionsfähigkeit und bei der Rehabilitation von Menschen mit Bewegungsstörungen eine positive Rolle spielen.

MusikMedizin hilft produktiver zu arbeiten

Die richtige Musik kann ein guter Begleiter von Arbeitsprozessen sein. Es kommt zu einem messbaren Energiegewinn, weil den Mechanismen der körperlichen und geistigen Ermüdung entgegengewirkt wird. Dies zeigt sich auch am Beispiel von Sport- und Bewegungsprogrammen. Ebenso werden monotone Arbeitsprozesse als weniger belastend und ermüdend empfunden. Der Einfluss von speziellen Musik Medizin-Programmen (Rock oder klassische Musik) erhöht die Fähigkeit, Bilder, einschließlich Buchstaben und Zahlen, schneller zu erkennen und zu erfassen.

Insgesamt ist der mögliche Anwendungsbereich im Grunde genommen uneingeschränkt, es sind keine konkreten Kontraindikationen von selektiver MusikMedizin bekannt. Ihr eigentliches Potenzial ist enorm und in den Möglichkeiten noch gar nicht richtig erfasst. Auch das Kosten-Nutzen-Verhältnis dieser Methode ist fast unglaublich: auf einen längerfristigen Anwendungszeitraum von zehn Jahren umgerechnet, kostet ein Soundsystem für schlafbezogene MusikMedizin bei einer 80prozentigen Anwendungszeit per anno (300 Nächte pro Jahr) jede Nacht nur etwa 60 Cent. Bei noch häufigerer Anwendung wäre der Aufwand noch geringer. Und dies ohne schädliche Nebenwirkungen für Körper oder Psyche! Hier ist auch noch anzumerken, dass derzeit alleine für Behandlungs- und Folgeschäden aus Schlafstörungen im Gesundheits- und Wirtschaftssystem im deutschsprachigen Raum etwa 100 Milliarden Euro aufgewendet werden müssen. Von den oft langwierigen Behandlungskosten für Gesundheitsstörungen und Krankheiten ganz zu schweigen.

Die Wirkung der MusikMedizin auf Psyche und Gesundheit

Auf Basis der Musikwirkungsforschung von Vera Brandes wurden schon vor 15 Jahren spezielle Musikkompositionen samt Wiedergabetechnologien entwickelt und diese in Krankenhäusern und Rehakliniken eingesetzt. Die MusikMedizin hat sich dadurch im stationären Bereich zu einer eigenständigen, unterstützenden Behandlungsform entwickelt; es konnten umfangreiche therapeutische Wirkungen erzielt werden. Wie bereits erwähnt, dient die MusikMedizin der Wiederherstellung, Erhaltung und Förderung psychischer und körperlicher Gesundheit. Im Laufe der letzten Jahre hat sich die MusikMedizin im stationär klinischen Bereich daher immer besser etabliert und soll nun vermehrt im ambulanten und privaten Bereich zu Hause eingesetzt werden. In einem Kooperationsprojekt haben der Spezialist für rezeptive MusikMedizin (SANOSON) - unter Leitung der Musikwirkungsforscherin Vera Brandes - und der Spezialist für gesunden, naturkonformen Schlaf (SAMINA) - unter meiner Leitung - mit der schlafbezogenen MusikMedizin eine neue Form der MusikMedizin und mit dem SoundLife Sleep System® ein innovatives, auditives Stimulationsprogramm entwickelt.

Die Kräfte der Musik wirken vor und während des Schlafes und aktivieren so die epigenetischen und salutogenen Selbstheilungskräfte. Somit wird mit der schlafbezogenen MusikMedizin in einzigartiger Weise die MusikMedizin mit wichtigen Faktoren der Schlafbiologie wie natürliche, schadstofffreie Materialien, der Orthopädie des Liegens, der Bettklimatalogie im Bereich von Kopf und Nacken, der Stabilisierung des Erdmagnetfeldes und der Magnetbiologie verbunden. Dadurch werden sowohl durch die MusikMedizin die Schlafqualität und Schlafeffizienz, als auch durch die schlafbiologischen Komponenten des Soundkissens die bettklimatischen und anatomisch-orthopädischen Anforderungen an den gesunden Schlaf erfüllt. In dieser Kombination ist die biologische Verfügbarkeit der MusikMedizin und damit deren Wirkung am größten.

Bereits Singen wirkt auf Körper, Seele und Geist

Als unterstützend zur MusikMedizin hat sich auch das eigene Singen herausgestellt. Unsere Stimme gilt als Spiegelbild unserer Seele Und es ist in der Gesundheitspsychologie nichts Neues, dass Menschen, die regelmäßig selbst singen, auch gesünder sind. Gesang beeinflusst die Chemie unseres Gehirns und die Emotionen. So lassen sich körperlich-psychische Spannungen abbauen, die eigene Körperenergie erhöhen und die allgemeine Stimmung verbessern. Bei Chormitgliedern konnten bei einer Untersuchung nach dem Singen mehr Immunglobuline A, die in den Schleimhäuten sitzen und Krankheitserreger bekämpfen, nachgewiesen werden. Allerdings betrifft dies vor allem gesunde Menschen. Es scheint auch die Häufigkeit eine entscheidende Rolle zu spielen. So zeigten professionelle Sänger im Vergleich zu Amateursängern nach einer Gesangstunde eine bessere Herzratenvariabilität bzw. eine Erhöhung der parasympathischen Aktivität. Singen am Tag kann die Anwendung der MusikMedizin über das SoundLife Sleep System® noch weiter verstärken.

MUSIKMEDIZIN IM SCHLAF

REVOLUTIONÄRE TECHNOLOGIEN

Bei der Aufnahme der speziell komponierten Musikprogramme wird die Sympathetic Resonance Technology (SRT™) eingesetzt. Diese Technologie, die ganz bestimmte und biologisch verfügbar Frequenzen verwendet, wurde eigens für MusikMedizin im Schlaf weiterentwickelt. Die SRT™ basiert auf der wissenschaftlichen Entdeckung, dass jedes physikalische System Energiefelder hat, die es durchdringen und umgeben. Schwingen nämlich Körpersysteme in ihrem optimalen Frequenzspektrum, sind sie in der Lage, besser zu funktionieren und die erwarteten, ja sogar darüber hinaus verbesserten Leistungsniveaus zu liefern. Umgekehrt kann es zu einer verringerten Effizienz und Leistung führen, wenn diese Systeme nicht in idealer Weise schwingen. Beim Menschen wird das Hauptenergiesystem „Biofeld" benannt. Dabei handelt es sich um einen vom US-amerikanischen National Institute of Health (NIH - eine aus 27 verschiedenen Instituten bestehende Forschungseinrichtung für Biomedizin) verwendeten Begriff. Einen weiteren Schwerpunkt bildet auch die DNA Forschung. Dies ist besonders im Bereich der Epigenetik interessant, in dem die MusikMedizin großes Potenzial hat, wie wir bereits wissen.

> Die Kombination von MusikMedizin, gesundem Schlaf, positiven Glaubensmuster und Überzeugungen ist der effektivste Schlüssel zur Selbstheilung.

Die SRT™ ist ein Bereich von identifizierten Frequenzen, die die Effizienz und Leistungsfähigkeit von verschiedenen organischen und anorganischen Systemen fördern und unterstützen. Biologische, elektrische, chemische und andere physikalische Systeme wiesen unter der Anwendung der SRT™ eine erhöhte Funktionalität, Kohärenz, strukturelle Integrität sowie andere positive Eigenschaften und Leistungen auf, wie z.B. die Erhöhung der Stressresistenz gegenüber inneren und äußeren Stressreizen. In einer Vielzahl von Experimenten wurde die Wirksamkeit der SRT™ nachgewiesen, u.a. in Studien an der Universität von Kalifornien in Irvine, der Universität Wien und dem Imperial College London, die alle eine signifikante Wirkung auf lebende Systeme aufzeigen konnten.

Zu den am häufigsten berichteten Wirkungen durch den Einsatz der SRT™ zählen: erhöhte Energie, schnellere Rückkehr zu einem zentrierten emotionalen Gleichgewicht, verbesserte physiologische (physische, sportliche, geistige, seelische) Leistungen und Ergebnisse, erhöhtes Wohlbefinden und Lebensqualität, tieferer und erholsamerer Schlaf sowie größere Ausdauer und Vitalität.

MusikMedizin und SRT™ Frequenzen haben Brückenfunktion

Die MusikMedizin in Kombination mit den SRT™ Frequenzen bildet eine wichtige Brücke zwischen unserem Selbst und dem Biofeld oder der geistigen Energie. Die Wissenschaft zeigt immer deutlicher auf, dass es genau diese geistige Energie ist, die alles mit allem verbindet, durch die alles durch alles beeinflusst wird und die letztlich unsere Realität erschafft. Damit werden wir automatisch zu einem Teil von allem und jedem. In einer solchen Wirklichkeit zu leben, die in einem intelligenten Energiefeld durch unsere Gedanken, Fantasien, Überzeugungen und Glaubensmuster entstanden ist, lässt dieselben Mechanismen für mehr Gesundheit und wo notwendig für eine Selbstheilung nutzen. Dabei bildet ein seit Jahrtausenden verbindendes Element die Kraft und Energie der Musik. So können wir mit Unterstützung der MusikMedizin für die Stärkung unserer Gesundheit und die Heilung von Krankheiten auf die stärkste Kraft im Universum zugreifen. Mit unserer ewigen Verbindung zu dieser geistigen Energie müssen wir erst lernen umzugehen. Denn die Bewusstmachung dieser Brücke zum Schöpfergeist (Gott) führt zu ganz neuen Perspektiven in unserem Leben und überlässt unser Wohlergehen, unsere Gesundheit und unsere Selbstheilung nicht mehr dem Feld von Zufällen. Deshalb ist es mehr als sinnvoll, unsere inneren Überzeugungen in Richtung von Frieden und Heilung zu verändern. Dazu rufen uns die Entdeckungen der Quantentheorie durch Max Planck und die neuesten Forschungen in der Biologie förmlich auf. Und um noch einmal zu betonen: die universellen Wirkungen der MusikMedizin mit den Kräften des Schlafes und mit den gezielten, formgebenden Elementen unserer Gedanken, inneren Überzeugen und Glaubensmuster zu kombinieren, ist der wirkungsvollste Schlüssel für die Selbstheilung.

Frequenzmix der MusikMedizin ist entscheidend

So wie auch schulmedizinische Arzneistoffe jeweils bestimmten Wirkmechanismen unterliegen, ist dies auch bei Musikmedikamenten der Fall. Bei einem medizinischen Pharmaprodukt ist die richtige biochemische Zusammensetzung für den Behandlungserfolg bei einer Krankheit wichtig, bei der MusikMedizin ist es der richtige Frequenzmix. Der Biochemiker Steve Chemiski hält diesbezüglich fest, dass die Wassermoleküle der DNA Doppelhelix für die Selbstreparatur mit einer bestimmten Resonanzfrequenz unterstützt werden können. Dabei hat er Tonvibrationen von 528 Zyklen pro Sekunde (528 Hertz) ausgemacht. Dies bedeutet nicht automatisch, dass diese Tonfrequenz eine beschädigte DNA in einem direkten Prozess repariert, sondern dass dadurch die dazu notwendigen Mechanismen aktiviert werden.

Bereits 1998 hat Glen Rein, Ph.D., vom Quantum Biology Research Lab in New York Experimente mit in vitro DNA durchgeführt. Dabei hat er vier Musikrichtungen, darunter Sanskrit und gregorianische Gesänge, die unter anderem auch eine 528Hz Frequenz nutzen, in skalare Audiowellen umgewandelt und über einen CD-Player wiedergegeben und damit die in vitro DNA Teströhrchen beschallt. Die Auswirkungen der Musik wurden durch das Messen der Absorption von UV Licht in den DNA Proben bestimmt, nachdem diese eine Stunde der Musik ausgesetzt waren. Die Ergebnisse dieses Experiments haben gezeigt, dass z.B. klassische Musik eine 1,1prozentige Zunahme der Absorption verursacht hat, hingegen verursachte z.B. Rockmusik eine 1,8prozentige Abnahme der Absorption und hat damit keine Wirkung gezeigt. Gregorianische Musik brachte in zwei getrennten Versuchen einmal eine 5,0prozentige und im zweiten eine 9,1prozentige Zunahme der Absorption. Sanskritmusik zeigte ähnliche Wirkung, einmal mit 8,2 Prozent und einmal mit 5,8 Prozent. Auch weitere Experimente von Glen Rein zeigten, dass Musik mit der menschlichen DNA in

Resonanz treten kann. Obwohl diese Experimente mit isolierter und gereinigter DNA durchgeführt wurden ist es wahrscheinlich, dass spezielle Musikfrequenzen auch mit der DNA im Körper eines Menschen mitschwingen.

Auch Pflanzen reagieren auf Musikfrequenzen

Eine Studie, die sich mit dem Einfluss von durch Musik erzeugten Schallwellen auf die Synthese von Nukleinsäuren und Proteinen in Pflanzen (Chrysantheme) beschäftigte, kam zum Ergebnis, dass vor allem stressinduzierte Gene eingeschaltet werden könnten. Eine weitere Studie mit dem Titel „Einfluss der Schallwelle auf die Synthese von Nukleinsäuren und Proteinen in der Chrysantheme" endet mit dem Fazit: „Dieses Ergebnis zeigte, dass einige stressinduzierte Gene unter Schallstimulation eingeschaltet werden konnten, und das Niveau der Transkription (Übertragung der genetischen Information) erhöht wird. Deshalb ist die Wahrscheinlichkeit sehr hoch, dass Gene mit Hilfe von spezieller MusikMedizin ein-, aus- oder umgeschaltet werden können." Das Potenzial ist in jedem Fall auch diesbezüglich sehr hoch. Eine Reihe durch Studien bewiesene Wirkungen lassen sich auch durch dieses Modell erklären. Allerdings benötigt es in diese Richtung noch mehr wissenschaftliche Forschungen, um den Anspruch der DNA Reparatur durch MusikMedizin vollumfänglich geltend zu machen.

Musikfrequenzen werden durch SRT™ Frequenzen wirkungsvoller

Ein mitentscheidender Faktor über die mögliche direkte Wirkung der SANOSON MusikMedizin auf die DNA ist die zusätzlich verwendete und bereits erwähnte Sympathetic Resonance Technology (SRT™) Generell gehen Wissenschaftsexperten wie Candice Pert davon aus, dass energetische Schwingungen die größte Wirkung auf der molekularen Ebene haben. Pert nimmt diesbezüglich an, dass der Mensch bis zu 70 verschiedene Rezeptoren auf den Molekülen hat und dass, sobald eine Vibration und Frequenz diese erreicht, diese nach dem Resonanzprinzip schwingen und vibrieren. Diese Vibrationen, die auf zellulärer Ebene erfolgen, öffnen die Chromosomen und machen die DNA für die Frequenzen, die für Selbstregulation, Selbstreparatur und Selbstheilung notwendig sind, empfänglich.

In diesem Zusammenhang ist nochmals erwähnenswert, dass die Absorption von UV Licht als eine signifikante Wirkung auf die DNA angesehen wird. Die Experimente haben so den Einfluss verschiedener Musik- und Tonfrequenzen auf die DNA mess- und reproduzierbar gemacht. Dies geschieht schon innerhalb einer Stunde Exposition von Musik. Gerade die Kombination der SANOSON MusikMedizin mit den Frequenzen der SRT™ potenzieren diese Wirkungen auf die DNA. Erfahrungen zeigen einen weiteren sehr interessanten und nützlichen Effekt: es werden bei längerer Anwendung auch jene Mechanismen und Portale aktiviert, die für eine spirituelle Transformation notwendig sind. Dies führt zu einer Erhöhung der Lebensenergie und ist ein fundamentaler Faktor für Selbstheilungsprozesse.

Musikwiedergabe durch einzigartige Technologie

Das SoundLife Sleep System® mit integrierter SANOSON Musik Medizin verwendet zur Musikwiedergabe einen eigens dafür entwickelten Player mit einem Gehäuse aus massivem Zirbenholz. Zirbenholz wirkt sich im Schlafumfeld zusätzlich positiv auf Herz-Kreislauf, Schlaf, Wohlbefinden und vegetative Regulation aus. Zudem wird dadurch eine Ankoppelung oder eine Reflexion von elektromagnetischen Feldern an ein sonst übliches Playergehäuse aus Metall vermieden. Nur über diese Playertechnologie ist es möglich, die unkomprimierten, digitalen Audioaufnahmen (Studiodateien), die aus analogen Aufnahmen erstellt werden, in einer optimalen Qualität wiederzugeben.

Dieser von Technikexperten ausschließlich für das SoundLife Sleep System® entwickelte High Tech Player erreicht dabei eine Audioabspielqualität ohne Datenverlust und ermöglicht so eine verlustfreie

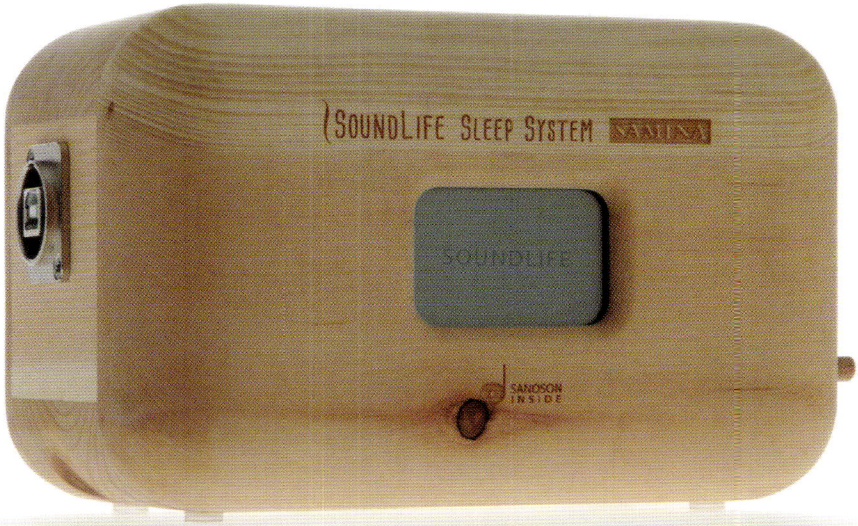

Wiedergabe der für die Audiostimulation notwendigen psychoakustischen Effekte. Dies ist eine der elementarsten Voraussetzungen für eine hochwirksame MusikMedizin. Das sonst üblicherweise verwendete MP3 Datenformat kann nämlich wegen der ihm zu Grunde liegenden Komprimierungstechnik vor allem bei Musiktiteln mit einer durchgehenden Länge von 30-60 Minuten oder mehr nicht verlust- und fehlerfrei arbeiten. Ein MP3 Player wäre daher nicht in der Lage, die von SANOSON für das SoundLife Sleep System® produzierten Musikprogramme in der erforderlichen Qualität wiederzugeben. Neben den eben erläuterten Qualitäten des Musikwiedergabegerätes ist auch die Abstimmung der Impedanzen von Player und Lautsprecher von zentraler Bedeutung für das Klangergebnis. Im Vorfeld und insbesondere mit der Wahrnehmung der Musik über unseren Hörsinn haben wir die Impedanz bereits behandelt. Damit werden alle Widerstände zusammengefasst, die der Ausbreitung von Schwingungen in einem bestimmten Umfeld entgegenwirken. Einflüsse auf die Impedanz haben die Eigenschaften des Ausbreitungsmediums, Hindernisse, Übergänge zu anderen Ausbreitungsmedien sowie Ge-

> Hier wirken sich langjährige Forschung und Entwicklung direkt auf die Qualität und den Nutzen des SoundLife Sleep System® aus.

genstände, Flächen bzw. Bereiche mit bestimmten akustischen Eigenschaften.

Die im SoundLife Sleep System® verwendeten Lautsprecher wurden daher nach diesen Kriterien ausgewählt und erfüllen alle diese Voraussetzungen. Sie sind darüber hinaus mit dem S-Logic® Natural Surround Sound Standard ausgestattet. Dieser Standard ist ebenfalls einzigartig, denn S-Logic® Lautsprecher erzeugen mit ihrem natürlichen Raumklang ein größeres Klangbild. Da sich der Klang nicht direkt im Kopf abspielt, hört es sich an, als würde man hochqualitativen Musikboxen lauschen, die mehrere Meter weit entfernt sind. Hören ist wie Sehen, nämlich dreidimensional. Bei gleicher Lautstärkeempfindung kann der Schalldruck um bis zu 40 Prozent (3-4 dB) gesenkt werden, was besonders im Schlaf und auch für die Gehörschonung wichtig ist.

Darüber hinaus wird in den Lautsprechern die patentierte ULE Technologie, bei der eine MU Metallabschirmung Verwendung findet, angewendet. Diese ist in der Lage, die bei nahezu allen heutzutage marktüblichen Schallwandlern auftretenden elektromagnetischen Niederfrequenzfelder abzuschirmen. Die Abschirmung reduziert die elektromagnetische Strahlung (Wechselfelder) um bis zu 98 Prozent im Vergleich zu handelsüblichen Kopfhörern. Zudem wurde die Polarisation der statischen Magnetfelder über ein Verfahren der Magnetbiologie schlafbiologisch optimiert.

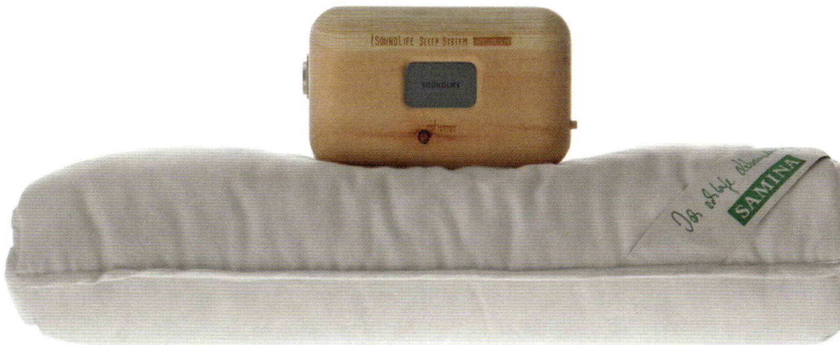

MUSIKMEDIZIN IM SCHLAF

DAS SOUNDKISSEN

Für die Zusammenarbeit mit der Spezialistin der MusikMedizin Vera Brandes war natürlich mein fast 30jähriges Know-how rund um den Bioenergetischen Schlaf® eine ideale Voraussetzung, die ich in dieses gemeinsame Projekt einbringen konnte. Das in bewährter Qualität konzipierte Soundkissen wurde daher aus bioaktiven Rohstoffen wie einem Naturkautschukkern, einer Schafschurwollfüllung und einer organischen Baumwollhülle handwerklich hergestellt. Diese Kissenreihe erfüllt auch wichtige anatomisch-orthopädische Anforderungen zur richtigen Lagerung von Halswirbelsäule, Nacken und Kopf. So ist das erste 100 Prozent organische Soundkissen entstanden und es entspricht in einzigartiger Weise allen bekannten anatomisch-orthopädischen, bettklimatischen sowie elektro- und schlafbiologischen Anforderungen an den gesunden Schlaf. Es ist eine ideale Voraussetzung für die störungsfreie Frequenztransmission der MusikMedizin.

Ebenfalls findet beim Soundkissen die wissenschaftliche Erkenntnis, dass natürliche Magnetfelder einen Einfluss auf den Organismus und auf den Schlaf haben, Berücksichtigung. So zeigte das Max-Planck-Institut für Biochemie die Bedeutung der Schlafrichtung im Erdmagnetfeld bereits in den 90er Jahren auf. Allein das Schlafen in Nord-Süd-Richtung führte im Vergleich zur Ost-West-Richtung zu einer Verbesserung der Tiefschlaf-Phasen. Der Nobelpreis für Chemie 2003 dokumentierte die Erkenntnis, dass Wasser in Zellen über einen magnetischen Transportmechanismus gelangt. Heute wissen wir, dass natürliche Magnetfelder auf viele Körperfunktionen wie Stoffwechsel, Hormone, Wasserhaushalt und Nervensignale Einfluss nehmen. In der Naturwissenschaft hat sich dazu mit der Magnetobiologie ein eigenes Fachgebiet etabliert, in dem seit den 60er Jahren intensiv geforscht wird. Im Soundkissen werden daher spezielle Biomagnete und Wirkträger eingesetzt, welche das Erdmagnetfeld stabilisieren. Die Wirkung stabilisierter Magnetfelder wurde alleine schon durch den Einsatz der Wirkträger im klinischen Alltag bestätigt.

Bei einer vier Monate andauernden Studie an der österreichischen Rehaklinik Laßnitzhöhe wurden 79 Betten in den Abteilungen

„Mit Liebe im Herzen
und Freiheit im Geist
kann der Mensch die innere
und äußere Welt verändern!"

Verfasser unbekannt

Orthopädie und Neurologie mit solchen Wirkträgern ausgestattet. Die Rehaklinik auf der Laßnitzhöhe gehört mit ihren fast 300 Betten zur Sanlas Gruppe, die mit zahlreichen Einrichtungen einer der größten Klinikbetreiber der Steiermark ist.

Ausgangspunkt war die Annahme, dass gut schlafende Patienten in den Abend- und Nachtstunden weniger nach der Schwester rufen. „Wir konnten die Schwestern-Nachtrufe in der Zeit von 20.00 Uhr bis 06.00 Uhr durch diese Maßnahme deutlich senken, und zwar um mehr als zehn Prozent", sagt Primararzt und Leiter der Rehaklinik auf der Laßnitzhöhe, Günter Nebel. „Wir versuchen, unseren Patienten eine möglichst optimale Umgebung für eine Gesundung zu bieten. Guter Schlaf ist dabei ein wichtiger Baustein. Wir konnten uns selbst von der positiven Wirkung stabilisierter Magnetfelder in Klinikbetten überzeugen und werden diese Verbesserung für unsere Patienten in allen unseren Einrichtungen einführen." Ein Rückgang der Patientenrufe ist darüber hinaus ein aktiver Beitrag zur Verbesserung der Arbeitsbelastung der Nachtschwestern.

Die Ergebnisse der Rehaklinik Laßnitzhöhe bestätigen eine im Februar 2011 vorgestellte klinische Doppelblindstudie, die an der Schlafmedizin der Landesnervenklinik Graz unter Leitung des Schlafmediziners und Psychiaters Manfred Walzl durchgeführt wurde. Die Studie wies die Steigerung der Schlafqualität durch stabilisierte Magnetfelder am Schlafplatz nach. Der Einsatz dieser Wirkträger führte zu einem erheblich verbesserten Schlafprofil: die für die körperliche Erholung wesentlichen Tiefschlafphasen verbesserten sich im Vergleich zur Kontrollgruppe um 17,3 Prozent. Der für die Konzentrations- und Lernfähigkeit wichtige REM Schlaf verbesserte sich ebenfalls und nahm gegenüber der Kontrollgruppe um 14,7 Prozent zu. In beiden klinischen Studien konnte ein Placeboeffekt durch den Studienaufbau ausgeschlossen werden.

Verkürzte Einschlafzeit, Verlängerung der REM-/Traum-Phasen

Kurz vor Buchdruck erreicht mich vom bekannten deutschen Schlafmediziner Prof. Dr. Josef A. Wirth, (Institut für Schlafdiagnostik und Therapie in Alfeld) zum Thema MusikMedizin und SoundLife Sleep System® noch eine weitere positive Nachricht: Eine von ihm über einen Zeitraum von 12 Monaten durchgeführte Beobachtungsstudie mit 30 schlafgestörten Patienten hat zusammengefasst gezeigt, dass das SoundLife Sleep System® die Einschlafzeit im Durchschnitt um 20 Minuten verkürzt und somit das Einschlafen erleichtert. Besonders interessant ist, dass sich die Häufigkeit der REM-/Traum-Phasen verlängert hat, im Mittel um zwei Phasen. Insgesamt verlängern sich die REM-/Traum-Phasen bei Verwendung des SoundLife Sleep Systems® um fünf Minuten.

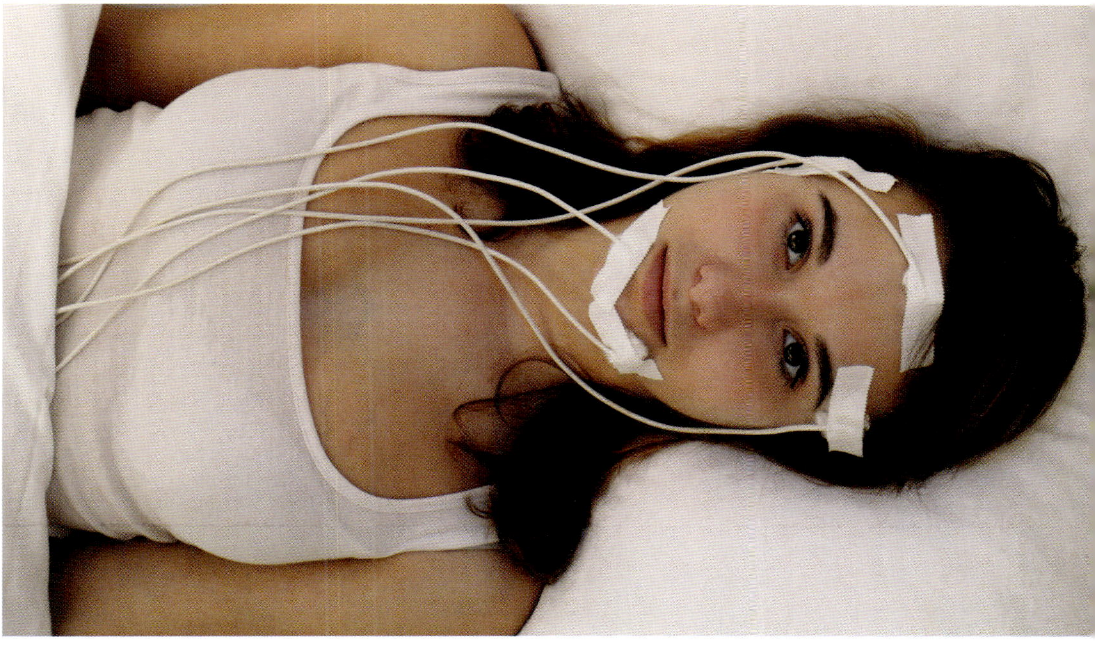

Während wir schlafen und der Körper in einen Ruhemodus verfällt, ist das Gehirn in den REM-/Traum-Phasen sehr aktiv und die Träume sind besonders lebhaft. Gleichzeitig bewegen sich unsere Augen sehr rasch nach rechts und links. Ein internationales Forscherteam um Prof. Itzhak Fried von der Universität Tel Aviv hat dafür folgende Erklärung veröffentlicht: während wir träumen, verhalten sich unsere Augen und unser Gehirn so ähnlich, als würden wir im Wachzustand ein Bild anschauen. Aus Sicht der Wissenschaft sind über die genaue Funktion des REM-/Traum-Schlafes nach wie vor Fragen offen. Es wird jedoch vermutet, dass während dieser Schlafphase erlebte Situationen verarbeitet und aufgenommene Informationen zum Teil im Langzeitgedächtnis gespeichert werden.

Forscher gehen zudem davon aus, dass mehr REM-/Traum-Schlaf nicht nur das Erinnerungsvermögen samt geistiger Klarheit verbessert, sondern gleichzeitig die emotionale Stressresistenz erhöht wird. Menschen, die im höheren Alter nachts nur wenig REM-/Traum-Schlaf haben, könnten langfristig sogar ein erhöhtes Demenzrisiko besitzen. Dafür sprechen die Ergebnisse einer Beobachtungsstudie, deren Ergebnisse Forscher um Prof. Matthew Pase an der Swinburne University (Australien) in der Fachzeitschrift Neurology veröffentlichten.

Die Beobachtungen von Prof. Dr. Wirth zur Verlängerung der REM-/Traum-Phasen verstärken somit die Annahme, dass die MusikMedizin im Schlaf bei neurodegenerativen Störungen wie Demenz sowohl medizinisch-therapeutisch als auch prophylaktisch unterstützend eingesetzt werden kann.

Elektromagnetische Felder am Schlafplatz werden harmonisiert

Die bisherige Forschung konnte zeigen, dass elektromagnetische Felder von Mobiltelefonen, Basisstationen, DECT Schnurlostelefonen, WLAN und Bluetooth die Schlafqualität negativ beeinflussen können. Dies hängt damit zusammen, dass die Zirbeldrüse (Epiphyse),

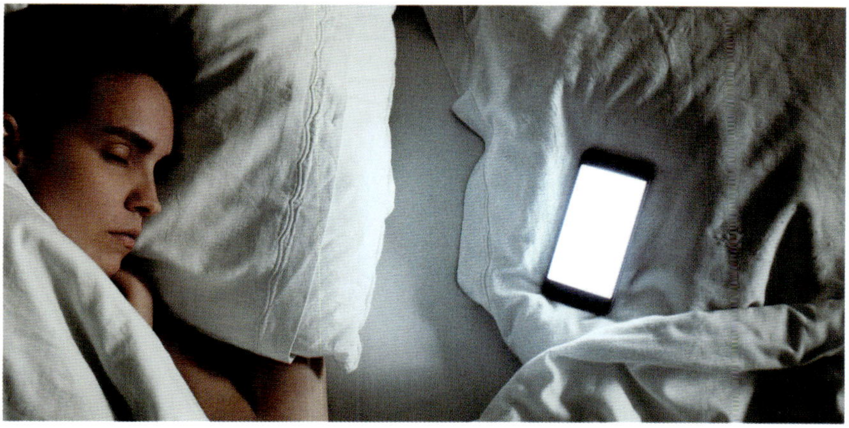

die auf natürliche Magnetfelder durch eine vermehrte Ausschüttung des Schlaf- und Schutzhormons Melatonin reagiert, bei technischen Energiefeldern am Schlafpatz eine entgegengesetzte Reaktion zeigt. Die Produktion des wichtigen Hormons Melatonin wird gehemmt und eingeschränkt. Die Folge ist eine Verschlechterung von Schlaf, Regeneration und Selbstheilungsprozessen. Zudem bewies der Naturwissenschaftler Lebrecht von Klitzing (Medizinische Universität Lübeck) durch Messungen der Hirnströme (EEG), dass sich verschiedene wesentliche Werte im Körper durch technische Energiefelder (Elektrosmog) tatsächlich verändern. Zum einen beeinflusst die gepulste Strahlung Hirnströme und zum anderen werden Durchblutung und Temperatur der Haut verändert und weichen so vom Normalwert ab.

Neueste Erkenntnisse lassen vermuten, dass die Gehirnströme durch die im Soundkissen eingesetzten Biomagnete sowie Wirkträger kaum mehr durch technische Felder beeinflusst werden können und es auch dadurch zu messbaren Schlafverbesserungen kommt. Entsprechende Studien könnten hier in Zukunft auch die genauen Wirkmechanismen aufzeigen. Neuere Experimente und Forschungen verstärken die Hypothese, dass quantenphysikalische Mechanismen bei den auftretenden Wechselwirkungen zwischen elektromagnetischen Feldern und biologischen Systemen eine wichtige Rolle spielen könnten.

MUSIKMEDIZIN IM SCHLAF

MIT GLAUBE UND HOFFNUNG KOMBINIEREN

So beeindruckend die Erfolge und die Prognosen für das SoundLife Sleep System® bei verschiedensten Symptomen und Störungen der Gesundheit auch sind, eine wichtige Ingredienz darf bei Selbstbehandlungen oder Unterstützung durch Ärzte, Heilpraktiker und Therapeuten nie fehlen: Glaube und Hoffnung! Dadurch können die Wirkmechanismen weiter gesteigert werden.

Dies dürfte auch eine nachvollziehbare Erklärung für die teilweise fast unglaublichen Erfolge sein. Wissenschaftlich ist längst bewiesen, dass schon allein der Glaube und die Hoffnung die für viele nach wie vor unglaubliche und hochwirksame Placebowirkung auslösen. Denn das beste Placebo sind wir immer noch selbst! Nur dadurch ist z.B. die durch Glauben und Hoffnung ausgelöste Ausschüttung von Endorphinen im Gehirn erklärbar. Diese körpereigenen opiatähnlichen Substanzen, die unter anderem auch unser Schmerzempfinden herabsetzen und Glücksgefühle auslösen, unterstützen jeden Heilungsprozess. Gerade in den letzten 20 Jahren hat es viele wissenschaftliche Untersuchungen zum Placeboeffekt gegeben. So führt die Verabreichung von Placebos zu messbaren Veränderungen im Gehirn, was mit Hilfe von Kernspintomografen von US-amerikanischen Wissenschaftlern sichtbar gemacht wurde.

Die in dieser Innovation eingesetzte MusikMedizin ist in diesem Zusammenhang ebenfalls wichtig. Denn die Erfahrungen zeigen, dass durch die regelmäßige Anwendung auch die eigene Stimmung deutlich aufgehellt wird, was automatisch zu mehr Hoffnung und Zuversicht führt. Mit dem Einsatz des SoundLife Sleep System® und der Unterstützung durch die MusikMedizin erschaffen wir eine neue Gesundheitsrealität, indem es uns besser gelingt, unbewusste Überzeugungen und negative Glaubensmuster durch den inneren Glauben und die eigene Hoffnung aufzulösen. Denn ein universelles Gesetz dürfen wir nie außer Acht lassen: das Ausmaß eines Heilungserfolges steht immer in einer direkten Relation zur Kraft der eigenen Gedanken oder der Gedanken des behandelnden Arztes, Therapeuten oder Heilers. Dies ist immer der maßgebliche Ausgangspunkt, der die Mechanismen der

Selbstheilung in Aktion setzt. Dies stimmt auch mit den Erkenntnissen der neuen Naturwissenschaft überein, welche die Verantwortung für unser Sein und unsere Gesundheit in unsere eigenen Hände legen.

Heilung geht immer von Herz und Gehirn aus

Jede Aktion und Interaktion unserer Zellen sind von unserem Gehirn und Herzen abhängig. Dazu hat es in den letzten Jahren viele neue Erkenntnisse gegeben. Vor allem war die Entdeckung wichtig, dass jeder von uns auch eine Art Herzgehirn hat, denn unser Herz besteht nicht nur aus Muskelzellen, sondern auch aus Nervenzellen. So ist das elektromagnetische Feld unseres Herzens aus heutiger Sicht etwa 5.000 Mal intensiver als das von unserem Gehirn. Und die erstaunlichste Entdeckung in diesem Zusammenhang ist, dass das elektromagnetische Feld des Herzens nicht nur jede unserer Körperzellen erreicht, sondern weit über unseren Körper hinausstrahlt! Bereits in den 90er Jahren konnte in Versuchen nachgewiesen werden, dass die elektromagnetischen Felder des Herzens mit denen unseres Gehirns ständig in Interaktion sind. Diese Erkenntnisse lassen sich durch die HRV heute reproduzierbar beweisen: Positive, wertschätzende Gefühle führen zu einem gleichmäßigen und damit kohärenten Herzrhythmus. Hingegen führt negativer Disstress mit sorgenerfüllten, ängstlichen oder ärgerlichen Gefühlen zu einem unregelmäßigen und inkohärenten Herzrhythmus. Noch erstaunlicher sind Untersuchungen am zwischenzeitlich weltbekannten HeartMath Institute (Boulder Creek, USA). Forscher konnten bei Messungen an einer Versuchsperson das elektromagnetische Feld des Herzens sogar am anderen Ende des Raumes messen.

Gerade was die Herz-Hirn-Kohärenz angeht, hat die im SoundLife Sleep System® eingesetzte MusikMedizin einen sehr hohen Wirkungsgrad. Dies wirkt sich nicht nur auf die zunehmende Kohärenz aus, sondern hat auch einen sehr positiven Einfluss auf die eigenen Gefühle und macht uns auch mitfühlender gegenüber unseren Mitmenschen. Das sind ideale Bedingungen zur Öffnung des Herzgehirns und zur Aktivierung der Selbstheilungskräfte.

Wenn man dies noch mit der richtigen Geisteshaltung ergänzt, stehen die Chancen sowohl zur Erhaltung als auch zur Wiedergewinnung der Gesundheit (Heilung) sehr hoch. Denn die über 20jährigen Forschungen des HeartMath haben gezeigt, dass nämlich die Epigenetik weit mehr als nur die DNA, unsere Umwelt und Lebenserfahrung erfasst. Vielmehr beeinflussen auch Faktoren wie Liebe und Wertschätzung oder Angst und Wut die Blaupause eines Menschen. In einem Experiment waren ausgewählte Teilnehmer mithilfe einer HeartMath Technik in der Lage, ihre DNA mit positiven Geisteszuständen zu verändern. Eine entscheidende Rolle hat dabei die Herzkoheränz gespielt. Freiwillige aus Kontrollgruppen mit niedriger Herzkohärenz waren nicht in der Lage, die DNA zu verändern.

Die letzte Botschaft nach innen und außen

Schon längst geht es im Bereich der Prävention, Heilung und Genesung nicht mehr um das berühmte Entweder-oder. Es ist auch keine ultimative Frage von Wissenschaft, Spiritualität, Hochschulmedizin oder alternativer/integrativer Medizin. Es geht letztendlich auch nicht nur um die Einflüsse von Umwelt, Genen oder Gedankenkraft. Das Audiosystem MusikMedizin im Schlaf unterstützt in einzigartiger Weise alle Bemühungen in Richtung Gesundheit, Heilung und Genesung. Sowohl auf wissenschaftlicher als auch schulmedizinischer, psychotherapeutischer, alternativer und spiritueller Ebene.

Wer die weltweiten Erfolge z.B. des HeartMath Institute und der dort angebotenen Methoden verfolgt, erkennt den großen Nutzen, sich mit seinem eigenen Herzen zu beschäftigen. Zu lernen, in sein eigenes Herz zu gehen und dort bewusst zu verweilen, stärkt das Herz und die wichtige Verbindung zum Gehirn. Wer zusätzlich im Schlaf diese Prozesse mit dem SoundLife Sleep System® unterstützt, öffnet sich den essentiell wichtigen Selbstregulations-, Selbstreparatur- und Selbstheilungsprozessen.

Aus ganzheitlicher Sicht wird es in der Medizin und Heilkunde der Zukunft ganz klar um Sowohl-als-auch gehen und das Wohlbefinden und die Gesundheit des Einzelnen werden zum Wohle aller viel mehr in den Mittelpunkt rücken. Die Chancen zu unserer Heilung, körperlich und seelisch, werden durch die MusikMedizin um ein Vielfaches vergrößert. Vor allem dann, wenn durch die Veränderungen unseres Bewusstseins die alten kranken Strukturen durch neue, gesunde Strukturen ersetzt werden. Unser Körper formatiert sich ständig aufs Neue, je nachdem, mit welcher Schwingungsfrequenz er genährt und geprägt wird – von außen durch die Verwendung des SoundLife Sleep System® und von innen durch unsere Gedanken, Glaubensmuster und unsere Herzenergie.

> Das Audiosystem MusikMedizin im Schlaf unterstützt in einzigartiger Weise alle Bemühungen in Richtung Gesundheit, Heilung und Genesung.

Dabei ist es wichtig zu verstehen, dass sich durch Schlafverbesserung und positive Wirkung der MusikMedizin auch automatisch unsere innere Einstellung verändert. Dies löst unterbewusste Widerstände und schafft eine Verbindung zum Göttlichen. Diese Verbindung stärkt den Glauben und die Hoffnung und gibt so Raum für die selbstheilenden Impulse nach innen und außen. Das ist die Basis für ein gesundes und erfüllendes Leben und im Falle von Beschwerden und Krankheiten für Genesung und Heilung.

DIE ERHALTUNG DER GESUNDHEIT

WIEDERGEWINNUNG DER EIGENEN GESUNDHEIT

Aufgrund meiner 30jährigen Erfahrung setzt sich das ganzheitliche Heilgeheimnis der Zukunft aus folgenden Bausteinen zusammen:

1. Das Fundament für eine optimale Gesundheitsvorsorge, Beratung, Betreuung und Unterstützung im Krankheitsfall ist die richtige Wahl Ihres Arztes, Mediziners, Heilpraktikers, Therapeuten, Chiropraktikers etc. Entscheiden Sie sich für qualifizierte Menschen mit Herz und Verstand, in deren Nähe Sie sich wohl, geborgen und verstanden fühlen und denen Sie voll vertrauen können. Suchen Sie rasch fachliche Hilfe, wenn sich Symptome und Krankheitssignale zeigen.

2. Die wichtigste Säule für Gesundheit und Heilung ist und bleibt der gesunde, Bioenergetische Schlaf®. In diesem Zusammenhang hat das Schlaf-Gesund-Trio metallfreies Bettgestell/Schlafsystem – störungsfreier, dunkler Schlafplatz – harmonischer Schlafraum die größte Hebelwirkung auf die Schlafqualität und Schlafeffizienz. Hier bietet das SAMINA Schlaf-Gesund-Konzept aus holistischer Sicht seit 1989 weltweit die wirkungsvollsten Schlaf-Gesund-Lösungen an. Diese Schlaf-Gesund-Lösung erfüllt in einzigartiger Weise alle ökologischen, schlafbiologischen, schlafmedizinischen, orthopädischen, bettklimatischen und elektrobiologischen Anforderungen an einen gesunden und therapeutisch hochwirksamen Schlaf. Geben Sie sich nur mit dem Original zufrieden, denn für Ihren Schlaf ist nur das Allerbeste wirklich gut genug.

3. MusikMedizin im Schlaf kann als sehr wirksame Ergänzung zum Schlaf-Gesund-Konzept oder für sich alleine eingesetzt werden. Je besser die von mir erarbeiteten schlafbiologischen Kriterien erfüllt und umgesetzt werden, umso größer ist die biologische Verfügbarkeit der MusikMedizin im Schlaf. Die passive Therapie mit hochwirksamer MusikMedizin aktiviert und fördert die Selbstregulations-, Selbstreparatur- und vor allem Selbstheilungskräfte.

4. Falls Sie MusikMedizin im Schlaf in Kombination mit einem be-

stehenden Schlaf- oder Matratzensystem verwenden wollen, ist die Ergänzung durch eine Ganzkörpererdungsauflage sehr empfehlenswert. Diese naturbasierte Biotechnologie entwickelt während des Schlafes dieselben positiven Gesundheitsreize wie das barfuß Laufen. Barfuß Laufen auf einem feuchten und leitfähigen Naturuntergrund (Gras, Waldboden, Strand) löst einen gesundheitsfördernden bioelektrischen Prozess zwischen Ihrem bioelektrischen Körper und der ebenfalls elektrischen Erdoberfläche aus. Barfuß durch die Nacht versorgt den Organismus nach dem gleichen Naturprinzip während der gesamten Schlafdauer mit freien Elektronen, welche eine sehr starke antioxidative Wirkung haben und so freie Radikale erfolgreich abwehren. Die Lokosana® Ganzkörpererdungsauflage funktioniert wie ein Biokondensator, fördert die Melatoninproduktion und schützt den Körper vor den schlaf- und gesundheitsstörenden Einflüssen technisch erzeugter Strahlung (Elektrosmog). Zudem kann der Organismus die Energien der eingearbeiteten Magnete und die gesundheitsfördernden Kräfte des natürlichen Erdmagnetfeldes im Schlaf nutzen.

5. Unter meiner Leitung sind wir auch Vorreiter für die Nutzung der Gravitation durch eine Ganzkörperschräglage beim Schlafen. Wenn Sie einen ganz entscheidenden Schritt in Richtung noch effizienterer Nutzung der Kräfte Ihres Schlafes machen wollen, dann ist das Schlafen in Schräglage sehr empfehlenswert. Das ganzheitliche, naturbasierte Schlaf-Gesund-Konzept versorgt so den Organismus während des gesamten Schlafes mit gesundheitsfördernden Schwerkraftreizen. Das führt zu zahlreichen positiven biologischen Effekten, die präventiv und therapeutisch sehr wertvoll sein können.

6. Neben dem gesunden Schlaf ist eine gesunde, vitalstoffreiche Ernährung eine weitere wichtige Säule zur Aufrechterhaltung der Gesundheit und im Krankheitsfalle zur Aktivierung der Selbstheilungskräfte. Unser Körper benötigt als Treibstoff vital lebendige und unbelastete Nahrung. Außerdem braucht er aus meiner Über-

zeugung Nahrungsergänzungsmittel, die das ersetzen, was im täglichen Nahrungsangebot nicht mehr oder nicht mehr ausreichend vorhanden ist. Prüfen Sie daher regelmäßig den Status wichtiger Vitamine (B-Komplex, D3), Mineralien und Aminosäuren in Ihrem Körper. Zu einer gesunden Ernährung gehört auch ein unbelastetes, energiereiches Wasser. Und nicht zuletzt ist es wichtig, den Körper regelmäßig zu entgiften, da es auch bei gesunder Lebensweise nicht möglich ist, die Aufnahme von Giftstsoffen zu vermeiden. Hier eignen sich vor allem Zeolith Produkte und die Aufnahme von sogenannten Chelatbildnern. Diese lösen eine Reihe gesundheitsfördernder Effekte aus, binden giftige Schadstoffe und Metalle an sich und machen diese wasserlöslich, so dass diese ausgeschieden werden können. Zu den wichtigsten Chelatbildner zählen Algen, Kohlprodukte, Knoblauch, Bärlauch, Löwenzahn, Meerrettich, Sauerkraut und Zwiebeln.

7. Gesundheitsorientierte Bewegung ist ebenso essentiell für unsere Gesundheit und wird deshalb auch von der Weltgesundheitsorganisation dringend empfohlen. Neueste Forschungsergebnisse aus der Weltraummedizin zeigen deutlich, dass Bewegung nur unter Berücksichtigung von gezielten, vitalisierenden Schwerkraftreizen eine hohe Wirkung auf die Gesundheit und Heilung hat. In diesem Zusammenhang empfehle ich die häufige Verwendung spezieller Gesundheitsschuhe, die durch die weich-elastische Sohle neben den vielen übrigen Vorteilen auch bei jedem Schritt zu einem gesundheitsorientierten Schwerkraftreiz führen (kyBoot).

8. Nutzen Sie die Kraft der Selbstbeeinflussung und Autosuggestion zur Erhaltung Ihrer körperlich-seelisch-geistigen Gesundheit. Auch bei Gesundheitsstörungen und Krankheiten wirkt die Autosuggestion in Kombination mit allen anderen Behandlungen, Therapien oder Anwendungen immer synergetisch. Beschäftigen Sie sich am besten mit der „mile-Coué-Methode“. Der französische Apotheker aus dem 19. Jahrhundert hat durch seine Universalformel das Leben und die Gesundheit von Millionen von Men-

schen positiv verändert: „Es geht mir von Tag zu Tag in jeder Hinsicht und auf jeder Ebene immer besser und besser!" Vermeiden Sie in jedem Falle während der Autosuggestion an die zu heilende Krankheit, Beschwerden oder Verletzung zu denken und diese damit dadurch weiter zu manifestieren! Auch das dauernde Reden über die Gesundheitsprobleme ist ein negativer Verstärker.

9. Beschäftigen Sie sich mit der bewussten Fokussierung auf authentische Zustände der Fürsorge, Wertschätzung und Liebe. Diese positiven Emotionen regen unser Energiesystem an und nähren den Körper bis hinunter auf DNA Ebene. Hier bietet HeartMath einen guten und bewährten Einstieg und ist aus meiner Sicht die ideale Ergänzung zu allen anderen Empfehlungen. Das Institut bietet verschiedene freie Tools an, die dabei helfen, auf einfache und schnelle Weise auch während des Tages einen kohärenten Zustand zu erschaffen. Dabei hilft auch ein spezielles Powernappingprogramm beim SAMINA SoundLife Sleep System®.

10. Nutzen Sie die Kraft des Anfangs. In jedem Anfang kann unsere Euphorie auf Zweifel, der Tatendrang auf Gelähmtheit und der Mut auf Ängste treffen. Betrachten wir das von außen, birgt doch jeder Anfang ein riesiges Potenzial, denn selten vereinen sich so viele Gedanken und Gefühle gleichzeitig. Und genau dies gilt es zu nutzen. Der Start in eine neue Epoche Ihres Lebens und aller Anfang dorthin können schwer sein. Der Trost liegt in der Erkenntnis: „Alles ist schwer, bis es einfach wird." Erinnern Sie sich an dieser Stelle an die vielen Dinge, die Sie in Ihrem Leben schon erfolgreich angepackt und umgesetzt haben. Jetzt gilt für Sie nur noch eines: Fangen Sie an! Just do it!

11. Verbinden Sie sich regelmäßig mit den höheren Kräften (mit Gott, dem Universum oder dem Universalgeist). Diese Kräfte sind der Ursprung von allem und durchdringen alles und verbinden alles mit allem. Sie sind letztendlich auch die Lenkungskraft, die alles in Bewegung hält und die auch alles verändern kann. Glauben Sie an

diese Kräfte, loben und preisen Sie dieses unendliche Bewusstsein (Gott) bei jeder Gelegenheit und lenken Sie Ihre Gedanken immer in Richtung Gesundheit und Heilung. Unsere Gedanken sind die Verbindung zu diesen Kräften und dies ist auch der Grund, dass unsere Gedankenkraft (z.B. Selbstsuggestion, Gebete) die stärkste Energie im gesamten Universum ist. Vor allem, wenn wir diese mit unserem Herzen verbinden.

Unterstützung von medizinisch-therapeutischen Behandlungen

Zu den Zielen der modernen Medizin und Heilkunde zählt auch die Forschung an Behandlungsmethoden, die möglichst wenig in den Körper eingreifen und deshalb schonend für den Patienten sind. Und die nach Möglichkeit wenige oder keine unerwünschten Nebenwirkungen zeigen. Mit Gentechnik, Lasermedizin und Mikromedizin werden dem Patienten so immer neue Möglichkeiten geboten. Aber auch alternative Behandlungen aus den ältesten Gesundheitslehren wie Traditionelle Chinesische Medizin (TCM) oder Ayurveda boomen.

Auch die MusikMedizin und im Besonderen das SAMINA SoundLife Sleep System® nutzt ebenfalls die Jahrtausende alten Kräfte der Natur und MusikMedizin. Nicht jedes Leiden muss ärztlich behandelt werden, es ist allerdings mehr als empfehlenswert, mit dem Arzt oder Therapeuten seines Vertrauens darüber zu sprechen, um mögliche Hintergrunderkrankungen auszuschließen. In jedem Fall kann jede medizinisch-therapeutische Behandlung durch das SoundLife Sleep System® unterstützt werden. Die Vorteile nochmals auf den Punkt gebracht: ein breites Anwendungsspektrum, ein hoher Wirkungsgrad zur Schlafverbesserung und Aktivierung der Selbstheilungskräfte, keinerlei Nebenwirkungen, keine oder geringe Umstellungsreaktionen, keine bekannten Gegenanzeigen (Kontraindikationen) und das Soundsystem ist jederzeit und überall einsetzbar, da auch transportabel. Und langfristig gesehen sehr kostengünstig mit etwa 60 Cent pro Nacht.

Viele Menschen und Patienten stehen der Vielzahl von Behandlungsmöglichkeiten in der Zwischenzeit eher hilflos gegenüber. Deshalb ist ein vertrauensvolles Verhältnis zwischen Arzt, Therapeut, Heilpraktiker etc. und Ihnen als Patient sehr wichtig - vor allem, wenn es sich um chronische Leiden oder schwere Erkrankungen handelt.

Der beste Weg in Richtung Gesundheit ist allerdings immer noch die Prävention. Und gerade hier gilt, die MusikMedizin leistet eine große Unterstützung. Denn viele Zivilisationskrankheiten und Gesundheitsstörungen entstehen durch Stress und Störungen im autonomen Nervensystem. Daraus resultieren letztendlich die Schlafstörungen ohne organische Ursachen. Auch bei chronischem Schlafmangel, aus welchen Gründen auch immer, hilft das SoundLife Sleep System®. Fehlende Tiefschlaf- und/oder REM Phasen werden entsprechend verlängert, die innere Uhr wird wieder besser synchronisiert und so der Tagesmüdigkeit wirksam entgegengewirkt.

Abschließend möchte ich noch einmal betonen: wer gesund leben will, der muss vor allem gesund schlafen! Und falls Sie lieber Leser, liebe Leserin selbst als Arzt, Schlafmediziner, Psychiater, Neurologe, Psychologe, Psychotherapeut oder in einem anderen Fachgebiet tätig sind, probieren Sie die MusikMedizin einfach aus, bei sich selbst und bei Ihren Klienten und Patienten. Das Schlimmste, das passieren kann ist, dass diese wieder zu einem gesunden Schlaf, zu mehr Gesundheit besserer Leistungskraft und mehr Lebensfreude zurückfinden.

Und ganz zum Schluss möchte ich stellvertretend für die in der Zwischenzeit zahlreichen zufriedenen Anwender eine Rückmeldung herausgreifen: „Von einem Bekannten habe ich vor drei Wochen das SoundLife Sleep System® Kissen zum Ausprobieren bekommen und wollte Ihnen berichten, wie ich damit zurecht gekommen bin. Mir fiel es zwar vorher nicht extrem schwer, einzuschlafen und ich litt auch nicht an Durchschlafstörungen. Aber mit zwei Kindern waren die Nächte schon seit Jahren kurz und unruhig. Ich war so verspannt und mein Schlaf schien überhaupt nicht erholsam. Ganz im Gegenteil, morgens habe ich mich immer schlimmer als abends vor dem Schlafengehen gefühlt und ich hab mich dann immer gefragt, wie ich diesen Tag nun hinter mich bringen sollte. Die Idee von einem Musikkissen fand ich eigentlich sofort super, da ich gern mit sanfter Musik einschlafe. Die erste Nacht war eine ziemlich interessante Erfahrung. Ich bin sehr schön eingeschlafen, wachte dann aber einige Male von den ungewohnten Geräuschen auf. Nach der vierten Nacht aber, es war am Wochenende und so konnte ich die vollen 8,5 Stunden ausschöpfen, wachte ich plötzlich morgens absolut fit und gut gelaunt auf. Ich habe versucht, meinem Mann klarzumachen, was das für mich bedeutet, denn ich konnte mich nicht mehr dran erinnern, wann ich das letzte Mal wirklich erholsam geschlafen habe, aber ich glaube kein Mensch wird es nachvollziehen können, der es nicht selbst erlebt hat, wie ein Leiden abrupt zu Ende geht. Ich war wirklich gerührt, denn ganz ohne Medikamente, Behandlungen, große Umstellungen oder irgendwelche Nebenwirkungen, habe ich endlich einfach geschlafen. Inzwischen bin ich abends fast schon versessen drauf, mein Ohr endlich auf dieses schöne Musikkissen sinken zu lassen und das Programm Nummer drei zu starten. Dann läuft auch mein inneres Schlafprogramm an und lässt mich sanft in den Schlaf gleiten. Erstaunlich fand ich auch die Beobachtung, dass in der Einschlafphase meine Gedanken ganz unerwartet völlig neue Wege einschlagen und mir Erinnerungen oder Einsichten in den Sinn kommen, die ich so nie erwartet hätte. Es sind ruhige Gedanken, die den Einschlafprozess nicht stören, sondern irgendwie stabilisierend wirken. Vielen Dank also für dieses wunderbare Produkt, das mir Kraft und Gesundheit schenkt und mir jeden Tag die Möglichkeit gibt, energiegeladen zu sein und mit Freude in den Tag zu starten!“

Nicht direkt messbare Faktoren wie Liebe, Empathie und Dankbarkeit aktivieren und fördern harmonische Schwingungen.

Katharina M. aus Köln, Juli 2017

DIE ERHALTUNG DER GESUNDHEIT

UND WIE GEHT ES WEITER?

> „Ich habe nie jemanden geheilt. Die Kraft, die Sie mir zuschreiben, müssen Sie bei sich selbst suchen!"
>
> Emile Coué (1857–1926),
> französischer Apotheker und Begründer der modernen Autosuggestion

Selbstverständlich sind Sie in Ihrer Entscheidung vollkommen frei und können dieses Buch jetzt im Regal Ihrer wichtigsten Selbsthilfebücher verstauen oder in einen entsprechenden PC Speicher verfrachten. Und dort weitermachen, wo Sie vor dem Lesen dieser bahnbrechenden Erkenntnisse und der dazugehörenden Innovation des SoundLife Sleep System® aufgehört haben. Oder Sie machen JETZT in Ihrem Leben einen ganz wichtigen und entscheidenden Schritt, der in Richtung Ihrer Schlafqualität, Ihres Wohlbefindens, Ihrer Gesundheit und Selbstheilung zu den bisher wirkungsvollsten zählen wird. Das würde mich persönlich natürlich sehr freuen, weil ich weiß, dass Sie dann einen für Ihr künftiges Leben sehr nützlichen Weg eingeschlagen haben, der Ihre inneren Heilmechanismen aktivieren und stärken wird.

Auf allen Ebenen gesund zu bleiben bzw. immer wieder zu werden (Selbstheilung) unterliegt einer ganz bestimmten, genauen und naturwissenschaftlichen Gesetzmäßigkeit. Wenn wir dies begreifen, die Säulen der Gesundheit beachten und diese durch die MusikMedizin im Schlaf regelmäßig unterstützen, dann bauen wir ein starkes Fundament für Wohlbefinden, Gesundheit, Vitalität, Leistungskraft und Erfolg. Die Voraussetzung dazu ist ganz einfach – Sie investieren JETZT in Ihre Gesundheit und Ihren Schlaf und schaffen sich z.B. ein SoundLife Sleep System® an.

DIE MACHT UND HEILKRAFT DER DANKBARKEIT

Und sobald Sie sich zu diesem wichtigen Schritt entschlossen haben und das erste Mal beim Einschlafen das SoundLife Sleep System® einschalten, aktivieren Sie noch eine weitere unsichtbare Macht und Heilkraft durch Ihre Gedanken: die Dankbarkeit. Unser Geist und die Kraft unserer Gedanken sind ungeheuer machtvoll: sie erzeugen die Welt, in der wir leben. Was wir denken, das erschaffen wir. Deshalb ist es sehr wirkungsvoll, im Bewusstsein der Dankbarkeit zu leben und dadurch mit der inneren und äußeren Welt Frieden zu schließen, deren Schöpfer wir letztendlich selbst sind. Schon Buddha sagte: „Alles, was wir sind, ist ein Resultat dessen, was wir gedacht haben... Alle Dinge können durch Bewusstsein gemeistert werden." Wenn wir negative Gedanken denken, wird uns das Universum und insbesondere unser Biofeld das widerspiegeln. Wenn wir positive Gedanken der Liebe, der Akzeptanz und der Dankbarkeit denken, werden das Universum und unser Biofeld diese Gedanken auch als Gefühle manifestieren.

Im Wesentlichen sind es vor allem unsere Gefühle von Liebe, Mitgefühl und Dankbarkeit, die in unserem Körper besonders harmonische Schwingungen aktivieren und fördern. Diese harmonisierenden und heilenden Energiefelder erreichen jede einzelne unserer Körperzellen und wirken sich so auf unser Wohlbefinden und unsere Gesundheit sehr positiv aus. In schwierigen Situationen und bei Störungen unseres Körpers oder der Psyche sind sie alleine nicht ausreichend. Aber gerade in Kombination mit der MusikMedizin im Schlaf kommt es zu einer starken synergetischen Wechselwirkung!

In diesem Zusammenhang ist zu beachten, dass Gefühle von Angst, Ärger und Sorgen genauso Einfluss auf das Biofeld nehmen und über dieses ebenfalls eine Kommunikation mit unseren Körperzellen stattfindet. Und genau diesen negativ wirkenden Gefühlen wirkt die SANOSON MusikMedizin durch den direkten Einfluss auf das Herz-, Gehirn- und Nervenfeld gezielt und erfolgreich entgegen. So lösen sich auch hartnäckige negative Gefühle und Ängste bis hin zu depressiven Verstimmungen im Schlaf auf.

Der Universalgeist (Gott) be- und verurteilt niemals seine eigene Schöpfung. In dem Moment, in dem wir urteilen, trennen wir uns von unserer göttlichen Natur und bewegen uns in Schmerz und Leiden hinein. Sind wir der Schöpfung und dem Universalgeist (Gott) dagegen dankbar für alles in unserer Realität, das Gute und das vermeintlich Schlechte, erzeugt das ein positives Gefühl in unserem Körper. Dadurch aktiviert und erhöht die universell wirkende Energie unsere eigene Schwingung bis zu einer Ebene, auf der Schmerz und Leiden nicht existieren können. Dankbarkeit ist daher ein sehr machtvolles Heilungswerkzeug unseres Geistes. Das Gefühl der Dankbarkeit ist genau jene Schwingungsfrequenz, die unseren Schmerz transformiert, unsere Seele befreit und unseren Körper heilt.

Wenn wir in einer Realität leben, in der jeder Gedanke, jedes Gefühl und jede Handlung sich auf Dankbarkeit gegenüber dem Schöpfergeist und allem, was uns begegnet, gründet, leben wir in einem erleuchteten Zustand. Wir füllen unseren Geist, unseren Körper und unsere Seele mit heilendem Licht. Zusammen mit der MusikMedizin im Schlaf verändert dieses Licht unser Gehirn, heilt unsere Träume und programmiert unser zelluläres Gedächtnis so um, dass es im Einklang mit der universellen Intelligenz funktioniert. Denken Sie immer daran: gerade vor dem Einschlafen und unmittelbar nach dem Aufwachen hat die Haltung der Dankbarkeit die größte Kraft, uns mit unserer göttlichen Natur zu verbinden, unseren Körper und unser Leben zu heilen und vollkommen zu transformieren. Ich bin dankbar, dass ich die Zeit mit Ihnen teilen durfte und ich wünsche Ihnen den notwendigen inneren Antrieb, dass Sie die hier vorgestellten Methoden und Wege für ein besseres, gesünderes, erfolgreicheres und glücklicheres Leben nutzen können!

Ihr Günther W. Amann-Jennson, Prof. Dr. med. h.c.

DANKSAGUNG

TAUSEND DANK!

Sobald ein lesenswertes Fachbuch veröffentlicht wird, rückt meistens der Autor in den Vordergrund. Dabei wird oft übersehen, dass die meisten Bücher mit einem hohen Engagement des Umfeldes verbunden sind. Ein gutes Expertenbuch setzt immer Teamarbeit voraus. Ein wichtiger Schlüsselfaktor dieses Buches sind die wissenschaftlichen Ergebnisse der Musikwirkungsforscherin Vera Brandes (MSc) sowie der Paracelsus Medizinischen Privatuniversität Salzburg. Vera Brandes ist im eigentlichen Sinne „mitschuldig", dass dieses Buch überhaupt erscheint. Denn sie ebnete meinen Weg zur MusikMedizin und zu unserem gemeinsamen Projekt zur Entwicklung des einzigartigen Audiosystems SoundLife Sleep System®. Ebenso die öffnende Haltung der Medizinerin und Leiterin der Internen Abteilung am Rudolf-Wagner-Spital, Dr. med. Heidemarie Abrahamian, die die MusikMedizin mit Unterstützung der Stadt Wien pionierhaft klinisch und zum Wohle ihrer Patienten einsetzt. Genau diese Begegnungen und Erfahrungen sind für die Motivation eines Autors unbezahlbar und dafür bin ich sehr dankbar. Vera Brandes und Prim. Heidemarie Abrahamian möchte ich noch zusätzlich für die netten Worte im Vorwort danken.

Meine bisherigen zwei Bücher und der Großteil meiner Publikationen haben mit Christine Steiner immer eine engagierte, verlässliche und hingebungsvolle Seele im Hintergrund gehabt, die sich um die ganzen Manuskripte und Datensammlung sowie laufende Ergänzungen gekümmert hat. Dafür meinen herzlichen Dank! Mein bester Freund Johannes Ouschan, ein Coach und Experte mit Herz und Verstand für „Mindful Self Compassion" (achtsames Selbstmitgefühl) - er war der erste Leser meiner Rohfassung und hat mir bis zum Schluss wichtige Inputs gegeben. Auch dafür danke! Meiner Tochter Theresa, die sich für Design, Layout und Gestaltung verantwortlich zeichnet gebührt ebenfalls Dank. Ebenso ihrer Mitarbeiterin und Grafikerin Birgit Germann, die mit unglaublicher Geduld und Ausdauer mit Satz und Korrektur dieses Buches beschäftigt war. Und natürlich benötigt es für einen „erfolgreichen Buch-Spirit" den richtigen Verleger. Den haben wir mit dem Journalisten und Autor Egon Theiner und seinem Egoth

Verlag Wien dankend gefunden. Meine oft fordernden Gedankengänge und die schriftliche Umsetzung waren für meine Lektorin Dr. Tanja Stroblmayr sicher nicht einfach. Ihre Arbeit war letztendlich sehr fruchtbar und hat ihre Professionalität gezeigt. Dafür kann ich nur „danke" sagen.

Zum Schluss möchte ich meiner Familie danken, insbesondere meiner Frau Elisabeth und meinen Kindern Philipp, Theresa und Clemens sowie meinem gesamten Firmenteam. Bekanntlich steht hinter „jedem erfolgreichen Mann" eine starke Frau und Familie. Wir sind in den letzten 30 Jahren gemeinsam mit unserem „Schlafprojekt SAMINA" gewachsen und stark geworden und das hat mir die notwendige Kreativität und Power für dieses Buchprojekt gegeben. Tausend Dank!

Einige sind sicher unerwähnt geblieben und auch ihnen möchte ich herzlich danken. Ich bin davon überzeugt, dass alle diese Bemühungen dazu beitragen werden, den hohen Nutzen der „MusikMedizin im Schlaf" und unserer Innovation SoundLife Sleep System® in die Welt zu tragen.

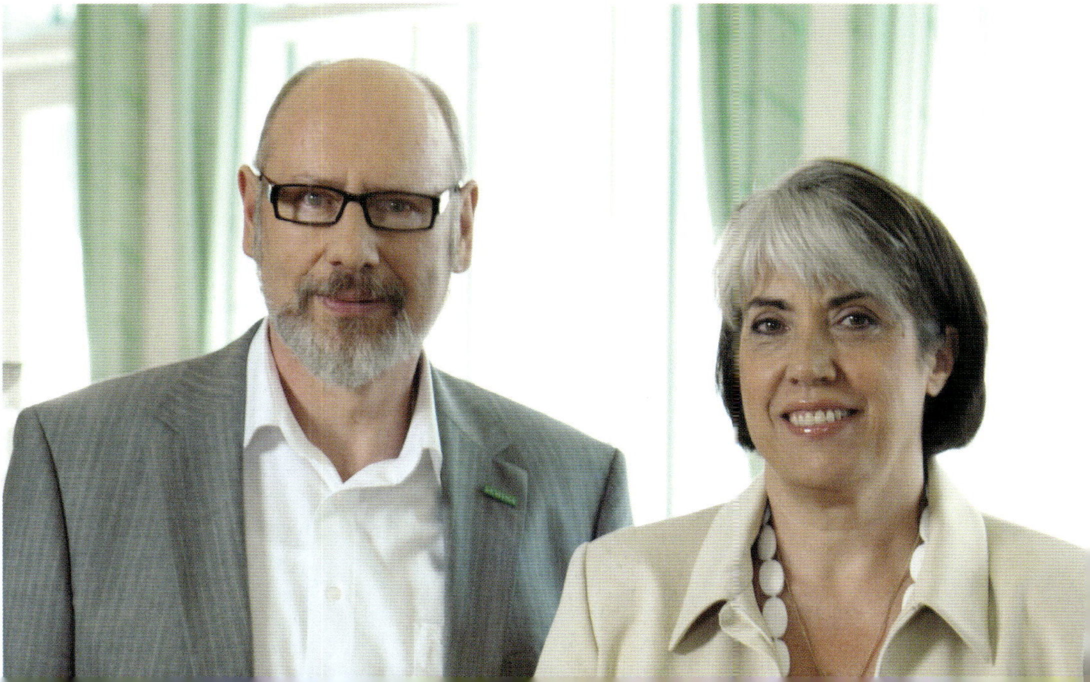

ANHANG

Wichtigste Studien und Forschungsquellen

Bartlett DL. Physiological responses to music and sound stimuli. In: Hodges DA, editor. Handbook of music psychology. 2nd. San Antonio, TX: IMR Press. 1996; 343–385.

Belardinelli R, Lacalaprice F, Ventrella C, Volpe L, Faccenda E. Waltz dancing in patients with chronic heart failure: New form of exercise training. Circulation: Heart Failure. 2008; 1: 107–114. [PubMed]

Benarroch EE. The central autonomic network: Functional organization, dysfunction, and perspective. Mayo Clinic Proceedings. 1993; 68: 988–1001. [PubMed]

Bernardi L, Porta C, Bernardi NF, Sleight P. Music and the autonomic nervous system: Dynamic interactions between musical, cardiovascular and cerebral rhythms in man. Autonomic Neuroscience: Basic and Clinical. 2009; 149: 42–43.

Bernardi L, Porta C, Sleight P. Cardiovascular, cerebrovascular, and respiratory changes induced by different types of music in musicians and non-musicians: The importance of silence. Heart. 2006; 92: 445–452. [PMC free article] [PubMed]

Berntson GG, Bigger JT, Eckberg DL, Grossman P, Kaufmann PG, Malik M, et al. Heart rate variability: Origins, methods, and interpretive caveats. Psychophysiology. 1997; 34: 623–648. [PubMed]

Berntson GG, Sarter M, Cacioppo JT. Anxiety and cardiovascular reactivity: The basal forebrain cholinergic link. Behavioural Brain Research. 1998; 94: 225–248. [PubMed]

Berthoud HR, Neuhuber WL. Functional and chemical anatomy of the afferent vagal system. Autonomic Neuroscience: Basic and Clinical. 2000; 85: 1–17. [PubMed]

Brown RP, Gerbarg PL. Yoga breathing, meditation, and longevity. Annals of the New York Academy of Sciences. 2009; 1172: 54–62. [PubMed]

Clift S, Hancox G. The perceived benefits of singing: Findings from preliminary surveys of a university college choral society. The Journal of the Royal Society for the Promotion of Health. 2001; 121: 248–256. [PubMed]

Craig AD. Interoception: The sense of the physiological condition of the body. Current Opinion in Neurobiology. 2003; 13: 500–505. [PubMed]

Damasio AR. The somatic marker hypothesis and the possible functions of the prefrontal cortex. Philosophical Transactions of the Royal Society of London Series B, Biological Sciences. 1996; 351: 1413–1420. [PubMed]

Devinsky O, Morrell MJ, Vogt BA. Contributions of anterior cingulate cortex to behaviour. Brain: A Journal of Neurology. 1995; 118: 279–306. [PubMed]

Diserens CM. The influence of music on behavior. Princeton, NJ: Princeton University Press. 1926.

Dunn K. Music and the reduction of post-operative pain. Nursing Standard. 2004; 18: 33–39. [PubMed]

Ellis RJ. The effect of musical tempo on subjective and physiological indices of affective response. Unpublished doctoral dissertation. The Ohio State University. 2009.

Etzel JA, Johnsen EL, Dickerson J, Tranel D, Adolphs R. Cardiovascular and respiratory responses during musical mood induction. International Journal of Psychophysiology. 2006; 61: 57–69. [PubMed]

Evans D. The effectiveness of music as an intervention for hospital patients: A systematic review. Journal of Advanced Nursing. 2002; 37: 8–18. [PubMed]

Fechir M, Schlereth T, Purat T, Kritzmann S, Geber C, Eberle T, et al. Patterns of sympathetic responses induced by different stress tasks. The Open Neurology Journal. 2008; 2: 25–31. [PMC free article] [PubMed]

Feldman JL, Del Negro CA. Looking for inspiration: New perspectives on respiratory rhythm. Nature Reviews Neuroscience. 2006; 7: 232–242. [PMC free article] [PubMed]

Gianaros PJ. Brain-body pathways to cardiovascular disease risk; Herbert Weiner Early Career Award Lecture presented at the 66th Annual Meeting of the American Psychosomatic Society; Baltimore, MD. 2008. Mar.

Gillett PA, Eisenman PA. The effect of intensity controlled aerobic dance exercise on aerobic capacity of middle-aged, overweight women. Research in Nursing and Health. 1987; 10: 383–390. [PubMed]

Grape C, Sandgren M, Hansson L, Ericson M, Theorell T. Does singing promote well-being? An empirical study of professional and amateur singers during a singing lesson. Integrative Physiological And Behavioral Science: The Official Journal Of The Pavlovian Society. 2003; 38: 65–74. [PubMed]

Grossman E, Grossman A, Schein M, Zimlichman R, Gavish B. Breathing-control lowers blood pressure. Journal of Human Hypertension. 2001; 15: 263–269. [PubMed]

Guyton AC, Hall JE. Textbook of medical physiology. 11th. Philadelphia, PA: Elsivier Saunders. 2005.

Haas F, Distenfeld S, Axen K. Effects of perceived musical rhythm on respiratory pattern. Journal of Applied Physiology. 1986; 61: 1185–1191. [PubMed]

Hodges DA. Physiological responses to music. In: Hodges DA, editor. Handbook of music psychology. Lawrence, KS: National Association for Music Therapy. 1980; 393–400.

Hodges DA. Psychophysiological responses to music. In: Juslin PN, Sloboda JA, editors. Handbook of music and emotion: Theory, research, applications. New York: Oxford University Press. 2010; 279–311.

Hughlings Jackson JH. The Croonian lectures on evolution and dissolution of the nervous system. British Medical Journal. 1884; 1214: 660–663. [PMC free article] [PubMed]

Hui E, Chui BT, Woo J. Effects of dance on physical and psychological well-being in older persons. Archives of Gerontology and Geriatrics. 2009; 49: e45–e50. [PubMed]

Wichtigste Studien und Forschungsquellen

Iwanaga M, Kobayashi A, Kawasaki C. Heart rate variability with repetitive exposure to music. Biological Psychology. 2005; 70: 61–66. [PubMed]

James W. What is an emotion? Mind. 1884; 9: 188–205.

Jolliffe JA, Rees K, Taylor RS, Thompson D, Oldridge N, Ebrahim S. Exercise-based rehabilitation for coronary heart disease. Cochrane Database of Systematic Reviews. 2000 doi: 10.1002/14651858.CD001800. Art. No.: CD001800. [PubMed] [Cross Ref]

Kemper KJ, Hamilton CA, McLean TW, Lovato J. Impact of music on pediatric oncology outpatients. Pediatric Research. 2008; 64: 105–109. [PMC free article] [PubMed]

LeDoux JE. Emotion circuits in the brain. Annual Review of Neuroscience. 2000; 23: 155–184. [PubMed]

Levy MN. Neural control of cardiac function. Baillière's Clinical Neurology. 1997; 6: 227–244. [PubMed]

Loewy AD. Central autonomic pathways. In: Loewy AD, Spyer KM, editors. Central regulation of autonomic functions. New York: Oxford University Press. 1990; 88–103.

Murrock CJ, Higgins PA, Killion C. Dance and peer support to improve diabetes outcomes in African American women. The Diabetes Educator. 2009; 35: 995–1003. [PubMed]

Nyklíček I, Thayer JF, Van Doornen LJ. Cardiorespiratory differentiation of musically-induced emotions. Journal of Psychophysiology. 1997; 11: 304–321.

Okada K, Kurita A, Takase B, Otsuka T, Kodani E, Kusama Y, et al. Effects of music therapy on autonomic nervous system activity, incidence of heart failure events, and plasma cytokine and catecholamine levels in elderly patients with cerebrovascular disease and dementia. International Heart Journal. 2009; 50: 95–110. [PubMed]

Parati G, Saul JP, Di Rienzo M, Mancia G. Spectral analysis of blood pressure and heart rate variability in evaluating cardiovascular regulation: A critical appraisal. Hypertension. 1995; 25: 1276–1286. [PubMed]

Parati G, Malfatto G, Boarin S, Branzi G, Caldara G, Giglio A, et al. Device-guided paced breathing in the home setting: Effects on exercise capacity, pulmonary and ventricular function in patients with chronic heart failure: A pilot study. Circulation: Heart Failure. 2008; 1: 178–183. [PubMed]

Pase Matthew, Swinburne University (Australien) / Fachzeitschrift Neurology (2017; doi: 10.1212/WNL.0000000000004373).

Peng CK, Buldyrev SV, Hausdorff JM, Havlin S, Mietus JE, Simons M, et al. Non-equilibrium dynamics as an indispensable characteristic of a healthy biological system. Integrative Physiological and Behavioral Science: The Official Journal of the Pavlovian Society. 1994; 29: 283–293. [PubMed]

Porges SW. Autonomic regulation and attention. In: Campbell BA, Hayne H, Richardson R, editors. Attention and information processing in infants and adults. Hillsdale, NJ: Erlbaum. 1992; 201–226.
Sarter M, Bruno JP. Cortical cholinergic inputs mediating arousal, attentional processing and dreaming: Differential afferent regulation of the basal forebrain by telencephalic and brainstem afferents. Neuroscience. 2000; 95: 933–952. [PubMed]

Schein MH, Gavish B, Herz M, Rosner-Kahana D, Naveh P, Knishkowy B, et al. Treating hypertension with a device that slows and regularises breathing: A randomised, double-blind controlled study. Journal of Human Hypertension. 2001; 15: 271–278. [PubMed]

Schwartz SE, Fernhall B, Plowman SA. Effects of music on exercise performance. Journal of Cardiopulmonary Rehabilitation and Prevention. 1990; 10: 312–316.

Takahashi T, Matsushita H. Long-term effects of music therapy on elderly with moderate/ severe dementia. Journal of Music Therapy. 2006; 43: 317. [PubMed]

Task Force of the European Society of Cardiology and the North American Society of Pacing and Electrophysiology. Heart rate variability: Standards of measurement, physiological interpretation, and clinical use. Circulation. 1996; 93: 1043–1065. [PubMed]

Thaut MH, Kenyon GP, Schauer ML, McIntosh GC. The connection between rhythmicity and brain function. IEEE Engineering in Medicine and Biology Magazine. 1999; 18: 101–108. [PubMed]

Thaut MH, McIntosh GC, Rice RR, Miller RA, Rathbun J, Brault JM. Rhythmic auditory stimulation in gait training for Parkinson's disease patients. Movement Disorders. 1996; 11: 193–200. [PubMed]

Thayer JF, Brosschot JF. Psychosomatics and psychopathology: looking up and down from the brain. Psychoneuroendocrinology. 2005; 30: 1050–1058. [PubMed]

Thayer JF, Faith ML. A dynamic systems model of musically induced emotions. Physiological and self-report evidence. Annals of the New York Academy of Sciences. 2001; 930: 452–456. [PubMed]

Thayer JF, Friedman B, Borkovec T. Autonomic characteristics of generalized anxiety disorder and worry. Biological Psychiatry. 1996; 39: 255–266. [PubMed]

Thayer JF, Hansen AL, Saus-Rose E, Johnsen BH. Heart rate variability, prefrontal neural function, and cognitive performance: The neurovisceral integration perspective on self-regulation, adaptation, and health. Annals of Behavioral Medicine. 2009; 37: 141–153. [PubMed]

Thayer JF, Lane RD. A model of neurovisceral integration in emotion regulation and dysregulation. Journal of Affective Disorders. 2000; 61: 201–216. [PubMed]

Thayer JF, Lane RD. The role of vagal function in the risk for cardiovascular disease and mortality. Biological Psychology. 2007; 74: 224–242. [PubMed]

Wichtigste Studien und Forschungsquellen

Thayer JF, Lane RD. Claude Bernard and the heart-brain connection: Further elaboration of a model of neurovisceral integration. Neuroscience and Biobehavioral Reviews. 2009; 33: 81–88. [PubMed]

Uijtdehaage SH, Thayer JF. Accentuated antagonism in the control of human heart rate. Clinical Autonomic Research. 2000; 10: 107–110. [PubMed]

Valentine E, Evans C. The effects of solo singing, choral singing and swimming on mood and physiological indices. British Journal of Medical Psychology. 2001; 74: 115–120. [PubMed]

Verberne AJ, Owens NC. Cortical modulation of the cardiovascular system. Progress in Neurobiology. 1998; 54: 149–68. [PubMed]

Wade LM. A comparison of the effects of vocal exercises/singing versus music-assisted relaxation on peak expiratory flow rates of children with asthma. Music Therapy Perspectives. 2002; 20: 31–37.

White JM. Effects of relaxing music on cardiac autonomic balance and anxiety after acute myocardial infarction. American Journal of Critical Care. 1999; 8: 220–230.

Weitere Studien und Referenzen zur Wirkung der MusikMedizin

Abhijeet D.D., Avani A.S., Seethalakshmi R. & Ajita S.N. (2009). Effect of Indian classical music on quality of sleep in depressed patients: A randomized controlled trial. Nordic Journal of Music Therapy 18 (1), 70–78.

Allen G. (2007). Effect of music therapy of stress response to day surgery. Association of Operating Room Nurses Journal 86, 671–4.

Ancoli-Israel S., Lıu L., Marler B.A., Parker B.A., Jones V., Sadler G.R., Dimsdale J., Cojen-Zion M. & Fiorentino L. (2006). Fatigue, sleep, and circadian rhythms prior to chemotherapy for breast cancer. Supportive Care in Cancer 14 (3), 201–209.

Anderson K.O., Getto C.J., Mendoza T.R., Palmer S.N., Wang X.S., Reyes-Gibby C.C. & Cleeland C.S. (2003). Fatigue and sleep disturbances in patients with cancer, patients with clinical depression, and community-dwelling adults. Journal of Pain and Symptom Management 25, 307–318.

Arslan S., Ozer N. & Ozyurt F. (2008). Effect of music on preoperative anxiety in men undergoing urogenital surgery. Australian Journal of Advanced Nursing 26 (2), 46–54.

Bouhairie A., Kemper K.J., Martin K. & Woods C. (2006). Staff attitudes and expectations about music therapy: pediatric oncology versus neonatal intensive care unit. J. Soc. Integr. Oncol (2), 71–74.

Buysee D.J., Reynolds C.F., Monk T.H., Berman S.R. & Kupfer D.J. (1989). The Pittsburg Sleep Quality Index: a new instruments for psychiatric practice and research. Psychiatry Research 28, 193–213.

Carpenter J., Elam J., Ridner S., Carney P., Cherry G. & Cucullu H. (2004). Sleep, fatigue, and depressive symptoms in breast cancer survivors and matched healthy women experiencing hot flashes. Oncology Nursing Forum 31, 591–598.

Cervellin G. & Lippi G. (2011). From music-beat to heart-beat: a journey in the complex interactions between music, brain and heart. European Journal of Internal Medicine 22 (4), 371–374.

Chan M.F., Chan E.A. & Mok E. (2010). Effects of music on depression and sleep quality in elderly people: A randomised controlled trial. Complementary Therapiesin Medicine 18, 150–159.

Davidson J., MacLean A., Brundage M. & Schulze K. (2002). Sleep disturbance in cancer patients. Social Science Medicine 54, 1309–1321.

Eugenia H.R. (2005). Effect of music therapy on the anxiety levels and sleep patterns of abused women in shelters Journal of Music Therapy XLII (2), 140–158.

Fortner B., Stephanski E., Wang S., Kasprowicz S. & Durrance H. (2002). Sleep and quality of life in breast cancer patients. Journal of Pain and Symptom Management 24, 471–480.

Harmat L., Takacs J. & Bodızs R. (2008). Music improves sleep quality in students. Journal of Advanced Nursing 62 (3), 327–335.

Hui-Ling L. & Marion G. (2005). Music improves sleep quality in older adults. Journal of Advanced Nursing 49 (3), 234–244.

Johnson J.E. (2003). The use of music to promote sleep in older women. Journal of Community Health Nursing 20 (1), 27–35.

Kullich W., Bernatzky G., Hesse H.P., Wendtner F., Likar R. & Klein G. (2003). Music therapy – effect on pain, sleep and quality of life in low back pain. Wiener Medizinische Wochenschrift 153 (9–10): 217–221.

Lai L.H. & Good M. (2005). Music improves sleep quality in older adults. Journal of Advanced Nursing 49 (3), 234–244.

Lee D., Henderson A. & Shum D. (2004). The effect of music on preprocedure anxiety in Hong Kong Chinese day patients. Journal of Clinical Nursing 13 (3), 297–303.

Mc Caffrey R. (2008). Music listening, its effects in creating a healing environment. Journal of Psychosocial Nursing 46 (10), 39–44.

Morin C.M. (2003). Measuring outcomes in randomized clinical trials of insomnia treatments. Sleep Medicine Reviews 7, 263–279.

Morin C., Bootzin R., Buysse D., Edinger J., Espie C. & Lichstein K. (2006). Psychological and behavioral treatment of insomnia: update of the recent evidence (1998–2004). Sleep 29, 1398–1414.

Weitere Studien und Referenzen zur Wirkung der MusikMedizin

O'Donnell J. (2004). Insomnia in cancer patients. Clinical Cornerstone 6, 6–14.

Pandi-Perumal S.R., Seils L.K., Kayumov L., Ralph M.R., Lowe A., Moller H. & Swaab D.F. (2002). Senescence, sleep, and circadian rhythms. Ageing Research Reviews 1 (3), 559–604.

Renzi C., Peticca L. & Pescatori M. (2000). The use of relaxation techniques in the perioperative management of proctological patients: preliminary results. International Journal of Colorectal Disease 15 (5–6), 313–316.

Salamon E., Bernstein S.R., Kim S.A., Kim M. & Stefano G.B. (2003). The effects of auditory perception and musical preference on anxiety in naive human subjects. Medicine Science Monitor 9 (9), 396–399.

Savard J., Simard S., Blanchet J., Ivers H. & Morin C. (2001). Prevalence, clinical characteristics, and risk factors for insomnia in the context of breast cancer. Sleep 24, 583–590.

Tan L.P. (2004). The effects of background music on quality of sleep in elementary school children. Journal of Music Therapy 41 (2), 128–150.

Twiss E., Seaver J. & Mc Caffrey R. (2006). The effect of music listening on older adults undergoing cardio vascular surgery. Nursing in Critical Care 11 (5), 224–31.

Wang C.F., Sun Y.L. & Zang H.X. (2014). Music therapy improves sleep quality in acute and chronic sleep disorders: A meta-analysis of 10 randomized studies. International Journal of Nursing Studies 51, 51–62.

World Health Organization (2007) Global cancer rates could increase by 50% to 50 million by 2020.
http://www.who.int/mediacentre/releases on 19 June 2007. (Available date: 03 April 2008).

Zimmermann L.M., Nieveen J., Barnason S. & Schmaderer M. (1996). The effects of music intervention of postoperative pain and sleep in coronary artery bypass graft (CAGB) patients. Scholarly Inquiry for Nursing Practice 10 (2), 153–170.

Hinweis

Das SoundLife Sleep System® ist kein Heilmittel oder Medizinprodukt im Sinne nationaler Heilmittel- und Medizinproduktegesetze und kein Arzneimittel im Sinne nationaler Arzneimittelgesetze.

QUELLEN UND HINWEISE

· http://www.pnas.org/content/110/12/E1132
· http://uu.diva-portal-org/smash/record.jsf?pid=diva2%3A800714&dswid=-4723
· Maman Fabien (1997) The Role of Music in the Twenty First Century, Redondo Beach, CA
· Russel J. Reiter, „Static and extremely low frequency electromagnetic field exposure: Reported effects on the circadian production of melatonin", Journal of Cellular Biochemestry, 4–1993
· Cancer Watch, University of Quebec
· Fachmagazin „Cell Stem Cell" 4/2009
· Functional recovery of a human neonatal heart after severe myocardial infarction". Haubner, B. et al. 2015. Circulation Research
· Thyer & Lane, 2000
· u. a. Peng et al., 1994
· Bartlett, 1996; Hodges, 1980, 2010
· Hodges, 2010
· Brandes, Balzer, et al., Ermittlung individueller Faktoren zur Optimierung rezeptiv-musiktherapeutischer Interventionen in der Akut- und Rehabilitationsmedizin, 2006, OENB-Projekt 11005
https://www.oenb.at/jublfonds/jublfonds/projectsearch; Dann über Projektabfrage, Volltext: Eingabe des kompletten Titels, dann Link öffnen.
· Forschungsnetz Mensch + Musik: http://www.mensch-und-musik.at/index.html (05-09-05)/Herbert von Karajan Centrum in Wien: http://www.karajan.org/de/centrum/index.asp (05-09-05)
· http://www.nature.com/news/neuroscience-the-hard-science-of-oxytocin-1.17813
http://www.apa.org/monitor/feb08/oxytocin.aspx
· http://www.oxicur.de/po2_messung.htm
· http://www.nature.com/nature/journal/v490/n7420/full/nature11436.html
· Brain activation to favorite music in healthy controls and depressed patients.
Osuch EA, Bluhm RL, Williamson PC, Théberge J, Densmore M, Neufeld RW.
Neuroreport. 2009 Aug 26;20(13):1204-8. doi: 10.1097/WNR.0b013e32832f4da3. PMID: 19617860
· Balzer, Music that works: Contributions of biology, neurophysiology, psychology, sociology, medicine and musicology, Springer Verlag, Vienna, New York, 2010, S. 68, 69
· 87th Scientific Assembly and Annual Meeting of the Radiological Society of North America
· Electronics and Communication Engineering Department. Narula Insitute of Technology, Kalkutta, Indien
· International Journal of Engineering Sciences & Emerging Technologies, Apr. 2013. ISSN: 2231 – 6604 ISSN: 2231–66049
· Mai Ching/The Knowledge of Pulse Diagnosis
· Balzer, Music that works: Contributions of biology, neurophysiology, psychology, sociology, medicine and musicology, Springer Verlag, Vienna, New York, 2010, S. 68, 69
· Mona Lisa Chanda and Daniel J. Levitin, The Neurochemistry of Music, Trends in Cognitive Sciences, April 2013, Vol. 17, No. 4, pg. 181
· Bernardi, Porta, Bernardi & Sleight, 2009/Etzel, Johnsen, Dickerson, Tranel & Adolphs, 2006/Haas, Distenfeld & Axen, 1986
· Parati et al., 2008
· eg, Grossman, Grossman, Schein, Zimlichman & Gavish, 2001; Schein et al., 2001
· Bernardi L, Porta C, Sleight P. Cardiovascular, cerebrovascular, and respiratory changes induced by different types of music in musicians and non-musicians: the importance of silence. Heart. 2006 Apr; 92 (4): 445–52
· Sarkamo T, Tervaniemi M, Laitinen S, Forsblom A, Soinila S, Mikkonen M, Autti T, Silvennoinen HM, Erkkila J, Laine M, Peretz I, Hietanen M. Music listening enhances cognitive recovery and mood after middle cerebral artery stroke. Brain. 2008 Mar; 131 (Pt 3): 866–76
· Särkämö T, Ripollés P, Vepsäläinen H, Autti T, Silvennoinen HM, Salli E, Laitinen S, Forsblom A, Soinila S, Rodríguez-Fornells A. Structural changes induced by daily music listening in the recovering brain after middle cerebral artery stroke: a voxel-based morphometry study. Front Hum Neurosci. 2014 Apr 17; 8: 245
· Lai HL, Good M. Music improves sleep quality in older adults. J Adv Nurs. 2005 Feb; 49 (3): 234–44
· Journal of Advanced Nursing Volume 65, Issue 7, pages 1356–1364, July 2009
· Anderson et al., 2003; Ancoli-Israel et al., 2006. Vor allem Brustkrebs ist laut Untersuchungen eine verbreitete Ursache für stark ausgeprägte Schlafstörungen bei vorwiegend Frauen. Savard et al., 2001; O'Donnell, 2004
· International Journal of Caring Sciences September-December 2015 Volume 8 | Issue 3 | Seite 634
· Effects of music therapy on subjective sensations and heart rate variability in treated cancer survivors: a pilot study.Chuang CY, Han WR, Li PC, Young ST.Complement Ther Med. 2010 Oct; 18 (5): 224–6 doi: 10.1016/j.ctim.2010.08.003
· Kuhn D. The effects of active and passive participation in musical activity on the immune system as measured by salivary immunoglobulin A (SIgA). J Music Ther. 2002 Spring; 39 (1): 30–9
· le Roux FH, Bouic PJ, Bester MM. The effect of Bach's magnificat on emotions, immune, and endocrine parameters during physiotherapy treatment of patients with infectious lung conditions. J Music Ther. 2007 Summer;

44 (2): 156-68. und Kreutz G, Bongard S, Rohrmann S, Hodapp V, Grebe D. Effects of choir singing or listening on secretory immunoglobulin A, cortisol, and emotional state. J Behav Med. 2004 Dec; 27 (6): 623–35
· Siedliecki SL, Good M. Effect of music on power, pain, depression and disability. J Adv Nurs. 2006 Jun; 54 (5): 553–62
· Nilsson U, Unosson M, Rawal N. Stress reduction and analgesia in patients exposed to calming music postoperatively: a randomized controlled trial. Eur J Anaesthesiol. 2005 Feb; 22 (2): 96–102. PubMed
· Oelkers-Ax R, Leins A, Parzer P, Hillecke T, Bolay HV, Fischer J, Bender S, Hermanns U, Resch F. Butterbur root extract and music therapy in the prevention of childhood migraine: an explorative study. Eur J Pain. 2008 Apr; 12 (3): 301–13
· Risch M, Scherg H, Verres R. [Music therapy for chronic headaches. Evaluation of music therapeutic groups for patients suffering from chronic headaches. Schmerz. 2001 Apr; 15 (2): 116–25. German
· Dunn, 2004; Evans, 2002
· Maratos AS, Gold C, Wang X, Crawford MJ. Music therapy for depression. Cochrane Database Syst Rev. 2008 Jan 23; (1): CD004517
· Labbe' E, Schmidt N, Babin J, Pharr M. Coping with stress: the effectiveness of different types of music. Appl Psychophysiol Biofeedback. 2007 Dec; 32 (3–4): 163-8.
· Khalfa S, Bella SD, Roy M, Peretz I, Lupien SJ. Effects of relaxing music on salivary cortisol level after psychological stress. Ann N Y Acad Sci. 2003 Nov; 999: 374–6.
· Lin LC, Lee MW, Wei RC, Mok HK, Yang RC. Mozart K. 448 listening decreased seizure recurrence and epileptiform discharges in children with first unprovoked seizures: a randomized controlled study. BMC Complement Altern Med. 2014 Jan 13; 14: 17. PubMed
· Lin LC, Lee WT, Wu HC, Tsai CL, Wei RC, Mok HK, Weng CF, Lee MW, Yang RC. The long-term effect of listening to Mozart K.448 decreases epileptiform discharges in children with epilepsy. Epilepsy Behav. 2011 Aug; 21 (4): 420–4
· Simavli S, Kaygusuz I, Gumus I, Usluogulları B, Yildirim M, Kafali H. Effect of music therapy during vaginal delivery on postpartum pain relief and mental health. J Affect Disord. 2014 Mar; 156: 194–9
· Grapp M, Hutter E, Argstatter H, Plinkert PK, Bolay HV. Music therapy as an early intervention to prevent chronification of tinnitus. Int J Clin Exp Med. 2013 Aug 1; 6 (7): 589–93
· Besson M, Schon D, Moreno S, Santos A, Magne C. Influence of musical expertise and musical training on pitch processing in music and language. Restor Neurol Neurosci. 2007; 25 (3–4): 399-–410/Register D. The effects of an early intervention music curriculum on prereading/writing. J Music Ther. 2001 Fall; 38 (3): 239–48
· Schmithorst VJ, Holland SK. The effect of musical training on the neural correlates of math processing: a functional magnetic resonance imaging study in humans. Neurosci Lett. 2004 Jan 16; 354 (3): 193–6/Rauscher FH, Shaw GL, Levine LJ, Wright EL, Dennis WR, Newcomb RL. Music training causes long-term enhancement of preschool children's spatial-temporal reasoning. Neurol Res. 1997 Feb; 19 (1): 2–8
· Schellenberg EG, Hallam S. Music listening and cognitive abilities in 10- and 11-year-olds: the blur effect
· Mammarella N, Fairfield B, Cornoldi C. Does music enhance cognitive performance in healthy older adults. The Vivaldi effect. Aging Clin Exp Res. 2007 Oct; 19 (5): 394–9
· Simpson SD, Karageorghis CI. The effects of synchronous music on 400-m sprint performance. J Sports Sci. 2006 Oct; 24 (10): 1095–102/Edworthy J, Waring H. The effects of music tempo and loudness level on treadmill exercise. Ergonomics. 2006 Dec 15; 49 (15): 1597–610/Copeland BL, Franks BD. Effects of types and intensities of background music on treadmill endurance. J Sports Med Phys Fitness. 1991 Mar; 31 (1): 100–3
· Bernatzky G, Bernatzky P, Hesse HP, Staffen W, Ladurner G. Stimulating music increases motor coordination in patients afflicted with Morbus Parkinson. Neurosci Lett. 2004 May 6; 361(1–3): 4–8/Rosenkranz K, Williamon A, Rothwell JC. Motorcortical excitability and synaptic plasticity is enhanced in professional musicians. J Neurosci. 2007 May 9; 27 (19): 5200–6
· Fox JG, Embrey ED. Music - an aid to productivity. Appl Ergon. 1972 Dec; 3 (4): 202–5
· Jing L, Xudong W. Evaluation on the effects of relaxing music on the recovery from aerobic exercise-induced fatigue. J Sports Med Phys Fitness. 2008 Mar; 48 (1): 102–6
· Ladenberger-Leo E. Effect of music on the general feeling of persons performing monotonous work. Med Pr. 1986; 37 (6): 347–52
· Pavlygina RA, Frolov MV, Davydov VI, Milovanova GB, Sulimov AV. Recognition of visual images in a rich sensory environment: musical accompaniment. Neurosci Behav Physiol. 1999 Mar–Apr; 29 (2): 197–204
· Clift & Hancox, 2001
· Grape, Sandgren, Hansson, Ericson and Theorell, 2003
· Studie veröffentlicht in der Zeitschrift „Proceedings of the National Academy of Sciences"
· Studie 2003 JOANNEUM RESEARCH Institut für Nichtinvasive Diagnostik, Graz/Österreich
· „Pricier Pacebos found more Effective" Wall Street Journal 3/2005
· „Die Herzintelligenz-Methode", 2000, Doc Childre/Howard Martin/Donna Beach
· „Alternative Therapie in Health and Medicine" 1998, L.Song/G. Schwarz/L. Russek
· http://www.samina.com/de/Produkte/Gravity-Schr%C3%A4gschlafen
· https://www.heartmath.org/resources/heartmath-tools/quick-coherence-technique-for-adults/
· https://www.heartmath.org/resources/heartmath-tools/heartmath-appreciation-tool-and-exercises/